U0879133

妇产科疑难病例精粹

主　编　魏丽惠

副主编　王建六　廖秦平　乔　杰

北京大学医学出版社

图书在版编目（CIP）数据

妇产科疑难病例精粹/魏丽惠主编. —北京：北京大学医学出版社，2007.4

ISBN 978-7-81116-131-1

Ⅰ.妇… Ⅱ.魏… Ⅲ.妇产科病：疑难病—诊疗 Ⅳ.R71

中国版本图书馆 CIP 数据核字（2007）第 040500 号

妇产科疑难病例精粹

主　　编： 魏丽惠
出版发行： 北京大学医学出版社（电话：010-82802230）
地　　址：（100083）北京市海淀区学院路 38 号 北京大学医学部院内
网　　址： http：//www. pumpress. com. cn
E - mail： booksale@bjmu. edu. cn
印　　刷： 北京瑞达方舟印刷公司
经　　销： 新华书店
责任编辑： 赵　曼　　**责任校对：** 杜　悦　　**责任印制：** 郭桂兰
开　　本： 850mm×1168mm 1/32 **印张：** 8.625 **插页：** 2 **字数：** 228 千字
版　　次： 2007 年 6 月第 1 版　2007 年 6 月第 1 次印刷　**印数：** 1-5000 册
书　　号： ISBN 978-7-81116-131-1
定　　价： 19.90 元

参编人员（按姓氏笔画排序）

北京大学第一医院

孔　彦　左文莉　刘　静　孙　笑　孙　瑜　孙伟杰　孙晓梅
时春艳　杨慧霞　郑　虹　袁士平　郭燕燕　温宏武　廖秦平

北京大学人民医院

王大鹏　王山米　王世军　王志启　王建六　王朝华　孙秀丽
李小平　苗雅莉　姚远洋　赵　炀　赵　彦　赵　超　屠　铮
黄振宇　魏丽惠

北京大学第三医院

王丽娜　王伽略　王海燕　叶蓉华　乔　杰　刘从容　张璐芳
李　蓉　李诗兰　杨　孜　赵文秋　郭红燕　韩劲松　魏　瑗

北京大学临床肿瘤学院（北京肿瘤医院）

安　娜　汤望舒　高雨农　蒋国庆　燕　鑫

北京大学深圳医院

王玉洁　吴瑞芳　张静嫒　樊尚荣

目 录

第一部分 妇科

第二部分 妇科肿瘤

第三部分　产科

第四部分　生殖内分泌与辅助生育技术

第一部分

妇科

病例1　系统性红斑狼疮致卵巢出血坏死

系统性红斑狼疮（systemic lupus erythematosus，SLE）是一种较常见的累及多系统多器官的自身免疫性疾病。泌尿生殖系统并发症（卵巢受累出血坏死）罕见，用“SLE”和“卵巢”检索 MEDLINE1966～2003 年的文献仅发现 2 例报道。本病例是一名 17 岁少女以卵巢出血坏死、呕吐、腹泻和膀胱炎为并发症，最后确诊为 SLE 的诊治过程。

病历摘要

患者，女，17 岁，主因“停经 47 天，恶心呕吐，左上腹痛 2 天”到当地医院医治。患者平素月经规律，因否认性生活史未行盆腔检查，化验尿 hCG 阴性，腹部 B 超检查于子宫内、外均未见孕囊样结构，右附件探及 10.2cm×9.2cm 的不规则无回声包块。当天又到另一所医院就诊行彩超检查示：右附件区可见 5.2cm×3.0cm 的不均质回声团，盆腔有 9.6cm×4.1cm 的液性暗区。查体：右下腹压痛、反跳痛，移动性浊音（+），诊断为黄体破裂。患者住院后给予抗炎、止血、补液保守治疗 3 天，再行 B 超检查，发现腹腔积液增多，行腹腔穿刺，抽出腹水为淡黄色渗出液，未化验。2 天后患者低热，恶心、呕吐，并出现频繁腹泻，每日约十余次，呈稀水便，伴以右下腹部为主的腹部胀痛。便常规检查正常。患者发病后 11 天再行 B 超示大量胸腹水，少量心包积液，转入我院。患者既往体健，幼年时曾因皮肤过敏住院治疗一次。无其他特殊病史和家族史。

入院后查体：T 37.2℃，P 121 次/分，R 21 次/分，BP 120/70

mmHg。患者精神差，皮肤无皮疹，无贫血貌，全身浅表淋巴结未触及。心界不大，心律齐，各瓣膜区听诊未闻及病理性杂音。双肺叩清，未闻及干湿性啰音，右侧呼吸音稍弱。腹部膨隆，腹围 88cm。肝、脾未触及，腹部未触及包块，右下腹有压痛、反跳痛，无肌紧张，移动性浊音（＋），肠鸣音 7 次/分。双下肢无水肿，关节无红肿变形及压痛。肛查：外阴未婚型，子宫中位，正常大小，质中，活动，无压痛；因腹水多双附件区未触及包块。

入院诊断：①卵巢肿瘤破裂？②卵巢恶性肿瘤？③胸腹腔积液，原因待查；④窦性心动过速；⑤腹泻原因待查。

入院后急查血常规：WBC 10.14 × 10^9/L，N 68.1%，L 19.52%，HGB 141.5g/L，PLT 834.6 × 10^9/L。尿常规：PRO（＋），RBC 10～20/HP。便常规：WBC5～6/HP，潜血(-)。TP 53～59g/L，ALB 22g/L。胸部 X 线片检查：右侧胸腔积液，膈肌升高，肺不张，心包少量积液。心电图提示：窦性心动过速，ST 段略改变。B 超检查：右卵巢不均质回声 5.3cm×3.8cm，盆腹腔积液。肝、胆、脾、胰、双肾正常。CT：右附件肿块影像性质待定。血液生化检查：肝肾功能、凝血功能正常，乙肝、丙肝、艾滋病和梅毒抗体均阴性。血清学肿瘤标记物检查 CA_{125} 262U/ml（正常值＜35U/ml），CA_{19-9}、CEA、AFP、hCG 和性激素检查均正常。

入院后行腹腔穿刺术两次，分别抽出腹水 2200ml、900ml，常规腹水检查为渗出液，细胞总数 7300，WBC 80～198/ml，M 88%，N 12%。LDH 和 AFP 正常，结核杆菌核酸阴性，抗酸染色结核菌阴性，未见肿瘤细胞，结核菌素实验（PPD）阴性。放胸腹水后生成迅速，患者感憋气、胸闷，不能平卧，且持续右下腹痛，频繁呕吐、腹泻，少尿。血钾 2.9～3.4 mmol/L，PO_2 67.2%。虽给予面罩吸氧、抗炎、静脉高营养，纠正低钾血症、低蛋白血症及低氧血症等对症治疗，症状仍不能缓解，而且患者对数种药物过敏。为明确诊断，缓解症状，入院后第 6 天开腹探查，术前胸腔引流胸水 1300ml，术中放腹水 2500ml。探查：子宫、左附件、右输卵管无异常；右卵巢 5cm×4cm×3cm，呈葫芦状，紫蓝色，表面光滑无破裂口，蒂部无扭转；肝、脾、横膈正常；肠管表面充血、水肿，大网膜充血。行右附件切除术及盆腹腔、左附件多点活检。病理：右卵巢内为陈旧性血液和坏死组织。镜检：卵巢良性纤维组织增生性病变，伴水肿出血坏死。结合临床病变符合 Meig 综合征。胸腹水细胞学检查未见肿瘤细胞。

术后右下腹疼痛缓解。次日又开始频繁呕吐、腹泻，腹胀，腹水增长迅速。请有关科室会诊，考虑腹泻可能与应用广谱抗生素后肠道菌群失调有关，SLE 待排外。查大便球/杆比例为 40/1。停用广谱抗生素，静点甲硝唑，口服思密达、乳酸菌素片、整肠生，静脉高营养治疗，效果欠佳，体温 38.6℃，于左耳后发现 3 个增大的淋巴结。再次复查大便球/杆比为 1/25。大便培养：难辨性梭状杆菌（-），无致病菌生长。结肠镜检：未见急性肠炎和伪膜性肠炎的表现。活检未见肿瘤细胞。术后第 9 天出现尿频、尿急，耻骨联合上方出现难以忍受的持续性痉挛样尿痛，向大腿上部放射。查：尿道口局部无红肿，尿常规：WBC（-），RBC 50～60/HP，PRO（＋～＋＋）。尿培养（-），抗炎治疗无效。免疫系统检查结果：抗 ds－DNA 抗体（Farr 法）13.9％（正常≤20％）。抗 ANA 抗体 1∶640。抗 SSA 抗体阳性。抗 Sm 抗体 28/29kD，抗 RNP 抗体 32kD。取左上臂内侧皮肤活检，狼疮带试验（＋）。血沉 52mm/h。C3 0.3g/L，C4 0.1g/L，总补体下降。复查病理：卵巢坏死区域可见多数小血管纤维素样物质沉着和陈旧性局灶性炎症性破坏性变化，不除外 SLE 伴发的卵巢损伤。

该患者为年轻女性，既往有过敏史，秋冬季发病，有多浆膜腔积液和多系统损害（肾、消化道、泌尿生殖道），抗 ds－DNA 抗体和抗 Sm 抗体阳性，低补体血症和狼疮带试验阳性。按照美国风湿学会 1997 年提出的 SLE 修订诊断标准和我国 1982 年

SLE 诊断（参考）标准，患者确诊为 SLE-卵巢血管炎、蛋白丢失性肠炎、间质性膀胱炎、多浆膜腔积液。

术后第 12 天开始，甲强龙 40mg，静点 2 次/日，治疗 5 天后胸腹水迅速消失，消化系统、泌尿系统诸症逐渐减轻，耳后淋巴结消退。治疗 8 天后，症状体征完全消失，改口服强的松 60mg/d。术后 23 天出院继续治疗随访。

临床讨论与分析

我国 SLE 患病率高于西方国家。患者多为青年女性，男女之比为 1∶(7～9)，确切病因不明，可能与遗传、感染、日晒、药物、精神创伤等多种因素有关。发病机理主要是由于免疫复合物形成（主要由 DNA 和抗 DNA 抗体形成），沉积于血管壁和浆膜腔引起多脏器的组织损伤。

该病起病可急可缓，临床表现差异很大。除了常见的非特异的全身症状如低热、全身不适、乏力、体重减轻外，90%以上患者首发症状为关节肿痛；80%可出现各种皮肤损害；40%有面部典型的蝶形红斑；约 50%有肾、心、肺和胸膜的病变；10%有腹泻症状。在病变活动期部分患者出现淋巴结、腮腺肿大，月经紊乱和闭经。SLE 累及泌尿生殖系统致卵巢出血坏死、间质性膀胱炎，同时伴随蛋白丢失性肠炎非常罕见。

Gleicher N 报道一例卵巢血肿继发感染行附件切除术，术后根据实验室检查结果确诊为 SLE，认为 SLE 可导致凝血机制障碍，患者排卵时形成卵巢血肿继发感染，病理未发现血管炎的证据。1999 年 Meyers K E 首次报道 14 岁少女患 SLE 多发血管炎累及多个系统，因急腹痛抗炎治疗无效行附件切除术，病理证实为卵巢血管炎致卵巢出血坏死。SLE 引起的血管炎和一般炎症的区别在于：SLE 性血管炎无单核细胞浸润。SLE 累及卵巢可以有或无卵巢血管炎的证据。本例患者 17 岁，无 SLE 病史，起病急骤，随病情的发展，逐渐出现右侧盆腔包块、右下腹痛、腹膜刺激征；低热、呕吐、腹泻、多浆膜腔积液及膀胱刺激症状；缺乏系统性红斑狼疮常见的临床症状，病情复杂、不典型。特别是以急腹痛为首发症状时不易考虑到本病，易误诊为妇科急腹症如异位妊娠、黄体破裂、卵巢囊肿蒂扭转。当患者出现大量多浆膜腔积液、低热时，需与结核性浆膜炎、肝硬化腹水、心源性腹水相鉴别。患者有卵巢包块，胸腹水，CA_{125}升高，病情进展快，虽多次胸腹水细胞学检查未见肿瘤细胞，但术前很难排除卵巢恶性肿瘤破裂，所以剖腹探查是必要的。Meig 综合征多见于卵巢纤维瘤和卵泡膜细胞瘤合并大量胸腹水，术后胸腹水应迅速消失。该患者与之不符，用 Meig 综合征难以解释卵巢出血坏死以及消化系统及泌尿系统的症状。

狼疮性膀胱炎（间质性膀胱炎）和蛋白丢失性肠炎也是 SLE 罕见的严重并发症，与免疫复合物沉淀在中、小动脉血管壁引起的炎症、血管损伤导致膀胱和肠管功能紊乱有关。在成人狼疮性膀胱炎发生率 1%～2%，多发生在抗 ANA 存在的狼疮活动期，表现为尿频、尿急、尿痛等膀胱刺激症状，发病初期有剧烈的耻骨联合上方疼痛，可有肉眼血尿，出血性膀胱炎。尿常规：无白细胞，尿培养阴性。慢性者膀胱壁增厚，不规则，出现溃疡，容积降低，抗炎治疗无效。SLE 常伴随蛋白丢失性肠炎、腹水和中枢神经系统受累。1971 年 Pachas 首例报道了 SLE 蛋白丢失性肠炎。1983 年国内报道的第一例已确诊的 SLE 是经治疗病情缓解的患者出现此症。SLE 蛋白丢失性肠炎的特点是频繁的呕吐、腹泻、肠吸收不良和进行性血浆蛋白降低及电解质紊乱，导致低蛋白血症、低钾血症。因临床表现颇似急性胃肠炎，极易误诊。较长时间应用抗生素治疗导致菌群失调，使诊断更加困难。SLE 蛋白丢失性肠炎除与急性胃肠炎鉴别外，还需要和肠道菌群失调、伪膜性肠炎、肠结核鉴别。鉴别依据：①大便中虽有大量黏液，但无红白细胞，或偶见白细胞，培养无病原菌生长。②病情发展不像胃肠炎容易脱水，但易出现低蛋白血症。③常同时有 SLE 的其他表现：皮疹、浆膜炎、肺炎、间质性膀胱炎等。④ 肠镜检查：无急性肠炎和伪膜性肠炎的表现，必要时可做活检及免疫荧光检查。⑤ 抗 ANA 抗体、抗 ds-DNA 抗体、抗 Sm 抗体阳性，血清免疫球蛋白常升高。⑥按急性胃肠炎、菌群失调、伪膜性肠炎治疗无效，静点糖皮质激素可迅速好转。

卵巢出血坏死、间质性膀胱炎、蛋白丢失性肠炎均可为 SLE 的首发症状，以后方出现其他系统受损的表现，也可在几年后才出现其他系统受损。本病例为三种罕见情况短期内相继出现在同一患者身上，使原本诊断困难的疾病更加错综复杂，难以确诊。通过此例，如在临床中遇到年轻女性，秋冬季出现急腹痛、卵巢肿物，同时或继发多系统病变，用妇科疾病不能解释，经一般治疗无效者，应考虑可能有免疫系统疾病。实验室免疫学检查对本病的诊断至关重要。SLE 患者特点是由于细胞和体液免疫功能障碍，血中可存在多种自身抗体，其中抗 ANA 抗体、抗 ds-DNA 抗体、抗 Sm 抗体对诊断有意义。抗 ANA 抗体在病情活动时几乎 100%阳性。阴性时不能排除本病，可更换检查方法或结合临床和其他实验室检查资料综合分析。抗 ds-DNA 抗体虽阳性率较低，但特异性较高。抗体效价随病情的活动和缓解而变化。约 30%SLE 患者抗 Sm 抗体阳性，为本病的特异性抗体。对于不典型、轻型或早期病例，按 SLE 标准不能确诊者，若抗 Sm 抗体阳性，结合其他表现则可确诊。此外低补体血症和血中循环免疫复合物升高，高丙种球蛋白血症，狼疮细胞（+）也有助于诊断。病情严重时在非曝光部位皮肤狼疮带试验多出现阳性。

SLE 如能及早诊断，予以合理治疗可提高患者的存活率。目前治疗本病的主要药物是糖皮质激素，适用于急性或暴发性患者，或主要脏器受累的患者。治疗目的主要着重于缓解症状和阻止病理过程。

张璐芳

病例2　第Ⅷ因子缺乏导致妇科腹腔镜术后腹腔大出血

病历摘要

患者，女，40岁，因“月经前后阴道少量出血5个月，发现右卵巢囊肿3周”入院。患者否认家族病史；月经生育史：14岁初潮，(7～8)/30天，LMP 2004年4月1日，经量中等，轻度痛经；妊3产1，育1子，人流2次。

入院查体：T 36.6℃、P 70次/分、R 17次/分、BP 130/80mmHg，心肺正常，腹平软，肝脾肋下未及。妇科检查：外阴、阴道正常，宫颈有0.5cm纳氏囊肿；子宫后位，正常大小，活动度差，压痛（+）；右附件区可及直径约7cm大小囊性包块，与子宫右侧紧密粘连，表面不平，有多个结节突起，压痛，左附件增厚。入院彩超提示：子宫肌瘤，右卵巢囊肿。辅助检查：血常规：WBC 7.07×10^9/L，N 64.65%，RBC 4.009×10^{12}/L，PLT 332.3×10^9/L，HGB 94.8g/L；凝血功能：PT 12.0s，FIB 295mg/dl，APTT 59.3s。

入院诊断：①右卵巢肿物性质待查（右卵巢囊肿?）；②右输卵管积水；③子宫肌瘤；④慢性宫颈炎；⑤轻度贫血。

经术前讨论后，行腹腔镜双侧输卵管切除术+左侧卵巢部分切除术+右侧卵巢囊肿切除术+盆腔粘连松解术。手术顺利，术中血压平稳，出血约50ml，补液1000ml，尿量200ml、清亮。

术后当晚患者曾诉一过性心慌，生命体征稳定；术后第一日晨BP 110/70mmHg，P 80次/分，下腹压痛（+），反跳痛

(+)，复查血常规 HGB 64.8g/L，即行床旁B超检查提示有腹腔游离液，2小时后再次复查血常规 HGB 50.0g/L，血压(80～100)/(50～70) mmHg，脉搏98次/分，可疑腹腔内有活动性出血。追问其病史，患者父亲及儿子均为血友病患者，考虑患者可能存在凝血功能异常，腹腔内出血。因患者血压呈进行性下降，存在失血性休克，故急行剖腹探查术。术中见右侧卵巢囊肿剥离面、双侧输卵管系膜创面、子宫后壁及阔韧带后叶粘连剥离面均有弥漫性缓慢渗血，给予缝合及电凝止血，术中腹腔内积血1500ml，输液6500ml，输压积红细胞800ml，血浆700ml，术毕尿量1000ml。

第二次术后患者返回外科监护病房，复查 PT 15.2s，FIB 222mg/dl，APTT 60.3s，FDP <5μg/ml，D-dimer<250μg/ml，给予凝血酶原复合物（300PE）2瓶、新鲜冰冻血浆1500ml、红细胞悬液800ml，检查凝血因子Ⅷ：C浓度24%（本院正常值为>50%）。患者于术后第二日转回妇科病房治疗，复查凝血因子Ⅷ：C浓度18%，输注凝血因子Ⅷ（300PE）2瓶、新鲜冰冻血浆400ml。请血液科会诊，初步诊断为甲型血友病。复查患者肝功能、胆红素、DIC等项检查，除外溶血、肝功能异常以及DIC；检测凝血因子Ⅸ活性167%，凝血因子Ⅹ活性115%，除外乙型及丙型血友病。术后每天给患者静脉输入凝血因子Ⅷ，并逐渐减量至术后第7天，维持Ⅷ：C浓度22%～56%、APTT 40.1～55.5s，切口愈合好，于术后第10天出院。出院时复查Ⅷ：C浓度17%、APTT 45.2s、PT 11.7s。

出院诊断：①右卵巢子宫内膜异位囊肿；②右输卵管炎；③第Ⅷ因子缺乏症；④重度贫血。

临床讨论与分析

凝血因子Ⅷ缺乏所导致的凝血障碍主要是内源性凝血途径障

碍。正常情况下，凝血因子Ⅷ并非仅由肝产生，胰、脾、单核-巨噬细胞系统、血管内皮细胞均可产生凝血因子Ⅷ，因此即使在严重肝病及肝移植的无肝期，许多由肝产生的凝血因子严重减少时，亦罕有凝血因子Ⅷ降低。凝血因子Ⅷ正常血浆浓度为 1mg/dl，止血所需的生理浓度为 25%～50%，其半衰期为12～18 小时。凝血因子Ⅷ缺乏的原因可分为原发性及获得性凝血因子Ⅷ缺乏两种。原发性凝血因子Ⅷ缺乏症即甲型血友病。获得性因子凝血因子Ⅷ缺乏症多由于因子Ⅷ抑制物产生所致，常见于反复多次输血，产生了针对凝血因子Ⅷ的抗体，可见于某些免疫性疾病，例如系统性红斑狼疮、类风湿性关节炎、溃疡性结肠炎、支气管哮喘、药物（青霉素）过敏等，也可见于妊娠期妇女及老年人。

甲型血友病是遗传性因子Ⅷ缺乏症，属于性染色体隐性遗传性出血性疾病。它的特点是男性发病，女性传递。虽然从理论上推测也存在女性血友病患者，但在人类血友病中尚为罕见。其发病率约为 1/(3000～4000)，约 2/3 患者存在家族史，另外约1/3 患者可能属于散发或基因突变的病例。其临床表现为出血倾向，特点是出现延迟、持续而缓慢的渗血，急性大出血甚为少见。一般凝血因子Ⅷ浓度越低，出血越严重，病情发展也越严重。甲型血友病出血的诱因多为轻度外伤或小手术时出现，例如拔牙、扁桃体切开、脓肿切开及药物注射等，亦可出现自发出血。邓家栋在《临床血液学》中将甲型血友病临床分型与出血症状及因子Ⅷ活性浓度做了对比列表（见表 1）。

表 1　甲型血友病出血症状与因子Ⅷ浓度的关系

因子Ⅷ：C 浓度(%)	临床分型	出血症状
＞50		无
25～50	亚临床型	大手术或严重外伤后有出血倾向
5～25	轻型	手术或轻度外伤出现严重出血
1～5	中型	小手术后严重出血，偶有自发出血
＜1	重型	肌肉和关节自发出血

关于甲型血友病患者围手术期的处理，有学者推荐 ①手术前静脉输入大剂量凝血因子Ⅷ，使血浆中凝血因子Ⅷ浓度提高到正常人的 30%～60%；②由于凝血因子Ⅷ生存期短，输入 4 小时后血浆中浓度即降至输入量的 40%，因此强调输新鲜血、血浆或凝血因子Ⅷ，并将输入总量按每 4 小时一次，在 24 小时内分 6 次输完；③手术后在伤口愈合期，维持凝血因子Ⅷ浓度在 10%～20%，并将输入总量按间隔 8～12 小时分次输完。

本例患者术前隐瞒家族史，且术前对于 APTT 时间延长未给予足够重视，故未行充分术前准备，致使术后并发手术创面大面积缓慢渗血而引起腹腔内大出血。该患者无自发出血病史，也无血液科系统检查及染色体检查，导致此次手术期间对此未给予足够重视。由此得出经验教训：①任何手术前需详细询问病史，不放过任何可疑之处；②术前需密切关注各项检查阳性结果，必要时请相关科室协助诊治，进行充分术前准备；③对于内科合并症一定要给予相应处理并获得内科治疗意见，同时加强围手术期的监护；④术后需密切注意患者生命体征及病情变化，尤其在术后 24 小时内，及时发现异常并及时处理是非常重要的。

苗雅莉　王建六

病例3　急性间歇型血卟啉病伴腹痛、低钠血症和抽搐

病历摘要

患者，女，34岁，主因“间断发作性下腹痛伴低钠血症5个月”收入院。患者于入院前5个月曾因“下腹痛”在外地诊断为“阑尾炎”行阑尾切除术，术后第2天于补液时发生下腹部疼痛，并出现四肢僵直、眼睛发直、口角歪斜、口吐白沫，伴意识不清，持续时间不超过10分钟，无大小便失禁，事后不能回忆发病情况。在当地医院检查发现低钠血症（Na^+ 112mmol/L），予补钠后好转出院。两周后，患者再次出现下腹绞痛，当地医院检查发现“早孕6周”，行人工流产术。术后第2天又出现腹痛、抽搐，查血Na^+ 119mmol/L，予补钠治疗后好转。入院前1个月，于月经前再次出现腹痛，尚可忍受，月经来潮后腹痛缓解，月经期过后再次发作癫痫样症状，同时伴有低钠血症，给予补钠后缓解，当时行妇科检查及盆腔B超未见异常。入院前1天，无明显诱因再次出现手脚发凉、抽搐，家人将其送至当地大医院就诊，查Na^+ 127mmol/L，查腹部B超、盆腔B超以及头颅CT均未见异常。因发病以来，患者在当地数家大医院多次门诊、住院诊治，经多科室会诊，腹痛原因不清，此次疼痛发作不缓解，为明确诊断来北京。在外院就诊，经妇科、内分泌科、神经科、外科会诊均未能明确诊断，即于当天晚上来我院就诊。患者既往体健，否认肝炎、结核、肾炎病史，5个月前行阑尾切除术。自发病以来患者食欲差，睡眠不佳，体重降低15kg，丧失

劳动能力。月经婚姻史：平素月经规律，(4～5)/30天，量中，痛经（+），末次月经为10天前。孕3产1，人流2次，末次人流在3个月前，无类似疾病家族史。

入院查体：T 37.8℃，P 92次/分，R 20次/分，BP 90/60mmHg，一般情况差，极度衰弱无力状，痛苦面容，表情淡漠，强迫体位，只能弓腰坐位，手按下腹部，不能行走，神志清楚，可以正确回答问题；心肺（-），腹软，下腹部耻骨联合上方压痛，无反跳痛及肌紧张，神经系统查体无异常。妇科检查除子宫体有压痛外，余无明显异常；盆腔B超检查未见异常。经外科会诊排除患者有外科疾患。因病因不清，为除外妇科原因导致腹痛，拟行腹腔镜检查收入院。

入院后当天给予补液、抗感染治疗，于入院第2天15：15pm查血电解质提示血钠121.8mmol/L，血钾2.8mmol/L。经内科会诊后给予补钠、钾治疗。当晚19：15pm患者诉眼前发黑，视物不清，即请眼科会诊，检查眼底，无明显异常。请神经科会诊，神经系统查体也无明显异常，考虑癔病可能性大，给予10%葡萄糖酸钙静推后缓解。1h后患者突然出现全身抽搐，四肢抖动，瞳孔散大，对光反射消失，意识丧失，无大小便失禁。急请神经内科会诊，给予镇静解痉脱水治疗后，患者安静，但仍然意识不清，无法正确回答问题。再行急诊头颅CT检查示：额叶可疑占位性病变，存在脑水肿，建议核磁共振（MRI）进一步检查。复查血电解质，血钾恢复正常，血钠119.3mmol/L，继续给予补钠治疗，患者间断清醒，但意识不清，躁动明显，给予镇静对症治疗。入院后第3天13：00pm内科会诊建议给予鼻饲，记出入量，间断给予镇静，卡马西平抗癫痫治疗，并下病危通知。17：00pm给予甘露醇脱水治疗后患者神志转清，可以正确回答问题，自诉已无腹痛。患者仍有躁动不安，查体腹平软，无压痛及反跳痛，无肌紧张。复查血钠仍呈低钠血症。22：00pm因患者持续躁动，给予鲁米那镇静，患者嗜睡。入院后第 4 天 9：30am 行 MRI 检查提示“脑桥脑梗死”，于 15：30pm转神经科继续诊治。

转入神经科后，病人神志转清，一直有间断下腹部疼痛，可忍受，一般情况和进食明显好转。入院后第 8 天再次出现腹痛加剧，给予解痉及止痛药对症均无明显效果，外科及妇科会诊，排除妇科及外科疾病。多次复查电解质均为持续低钠血症（116.2 ～130.8mmol/L），继续给予补钠治疗。并根据内分泌科会诊意见，查内分泌 RAAS 系统及皮质醇系统均未见明显异常。入院后第 11 天脑电图边缘状态，肌电图及神经传导速度检查提示周围神经损害。入院后第 12 天因腹痛持续不缓解，症状及体征不相符，可疑血卟啉病，同时行尿铅及血铅检查排除铅中毒。于腹痛时给予氯丙嗪治疗后疼痛缓解，将尿液置于阳光下变成葡萄酒色，进一步检查尿液卟啉原及尿卟啉为阳性，确诊为血卟啉病。对症治疗后症状缓解，于入院后第 25 天在家属要求下出院。

临床讨论与分析

急性间歇性卟啉症（acute intermittent porphyria，AIP）为常染色体显性遗传性疾病，多见于成年女性。本症是由于肝内卟啉代谢紊乱所引起的间歇发作性腹痛、呕吐、便秘及神经精神症状等一系列症候群。发病率很低，约（1～5）/10 万，故对此病的文献多为个案报道。

本病主要由于卟啉代谢合成胆红素过程中，卟胆原合成酶缺乏，使卟胆原体内积聚；胆红素合成减少，又反馈作用使 δ-氨基酮戊酸合成酶活性增加，结果 δ-氨基酮戊酸和卟胆原产生增多，它们的增多可通过直接或间接机理在神经传递功能中起毒性作用，进而引起本病的发作。

本病临床表现差异很大，以小腹绞痛和神经精神症状的间歇发作为特征。腹痛为最常见的症状，表现为剧烈绞痛，伴便秘、恶心、呕吐，类似急腹症表现，但腹痛无固定部位，亦无腹部的反跳痛和肌紧张。神经系统表现往往与腹痛伴随发生，中枢、外周、自主神经系统均可受累。其中外周运动神经障碍最多见，表现有四肢软弱无力，甚至软瘫。中枢神经受累表现为忧郁，精神错乱，幻觉等。严重时可出现谵妄、昏迷和癫痫发作。部分患者还可出现顽固性低钠血症，文献报道与下丘脑功能受累，抗利尿激素分泌异常有关。自主神经系统受累表现为心动过速，高血压，尿潴留。

AIP 症状常反复急性发作，可持续数日至十几日。发病时多由于服用巴比妥、磺胺类、雌激素、避孕药等药物，以及由饮酒、感染、应激状态或禁食所诱发。个别病例在月经前发作。由于δ-氨基酮戊酸和卟胆原从肾排出增加，将患者尿液暴露于日光下可转变为红色或茶色，这是诊断本病一个很重要的依据。

化验检查 24 小时尿内尿卟啉、粪卟啉排出增多，24 小时尿卟胆原、δ-氨基酮戊酸增加。测定血红细胞尿卟啉原合成酶缺乏［正常＞30mmol 卟啉/（毫升红细胞·小时）］。

目前对此病尚无特异疗法，急性发作时及时应用糖类和血色素可使发作迅速消失。急性腹痛和精神症状发作时可用吩噻嗪类药物、利血平或度冷丁缓解，不要应用巴比妥药物以防诱发症状加重。如发作与月经周期有关，有报道用 GnRH－a 抑制卵巢功能可缓解发作。

由于本病相对少见，而且并无特殊症状，故常常误诊，可误诊为胆石症、溃疡病以及神经精神等多种疾病，报道误诊率高达73％。任光辉曾回顾国内 81 例血卟啉病误诊病例，其中有 1 例曾 2 次误诊行急腹症手术。本例患者也是因发病以来经多家医院、多科会诊下腹痛原因仍不明，曾诊为阑尾炎手术，这次为除外妇科疾患计划做腹腔镜检查术而收入院，术前出现严重精神神经症状转至神经内科。

对于中青年腹痛患者出现下述情况要考虑血卟啉病可能：腹

痛症状与体征不相符，症状重而体征轻；腹痛后便秘；尿色呈茶红色或红葡萄酒色；伴神经精神症状；使用巴比妥、磺胺和氯霉素等症状加重。在临床中尤其要重视对尿液的观察。深色尿的出现为本病诊断提供重要线索。本文报道的患者虽已具备了 AIP 的典型症状，但在多家医院就诊并误诊。所以诊断本病的关键是提高对本病的认识和警惕性。治疗中注意防止用药或治疗不当而诱发或加重此病。

韩劲松

病例 4　巨大卵巢巧克力囊肿合并甲状腺功能亢进

病历摘要

患者，女，32 岁，主因“扪及下腹部包块伴腹痛 9 个月，腹痛加重 2 天”急诊以“盆腔包块性质待查”于 2004 年 12 月 19 日收入院。患者 9 个月前于下腹部扪及包块，约鸡蛋大小，并出现月经后腹部隐痛，未诊治。后自觉腹部包块渐增大，腹部疼痛渐加重，并出现经期更加明显的腹痛。自服止痛药物。近两个月出现腹胀，影响进食，每天只能进半流食。一个月前门诊 B 超发现右附件区囊实性包块，直径约 20cm。两天前出现下腹部明显加重的疼痛，为持续性坠痛，服用止痛药物缓解。入院日晨 8 点腹痛明显加重，不能平卧，无明显恶心，无发热，急诊入院。自发病以来体重下降约 3 公斤，大小便尚正常。初潮 12 岁，7/30 天，末次月经 2004 年 12 月 12 日，量中，近 9 个月出现痛经，渐加重，需服用止痛药物。未婚，有性生活史，未孕。自诉 1995～1997 年间为减肥曾服用甲状腺素片，具体剂量不详，1998 年发现甲亢，服用他巴唑，已停药半年。

入院查体： 一般情况可，T 37.5 ℃，BP 100/60mmHg，P 86 次/分，R 20 次/分。发育正常，营养中等，皮肤黏膜无苍白与黄染，浅表淋巴结未及肿大。双肺未闻及异常。心界无扩大，各瓣膜区未闻及杂音。腹部压痛明显，以中下腹为主，右上腹部亦有明显压痛，伴明显反跳痛。肝脾肋下未及。右下腹可及一囊性为主的肿物，大小 12cm×20cm×12cm，边界欠清晰，不活动，明显压痛、反跳痛。腹部移动性浊音阴性，肠鸣音正常。妇科检查：外阴已婚型，腺体阴性，阴道通畅，宫颈光滑，子宫平位，正常大小，活动度小，质中，明显压痛，后壁可及触痛结节，盆腔右侧可及一囊实性肿块，大小约15cm×20cm×12cm，尚有边界，不活动，压痛明显。三合诊包块大，向直肠方向突起，但与直肠黏膜间有距离。因患者腹部疼痛查体欠满意。

辅助检查： 血常规：HGB 120.5g/L，WBC 17.15×10^9/L，N 80.77%，L 8.7%。血清肿瘤标记物：CA_{125} 129U/ml，CA_{19-9} 59U/ml。血甲功Ⅰ号：FT_3 1.54（1.81～4.31）pg/ml，FT_4 0.75（0.74～1.95）ng/dl，TSH＜0.05（0.20～6.20）mIU/ml。

宫颈涂片（TCT）：不典型鳞状细胞。

B超检查（盆腔）：子宫后壁探及圆形低回声，3.2cm×3.0cm。子宫上方探及边界欠清形态不规则的低回声包块，大小12.9cm×8.7cm×12.6cm，其内可探及分隔。子宫左侧探及边界清形态不规则的均质低回声包块，大小5.8cm×5.2cm×6.6cm。子宫右侧可探及边界欠清形态不规则的无回声包块，大小8.2cm×8.3cm×7.8cm，囊壁向囊腔内突起形状不规则低回声包块2.6cm×2.2cm，其内可探及血流信号。左右髂窝可探及，无回声，深约3.2cm和2.7cm。提示：盆腔囊实性包块，腹水，子宫肌瘤。

B超检查（腹部）：肝、胆、胰、脾、肾、输尿管未及异常，腹水，盆腹腔巨大囊实性包块。

入院诊断： 盆腔包块性质待查（卵巢肿瘤-恶性可能性大，破裂不能完全除外）；子宫肌瘤；腹水；甲状腺功能亢进。

入院后经过完善的术前准备后行“开腹探查术”。术中见：盆腹腔淡黄色腹水，量约300～400ml。盆腔内巨大包块，界限、形状、大小、外观不清晰，充满盆腹腔。两侧与盆壁及腹膜粘连融合，表面增厚水肿，可见脓苔样分泌物。大网膜与肿物粘连，覆盖于包块上部。手术分离肿物与粘连的大网，见其内有较多大小不等的囊肿，分离中破裂，有清亮和淡黄色液体流出。分离粘连后，见盆腔右侧一囊肿，似来自右侧卵巢，大小直径 10cm，囊壁厚，粘连固定，穿刺为黏稠巧克力液体，考虑为右卵巢内膜异位囊肿，剔除囊肿；其前方输卵管增粗水肿，直径 1.5cm。盆腔巨大囊肿位于右卵巢囊肿上方，直径约 15cm，上界几乎可达横结肠水平，穿刺内容为淡黄色清亮液体。将之切除。盆腹腔遍布大小不等性状类似的该类囊肿，其中一囊肿上界达横结肠脾曲。分离后见左卵巢囊肿直径 7cm，性状同右侧卵巢囊肿，剔除之。此时暴露可见子宫，其后方与肠管紧密粘连，分离后见肠管和子宫之间数个大小不等、不同程度粘连且界限不清的囊肿，均切除。子宫后壁壁间肌瘤，直径 3cm，剔除之。

术后病理：双侧卵巢子宫内膜异位囊肿伴陈旧性出血、粘连及化脓；盆腹腔陈旧性出血囊肿伴坏死、机化包裹及慢性化脓炎性改变；（子宫壁间）平滑肌瘤。

术后诊断：子宫内膜异位症Ⅳ期，卵巢巧克力囊肿（双侧），慢性盆腔炎-盆腹腔慢性炎性囊肿；子宫肌瘤（肌壁间）；甲状腺素功能亢进。

经术后给予抗感染治疗，严密监测甲状腺功能，患者预后良好，平安出院。因患者尚年轻，手术后建议应用 GnRH－a 治疗，但因经济原因，患者未接受该项治疗。

临床讨论与分析

一、关于盆腔包块

卵巢恶性肿瘤诊断依据：患者发现（自己扪及腹部包块）9 个月，渐增大，并渐出现腹胀、纳差、体重下降。查体下腹部和双侧附件区可及明显囊实性包块，直径 20cm 以上，不活动，边界欠清晰，压痛。B超提示盆腹腔囊实性包块，且囊内壁实性成分突起，并伴有明显血流信号。血 CA_{125} 129U/ml，CA_{19-9} 59U/ml，均高于正常（分别<35 U/ml 和<37U/ml）。根据上述情况考虑目前诊断：卵巢恶性肿瘤可能性大。另外 B 超提示盆腹腔中到少量的积液，一方面可能是由于恶性肿瘤产生的腹水，另一方面可能由于肿瘤快速生长中出现一定程度的破裂，这也可以解释为患者剧烈腹痛的原因。再者患者血象中 WBC 17.15×10^9/L ～24.86×10^9/L，体温 37.5℃，故腹痛亦可能是由于盆腹腔包块继发感染引起。因而术前诊断“卵巢恶性肿瘤，破裂或继发感染”的可能性最大。

卵巢子宫内膜异位囊肿诊断依据：患者病史中存在比较明显的继发性、渐进性痛经，而且该次腹痛发作时间为月经即将结束时，符合子宫内膜异位症腹痛发生的时间。查体盆腹腔包块不活动，有压痛，子宫后壁可及触痛结节。另外子宫内膜异位症血 CA_{125} 和 CA_{19-9} 可高于正常。根据这些情况不能除外患者“子宫内膜异位症-卵巢巧克力囊肿”的诊断。卵巢内膜异位囊肿一般在 10cm 左右，很少成为巨大囊肿，术前也难以确诊为卵巢子宫内膜异位囊肿。该患者虽经抗炎治疗后腹痛有所缓解，为明确诊断，仍需积极手术，除外恶性肿瘤是很必要的。

最后，经手术病理证实，双侧卵巢内膜异位囊肿，慢性盆腔炎-盆腹腔慢性炎性囊肿，结合患者病史 9 个月，有腹痛加重史，考虑患者可能曾有子宫内膜异位囊肿破裂，经反复破裂吸收，出现炎性包裹性积液，在盆腹腔内形成大小不一的“囊肿”，并伴肌化、盆腹腔感染，出现腹水。盆腹腔巨大肿物伴腹水，在术前难以排除是否为卵巢恶性肿瘤。

二、关于甲状腺功能

患者自诉自 1997 年始因甲状腺功能亢进服用“他巴唑”治疗，已停药半年。但入院后复查的甲状腺功能结果临床难以解释。患者 TSH＜0.05（0.20～6.20）mIU/ml，明显低于正常，是甲状腺功能亢进的正确反映；但患者 T_3 1.54（1.81～4.31）pg/ml，亦低于正常范围，少数病人可由于口服“他巴唑”引起 T_3 水平降低，但同时 TSH 值不应如此低于正常。另外患者入院后心率不稳，最快时可达 140 次/分。故不除外垂体、下丘脑疾病致激发性甲状腺功能异常。需进一步行甲状腺彩超、头颅 MRI、肾上腺 B 超等项检查。反复追问患者，终于告诉医生实情：既往向医生所述病史均非实情，实际情况已隐瞒多年。患者自 1995 年始至今为减肥一直服用甲状腺片，最大量为 15 片/日，自去年逐渐减量，近半年减至 2 片/日。1997 年诊断甲状腺功能亢进时仍在服用甲状腺素片，此次入院刚停服甲状腺素片。近几年口服甲状腺素片过多或过少时均会出现心率过快。患者长期服用甲状腺素片，可导致 TSH 降低，现停服甲状腺素片致使 T_3、T_4 不高反而低于正常。

鉴于患者有甲状腺素片长期服用史，甲状腺和垂体功能已受破坏，短期内功能恢复困难，故需继续服用甲状腺素片，维持正常的甲状腺功能，以利于尽快手术。但应防止经手术打击，出现甲状腺功能紊乱，特别应防止出现甲状腺危象：如起病突然，甲亢临床表现加重；心率超过 140～160 次/分；体温达 39～40℃；伴有烦躁不安、谵妄、嗜睡、昏迷等精神症状及气急；或出现恶心、呕吐、腹泻、黄疸、脱水、电解质紊乱和酸碱平衡失调。因此在围手术期内应监测各种指标，一旦出现情况，即刻处理。

该患者入院后经积极抗炎治疗，于入院后第 10 日经剖腹探查确诊为：子宫内膜异位症Ⅳ期，卵巢巧克力囊肿（双侧），慢性盆腔炎-盆腹腔慢性炎性囊肿；子宫肌瘤（肌壁间）；甲状腺功能亢进。经积极对正处，取得良好疗效。

对于年轻患者，在手术治疗后还应使用 GnRH－a，使残留异位内膜萎缩，可以得到更好疗效。

郭红燕

病例5　少女残角子宫积血伴卵巢内膜异位囊肿

病历摘要

患者，女，11岁，主因“痛经1年余，加重2天”急诊入院。患者平素月经欠规律，10岁初潮，月经量中等，并逐渐出现渐进性痛经，每次均需口服止痛药缓解。末次月经18天前，持续至今未净。2天前出现剧烈腹痛，肌注安痛定后缓解，今晨腹痛加重，伴肛门坠胀感。患者发病以来，无头晕、心悸，无恶心、呕吐，无发热；无特殊病史及家族史。

入院查体：T 37.9℃，P 90次/分，BP 120/80mmHg，R 19次/分。第二性征发育良好。心肺无异常。腹肌紧张，全腹压痛，轻微反跳痛。肛查：外阴未婚型，子宫偏右侧，稍小，质中，其左侧可触及两个包块，直径分别约为5cm和8cm，实性、质韧与子宫紧密相连，压痛；右侧附件软未及异常。肛门彩超提示：单宫颈，厚2.6cm；双子宫，右侧子宫前位，大小3.5cm×2.7cm×2.7cm，回声均匀，内膜厚0.7cm，与宫颈管相通；左侧子宫前位，大小6.7cm×5.4cm×5.4cm，宫腔内见非纯囊液5.1cm×3.9cm×3.6cm，几乎达左侧子宫浆膜层，左宫腔不与子宫颈管相通。右卵巢2.9cm×1.7cm×1.8cm，其内回声正常。左附件位于双侧子宫之间上方，呈非纯囊性肿物，大小7.4cm×8.6cm×6.4cm，边界粗糙不清，其内似见左卵巢。后穹窿有游离液2.1cm，前穹窿游离液1.9cm。

初步诊断：左侧残角子宫？左侧子宫宫腔积血？左卵巢子宫

内膜异位囊肿？左输卵管积血？

入院后经抗炎、对症治疗后，患者腹痛无明显缓解，急诊行剖腹探查术。术中见：右侧单角子宫 5cm×3cm ×2.5cm，外观正常，右侧卵巢、输卵管与之相连，形态正常，表面光滑无粘连。左侧残角子宫 6cm×4cm×4cm，质硬，左侧卵巢囊肿7cm×7cm，表面呈紫黑色，紧密粘连于左侧子宫后方，左侧输卵管呈腊肠样增粗，大小 10cm×3cm，紫黑色，管壁充血明显，质韧，伞端闭锁，与左卵巢囊肿粘连。行左侧残角子宫切除术＋左侧输卵管切除＋左侧卵巢子宫内膜异位囊肿剥除。切除左侧残角子宫后，见左右两侧子宫腔不相通。行圆韧带及阔韧带再植术，即将左侧圆韧带及阔韧带断端缝合于右侧子宫宫角下方，固定右侧子宫。

术后病理：残角子宫内膜呈增生期表现，（左）卵巢子宫内膜异位囊肿；（左输卵管）急性化脓性输卵管炎。

术后给予抗感染治疗，患者恢复好，伤口 5 天拆线，Ⅱ/甲愈合。随访患者术后已有正常月经，无痛经。

临床讨论与分析

发病机制：单角子宫伴残角子宫是一种罕见的子宫畸形。系因胚胎发育时期一侧苗勒管（Müllerian）停止发育以及两侧米勒管的融合过程发生障碍所致。

分型：有学者根据子宫形态以及是否与发育侧宫腔相通可以分为三型。Ⅰ型：残角子宫有宫腔并与发育侧宫腔相通；Ⅱ型：残角子宫有宫腔但与发育侧不相通；Ⅲ型：残角子宫为始基子宫，无宫腔。1988 年美国生殖医学会对苗勒管发育异常进行了新的分类，单角子宫与残角子宫畸形共同被认为是Ⅱ类苗勒管发育异常，分为 4 个亚型，即Ⅱa：残角子宫有宫腔，与单角子宫的宫腔相通；Ⅱb：残角子宫有宫腔，与单角子宫的宫腔不相通；Ⅱc：单角子宫与无宫腔的残角子宫；Ⅱd：单角子宫，无残角子宫。有研究报道，约80%～90%的病例两侧宫腔无管道相通。此例属于残角子宫Ⅱb型。

诊断与鉴别诊断：单角子宫合并残角子宫的妇女可无明显的临床表现。多为残角子宫合并妊娠时被偶然发现或出现妊娠残角子宫破裂的急腹症。残角子宫妊娠的临床症状类似输卵管异位妊娠，表现为停经、腹痛和阴道出血，查血hCG升高。一般腹痛不重甚至无腹痛，当发生破裂时出现急剧疼痛。盆腔超声可提示宫腔内无妊娠组织，子宫外侧可见类圆形包块，内见孕囊样回声，外包薄层子宫肌壁回声，病灶血流较丰富。残角子宫因妊娠组织的生长空间较大，其妊娠的停经天数可以较长，附件区包块的大小常超过输卵管妊娠，当残角子宫破裂可导致急性大量出血。由于残角子宫妊娠患者的病史、妇科检查、血hCG指标等均无特异性，而且残角子宫也是少见畸形，故常被误诊为输卵管妊娠，甚至被误诊为滋养细胞肿瘤，有时难以明确诊断。术前应重视患者的B超，尤其是结合彩色多普勒超声检查可以初步明确诊断，确诊则需依赖于术中所见。

单角子宫合并残角子宫的患者于青春期出现临床症状者较少见。这些患者可表现为周期性或非周期性盆腔痛，或表现为不规则阴道出血，极少数也可以急腹症为首发症状。有功能而无交通的残角子宫内膜周期性剥脱，经血无法外流，而积累在残角子宫内，并流向同侧输卵管，在同侧卵巢上形成子宫内膜异位囊肿。继而引起输卵管伞端粘连、闭锁，大网膜包裹输卵管，形成化脓性输卵管炎。临床特点表现为原发性渐进性痛经，药物止痛效果不佳。青春期女性以急腹症发病入院者急腹症通常发生于月经初潮一年后。B超可提示盆腔内有囊性包块，由于包块内含血液，细小的强光点回声为其声像图特征，部分可探及输卵管及卵巢肿物。为了避免并发症的出现，早期诊断至关重要。青春期女性患者，表现为剧烈的痛经时应予除外子宫畸形。妇科检查中明显偏离的子宫以及可触及的对侧附件均提示可能为子宫畸形。B超可以提示子宫畸形，并可基本确定子宫畸形的类型，对诊断及进一步处理有很大帮助，必要时可行核磁共振检查。非妊娠残角子宫诊断非常困难，误诊率很高，当妇科检查发现子宫不规则时往往首先考虑为子宫肌瘤；非妊娠残角子宫因宫腔积血而发生痛经时易误诊为子宫内膜异位症；随着宫腔积血进入盆腹腔，形成子宫内膜异位囊肿，出现盆腔包块，又容易被误诊为卵巢囊肿。有学者提出，腹腔镜检查为残角子宫诊断的金标准，但对于年轻未婚妇女难以实施。

治疗：对于腹腔内出血的残角子宫妊娠破裂患者首选剖腹探查；如无急性内出血征象，而且超声提示异位妊娠可采取腹腔镜检查；如明确为残角子宫妊娠，必要时可改为开腹手术，因腹腔镜下残角子宫的切除及缝合均不易操作、难度较大。手术术式首选残角子宫切除，同时行输卵管移植术的临床意义还不明确，有学者认为手术同时应切除同侧输卵管，以防日后发生同侧输卵管妊娠。

对于表现为急腹症的青春期单角子宫合并残角子宫患者，初步明确诊断后应尽早手术，避免残角子宫积血破裂造成急性腹膜炎。手术可切除残角子宫以及无功能的输卵管，并行圆韧带及阔韧带再植术，以固定子宫为正常位置，避免单角子宫扭转。

预后：残角子宫妊娠破裂患者病情凶险，时常出现失血性休克，危及生命，若能及时就诊，明确诊断，合理治疗，预后较好。青春期单角子宫合并残角子宫的患者一旦明确诊断，应尽早手术治疗，避免残角子宫积血破裂造成急性腹膜炎，患者一般均可恢复正常月经，对生育也没有明显不良影响。

经验与教训：残角子宫是一种临床上较为罕见的疾病，可以没有明确的临床症状，也可以表现为突然出现的急腹症，在临床工作中应该注意患者有无这类子宫畸形的可能，尤其是对于青春期痛经以及停经伴有腹痛的患者，以避免贻误诊治。

王朝华　王志启

病例6　妇科腹腔镜手术肠管损伤

病历摘要

患者，女，33岁，主因“继发性渐进性痛经5年”入院。两年前因“右侧卵巢子宫内膜异位症囊肿”于当地医院开腹行右侧卵巢子宫内膜异位症囊肿剥除术，术后未服用药物治疗，6个月后又出现痛经，并渐加重。B超检查提示：右附件非纯囊肿3.8cm×3.5cm×3cm，未进行治疗。两周前于我院复查B超提示：右附件非纯囊肿增大为6.8cm×6.5cm×5.9cm。为进一步诊治，以“右侧附件肿物”收入院。患者自发病以来劳累后偶有腹痛、腹胀等不适，未经治疗可自行缓解，无发烧、消瘦史，食欲、二便正常。患者6年前行剖宫产手术。

入院查体：一般状态佳，T 36.2℃，P 82次/分，R 18次/分，BP 120/70mmHg。心肺（-），腹软，无压痛及反跳痛，移动浊音（-），肝脾未及，下腹正中见约11cm的陈旧瘢痕。妇科检查：外阴阴道（-），后穹窿未及触痛结节，宫颈轻度糜烂，子宫水平位，正常大小，表面光滑，质地中等，活动欠佳，无压痛，左侧附件（-），右侧附件区可及直径7cm囊性肿物，边界欠清，不活动，无压痛。辅助检查：CA_{125} 82U/ml，CEA、CP2、SA、AFP均正常。心电图、胸部正侧位片（-）。B超提示：右附件非纯囊肿，内异症囊肿？入院诊断：右卵巢子宫内膜异位囊肿。

经充分术前准备，于入院后第3天在全麻下行腹腔镜探查术。术中见部分大网膜与原腹壁手术切口、右侧附件及子宫粘连，乙状结肠与侧腹壁粘连。左侧附件正常，子宫正常大小，右卵巢囊性肿物直径 7cm，粘连于子宫右后方，并与直肠、小肠、部分大网膜及周围组织粘连，右侧输卵管辨别不清。PK 刀锐性分离游离粘连大网膜，钝、锐性分离右卵巢肿物，分离时肿物破裂有巧克力样液体溢出，自破口吸出冲洗囊腔，剪除多余囊壁并剥除囊肿内壁，创面用 PK 刀电凝止血，手术顺利，术中出血 50ml，用时 45 分钟。

术后 24h 出现腹部胀痛，未排气，T 37.2℃，R 22 次/分，P 91 次/分，BP 115/75mmHg，腹部略膨隆，轻压痛，无反跳痛及肌紧张，叩诊鼓音，移动浊音（-），未闻及肠鸣音。鼓励患者下床活动，未行特殊处理，4h 后少量棕黑色便排出，腹胀减轻。术后 32h 患者腹部胀痛急剧加重，并出现大汗淋漓，胸闷，伴有恶心、呕吐，呕吐物为咖啡样液体，T 38.9℃，R 28 次/分，P 110 次/分，BP 110/65mmHg，全腹压痛、反跳痛、肌紧张，移动浊音（+），WBC 8.7×10^9/L，N 87%，HGB 110g/L，K^+ 3.2 mmol/L，Na^+ 137mmol/L，BUN 13mmol/L，Cr 0.65mmol/L，B 超提示：肝脾周围，肠间及盆腔可见液性暗区，最大厚径 2.8cm。行腹腔穿刺抽出墨绿色黏稠液体 30ml。经外科会诊讨论，考虑：急性腹膜炎，肠损伤？肠穿孔。决定急诊行剖腹探查术。开腹后吸出墨绿色黏稠液体 680ml，腹膜及肠管表面充血水肿，充分冲洗腹腔，探查发现回肠距回盲部约 35cm 处见一直径约 0.5cm 破口，有肠液流出，破口周缘红肿，仔细探查其他肠管，未见损伤。切除回肠 10cm 行端端吻合术，反复冲洗腹腔后，留置橡胶引流管于右下腹，常规关腹。术后持续高热，经抗炎、对症、全身支持等疗法，7 天后感染被控制，体温恢复正常，术后 10 天治愈出院。

临床讨论与分析

A 医师（妇科） 腹腔镜手术具有手术时间短，出血少、患者恢复快等优点。但也易出现一些并发症。腹腔镜并发症的发生率为6.5‰，包括血管损伤、脏器（输尿管、肠管）损伤、皮下气肿、感染等。国内文献报道腹腔镜手术并发症在0.2%～4.4%之间。与手术种类、手术难易程度、术者技术、腹腔镜器械等相关。其中肠管损伤发生率为1.6‰，占腹腔镜并发症的23.8%，是比较常见的并发症之一。亦有文献报道：在腹腔镜子宫切除术中，肠管损伤发生率可达4.0‰。尽管腹腔镜手术肠管损伤的发生率很低，但一旦发生，未能尽早明确诊断并给予及时有效的治疗，将后果严重，甚至会危及患者生命，应引起高度重视。

此例患者有两次剖腹手术史，且是内异症囊肿，从手术录像上看，盆腹腔粘连较重，增加了手术难度，虽然术中并无引起或可能引起肠管损伤的误操作，但根据术中操作情况看，可能是分离粘连过程中造成肠管隐匿性撕裂伤或电热性损伤。

该患者有两次手术史，且为内异症囊肿，盆腔粘连较重，虽然存在肠管损伤的高危因素，但手术进行尚顺利，对可能出现的肠管损伤未引起充分重视。术后24h出现腹部胀痛，认为是术后未排气引起的腹胀，未引起警惕，直至32h后患者出现明显急性腹膜炎症状时，才考虑肠损伤而得以诊治。从外科角度讲，怎样才能做到尽早发现并及时治疗腹腔镜手术肠损伤这一并发症？

B医师（外科） 早期诊断、及时手术治疗是处理腹腔镜手术肠损伤，得到良好预后的关键。不同部位的肠管损伤，所出现的腹膜炎症状早晚和严重程度各不相同。结肠和直肠损伤因粪便漏入腹腔，出现腹膜炎症状的时间最早，症状也最明显，结合相应的辅助检查，很容易诊断，但结肠尤其是直肠损伤，因腹腔感染重，修补或吻合的风险较大，往往需行肠造瘘，行Ⅱ期肠吻合术，影响患者的身心健康并带来经济负担。回肠损伤因回肠液既没有粪便也不像空肠液那样呈酸性，因此回肠液相对比较温和，刺激性小，因此出现腹膜炎症状的时间最晚，症状也相对较轻。因腹腔感染相对较轻，一般均可行修补或肠切除吻合，预后佳。空肠损伤出现腹膜炎症状的时间和程度介于二者之间。

该病例为回肠近回盲部损伤，且损伤破口小，大部分回肠内容物下行入结肠，外漏慢且少，腹膜炎症状出现延迟且不明显，非常容易忽略，误认为是未排气所致。但患者出现棕黑色大便应引起我们注意。

C 医师（妇科）　肠损伤术后腹膜炎出现的时间早晚除了根据损伤肠管的部位不同之外，损伤原因的不同，其腹膜炎出现的时间也不同。腹腔镜手术肠管损伤的原因包括机械性损伤和电热性损伤，机械性损伤的症状出现较早，一般在术后 12～48h 出现症状；电热性损伤出现症状的时间要比机械性损伤晚，一般在 72h 以后甚至术后 2 周才出现症状。主要是因为电热损伤并非由于直接接触肠管引起损伤，往往由于术中使用电凝、电刀等引起电导热后间接灼伤肠管壁，其后局部组织水肿坏死后出现肠穿孔，才出现临床症状。在肠管损伤的并发症中，电损伤占 9.1%。

D 医师（妇科）　腹腔镜手术肠管损伤一般可在术中及时发现，术中进行及时处理预后佳，术中难以发现的隐匿性肠管损伤，则引起非常严重的后果，甚至危及生命。肠管损伤最早出现的症状一般是进行性加重的腹部胀痛、高热、白细胞计数升高、中性粒细胞比例升高等，曾有一例患者腹腔镜术后出现上述典型的腹膜炎表现，当时考虑是肠管损伤，但开腹探查发现是创面感染并无肠管损伤，经腹腔冲洗，抗感染治愈出院。请教 B 教授，从外科角度讲，怎样鉴别术后腹膜炎的原因以及手术探查的指征和时机?

B 医师（外科）　对术后腹膜炎的诊断和引起腹膜炎的原因分析应根据术后表现。腹腔镜术后出现“先痛后烧”往往是外科疾病（脏器损伤）多见；而术后出现“先烧后痛”则往往是内科疾病（感染）多见，此患者术后出现“先痛后烧”应首先考虑外科问题。对于术后二次腹腔镜探查应采取积极的态度，该例若在术后出现腹膜刺激症状的初期进行腹腔镜探查，发现肠损伤0.5cm破口，只需在镜下修补破口，彻底冲洗腹腔，会有良好的预后，不至于出现严重的感染症状。

E医师（妇科） 腹腔镜手术微创，脏器干扰小，恢复快已达成共识。其缺点在于通过器械操作，缺乏感知觉，另外腹腔镜是通过二维影像，因此对术中损伤需要有一个发现和认识的过程。腹腔镜手术不同于开腹直视下手术，要求特定的二维空间定位和眼手的协调配合以及对器械性能的充分了解。术者除应有良好的开腹手术基础以外，还必须就腹腔镜的知识和技能进行规范的培训。

对于有剖腹手术史患者，术前要认真准备肠道，术中分离粘连时，尽量避免使用单极电凝，因肠道内含有电解质离子，容易造成损伤。其次，应以锐性分离为好，避免撕拉样钝性分离，分离后要仔细检查肠管有无损伤。在疑有肠管损伤时，千万不能抱有侥幸心理，延误治疗。对于小肠，可以在可疑损伤肠管处缝置标记线，待手术完成后，将穿刺口延长2cm左右，将可疑损伤肠管处提出腹壁外，在直视下仔细检查处理；对于结肠和直肠，可以通过腹腔注水，直肠打气观察有无气泡产生。必要时应及时果断中转开腹，避免术后严重并发症的发生。

王世军

病例7　巨大子宫肌瘤合并腹腔放线菌病

病历摘要

患者，女，50岁，主因“腹胀伴不规则阴道出血22天，腹痛4天”经门诊入院。22天前患者无诱因出现腹胀，伴纳差，阴道不规则出血，量不多，无发热，无乏力；4天前出现腹痛，需要服用止痛药，就诊于外院，B超检查提示“腹腔实性占位”。为进一步诊治，以下腹部肿物收入我院。既往查体发现子宫肌瘤4年，未定期复查。无近期发热病史及免疫抑制剂服用史，否认外伤史及手术史。月经初潮15岁，周期3～4/28天，LMP 2006年9月1日，妊2产1，带T型环避孕16年。

入院查体：一般情况好，全身浅表淋巴结未触及。腹部膨隆，剑突下3横指至盆腔可及一巨大实性肿物，不活动，轻压痛。妇科查体：外阴无异常，宫颈光，未见尾丝，子宫球形增大上至剑突下3横指，活动差，轻压痛，双附件区未触及异常。盆腹腔CT检查示“肝脏大小及形态未见异常，肝实质内见多发大小不等的低密度区，约7mm，肝内胆管及血管未见异常。胆囊、脾、胰、双肾及双肾上腺未见异常。子宫明显增大，其内见巨大软组织肿块，增强扫描病变呈不均匀强化，内见多发肿瘤血管，双侧附件未见明确显示。肠系膜密度明显增高，内见不规则边缘模糊的高密度区，3.4cm×1.9cm，肠系膜血管旁见多发大小不等的淋巴结，腹腔内见腹水，双侧髂血管旁及双侧腹股沟见多发淋巴结，提示肝实质内多发低密度区（转移?），子宫内巨大软组织肿块，考虑恶性，肉瘤可能大。胸部CT未见异常。血常规

WBC 9.51×10^9/L，分叶粒细胞 81.61%，嗜酸性粒细胞 0.3%，HGB 12g/dl，PLT 345×10^9/L。生化检查：ALT 8U/L，AST 14U/L，LDH 145U/L，ALP 75U/L，GGT 11U/L，HbsAg (-)。凝血功能 PT 12.3s，FIB 460.2mg/dl。肿瘤标记物 CA_{125} 118.3U/ml，CEA 0.937ng/ml，$CA_{19\text{-}9}$ 6.67U/ml，$CA_{72.4}$ 1.22U/ml。

初步诊断：子宫肉瘤，Ⅳ期？IUD。

入院后第 7 天行双侧子宫动脉明胶海绵栓塞术，术后患者腹痛明显好转，且腹部肿物明显缩小；介入治疗后 8 天于全麻下行开腹探查术。术中见暗棕黄色黏稠腹水约 600ml，子宫增大如孕 18 周大小，质偏软，与周围组织广泛纤维素样粘连，易分离；子宫左后壁有直径 0.4cm 较致密粘连带，与左上腹部脐上 6cm 处一包块粘连，包块为 5cm×6cm×4cm 大小，包绕部分小肠、横结肠及大网膜，一起致密地粘连于前腹壁上，封闭部分腹腔；双附件外观无异常；肝、横膈、其余大网膜及肠管表面未见异常，盆腹腔未触及明显肿大淋巴结。行粘连分解＋全子宫及双附件切除＋部分大网膜切除＋部分小肠切除及小肠端端吻合术。台下剖视标本，子宫肿物位于子宫前壁，直径 19cm，剖面漩涡状结构消失，质地较脆但不糟烂，无明显含液腔隙；子宫内膜稍厚，质软，宫腔内可见一枚 T 形节育器，向上移位；双侧附件外观无明显异常。肠管外肿物剖面似坏死组织，不均匀，色灰黄，质脆烂，似有黄色颗粒样物，肠管黏膜面光滑。

术后病理：子宫肌壁间平滑肌瘤伴玻璃样变性，增生期子宫内膜，慢性宫颈炎及宫颈内膜炎，双卵巢及输卵管未见特殊，小肠与大网膜粘连处脂肪组织中慢性化脓性炎，可见放线菌病原体，肠壁全层急慢性炎细胞浸润，大网膜血管扩张充血伴急慢性炎细胞浸润，符合放线菌病。革兰染色阳性，HE 染色可见呈紫红色的云雾状的放线菌菌落团。

术后予青霉素 600 万单位 bid 静点 3 周，伤口如期拆线，患者恢复满意。术后20天复查血CA_{125} 8.74U/ml恢复至正常；术后复查腹部B超及CT，提示肝内占位为肝囊肿。患者已随访4个月，无复发证据。

出院诊断：子宫肌瘤玻璃样变性，IUD，腹腔放线菌病。

临床讨论与分析

放线菌病是一种慢性、化脓性和肉芽肿性疾病，属于临床少见疾病，临床上关于放线菌病的报道多为个案报道。由于放线菌病的症状、体征以及影像学特征缺乏特异性，且微生物的检测技术有限，临床医师尤其是肿瘤科医师对此病缺乏认识，所以在临床处理过程中存在较多问题，易误诊为恶性肿瘤，术前诊断率不超过10%。放线菌（actinomyces）是革兰染色阳性、非抗酸的不动分枝杆菌，被划归为厌氧菌。已知的34种放线菌均能导致放线菌病，而在人体致病的有21种，其中主要是伊氏放线菌。在正常情况下口腔、胃、结肠、直肠及女性生殖道中均可检测到，为条件致病菌。当机体出现损伤或炎症导致组织缺氧、局部抵抗力下降时放线菌才会致病。放线菌病可以累及全身各个器官组织，常见的部位依次有：面部、颈部、肺、盆腹腔脏器。盆腹腔放线菌病病原体主要来源于肠道和女性生殖道。目前的观点普遍认为女性盆腹腔感染放线菌病与其长期使用宫内节育器（IUD）有关。

放线菌病最常见的症状是腹痛、体重下降和阴道异常分泌物，其次有发热、皮肤窦道或瘘、实性包块等。患者可以有贫血，白细胞增多，CRP升高，血沉加快，CA_{125}升高等。通常，临床上典型的放线菌病灶肉眼常可见呈木样肿块（woodlike mass），切面可见小而多发的化脓灶，有时局部伴有瘘管或窦道形成。显微镜下以找到“硫磺颗粒”最具有诊断意义。放线菌病的影像学特征缺乏特异性，难以与盆腔恶性肿瘤相鉴别。由于临床医师缺乏对放线菌病的认识，经常是在术后行病理学检查时发现，易错过细菌培养或涂片等微生物学检查。此时对于病原体的确诊，可以对石蜡切片进行革兰染色、HE 染色，但是 HE 染色常显示放线菌着色浅淡，镜下观察困难且容易误诊，因此寻找好的特殊染色方法有助于诊断放线菌病，可以降低诊断的假阳性率。

放线菌对多种抗生素敏感。原则上抗生素使用剂量大，时间长。首选青霉素，每天 200 万～2000 万单位静脉点滴或肌肉注射，连用 1～2 个月或更长，最长者可用至 1 年半。同时服用碘化钾有助于药物渗入及促进肉芽肿的吸收。对青霉素过敏者可选用红霉素、四环素或林可霉素。手术在放线菌病治疗中也具有重要的地位。目前观点认为，手术可以通过切除坏死组织和瘘管，引流脓肿，解除脏器梗阻，缩小病灶范围以及多点活组织检查同时可以增加药物的穿透能力，从而缩短药物的使用时间及减少药量，增加疗效及降低复发率。虽然盆腹腔放线菌病的诊断不能及时，相对的治疗方案不合理，但是手术结合大剂量、长时间抗生素治疗后，治愈率能达到 90％左右，尚无远期复发的报道。

燕　鑫　蒋国庆　安　娜　高雨农

第二部分

妇科肿瘤

病例 8　静脉内平滑肌瘤病

静脉内平滑肌瘤病（IVL）十分罕见，1896 年 Birch－Hirschfeld 首次报道，至目前国内外报道有 130 余例。此病特点：组织学上由良性的平滑肌细胞组成，但生长方式酷似恶性肿瘤，沿血管生长，易复发、可转移，常在诊断和处理上给临床医生造成困惑。

病历摘要

例 1：患者，女，43 岁，妊 4 产 1，因“尿频半年，下腹部触及包块半个月”就诊。妇科检查及 B 超示：左卵巢不均质实性占位，拟诊为左卵巢肿物，收入院。经术前各项准备，行开腹探查。术中见：子宫稍大，左侧阔韧带内实性肿物 26cm×15 cm×6cm，表面呈结节状突起，有直径 1.5cm 的蒂与子宫相连，双侧附件正常。行阔韧带肿物剔除术，肿物剖面呈棕黄色胶冻状。冰冻报告：子宫平滑肌瘤伴囊性变、红色变性、黏液变性及小灶状出血。术后病理提示：部分细胞增生活跃，其余同冰冻报告。6 年后又因月经量多 2 年，发现子宫肌瘤 1 年半收入院。查体：一般情况好，子宫如孕 8 周大，质中，双附件未及肿物，B 超示多发性子宫肌瘤及黏膜下平滑肌瘤伴变性。CA_{125} 68U/ml，CA_{19-9} 9U/ml。1999 年 5 月行子宫全切＋右附件切除术。术中见：子宫增大如孕 9 周，表面光滑，右侧阔韧带膨隆、囊性，断离右侧阔韧带时，见断端向外突溢串珠样组织，切除子宫，大体标本剖视，宫腔内近宫颈处有 4cm×4cm×4cm 的黏膜下肌瘤，右宫底有 4cm×4cm×4cm 囊性组织，与右侧阔韧带内组织类似，从宫腔向阔韧带穿出，右骨盆漏斗韧带内也有囊球样组织。送右宫底囊性组织冰冻检查，报告为良性病变，子宫平滑肌瘤伴黏液变性。术后病理结果：血管内平滑肌瘤病，肿瘤沿血管扩展至双侧阔韧带。回顾6年前病理切片，诊断相同。术后两周行上下腔静脉造影、超声心动无异常，痊愈出院。

例2：患者53岁，妊2产1，查体发现子宫肌瘤2cm一年半，近一年月经周期缩短伴痛经。盆腔检查：子宫如孕9周大小，质中、活动、无压痛，双附件未及异常。B超示子宫右侧突出3.4cm×3.2cm，右后方6.4cm×4.7cm血流丰富的包块，1999年12月9日以子宫肌瘤收入院手术治疗。术中见子宫如孕9周大，向后壁及右侧壁突出，质软，断子宫动静脉时，右宫旁静脉断端涌出胶冻样结节。大体标本剖视：子宫后壁及右侧壁两个直径7cm的肌瘤结节，表面光滑，有漩涡状结构，质软，瘤内有多个含黏液的囊腔。右侧子宫静脉内大量胶冻样结节，约50克。疑子宫内膜间质肉瘤，送冰冻检查，报告：子宫多发平滑肌瘤伴黏液变性，部分细胞增生活跃，血管内平滑肌瘤病。探查腹、盆腔各大血管未发现异常。行全子宫切除术。术后病理报告同冰冻检查结果一致。术后10天出院。

例3：患者45岁，妊3产1，3年前因经量多行宫腔镜检查，发现3个子宫黏膜下肌瘤，同时切除。入院前4个月经量又增多、且经期长、周期短。盆腔检查：子宫如孕10周大小，宫口有4cm×4cm×3cm的肿物，蒂粗1.5cm；右附件5cm×4cm×3cm的囊肿，左附件增厚。B超示：子宫多发肌瘤，2000年4月以子宫肌瘤、卵巢囊肿收入院手术治疗。术中见：子宫如孕10周大小，表面结节不平、质硬，右卵巢直径7cm，左卵巢5cm的巧克力囊肿与周围组织紧密粘连，子宫峡部左侧血管充盈、质韧，断子宫血管后，发现血管内有球状的、条索样组织。切除全子宫双附件。术后病理报告：子宫多发性平滑肌瘤，血管内平滑肌瘤病，卵巢巧克力囊肿。

例 2 和例 3 术后超声心动及彩超髂血管、下腔静脉、腹主动脉均未发现异常。3 例随访至今尚未发现复发。

临床讨论与分析

静脉内平滑肌瘤病也称血管内平滑肌瘤病，好发于围绝经期妇女，平均发病年龄 48 岁。因无特异的临床症状和体征，术前诊断困难，多数仅有子宫肌瘤的临床症状，如不规则出血和盆腔痛，被诊断子宫肌瘤而手术。术中可见大小不等的蚯蚓状、蠕虫样、带状的质韧肿物，由子宫肌壁延及宫旁、阔韧带及盆腔静脉内，部分或完全充满被侵入的血管中并可向远处扩展。有的形成肿瘤外形取代血管的形状，有的借蒂与血管壁相连。据统计约75%的病变局限于阔韧带范围，25%超出阔韧带，10%可通过卵巢静脉侵入下腔静脉、肝静脉和右心房。一旦侵犯心脏，可引起机械性梗阻性心衰致死。文献报道有 35 例累及心脏，55%的心脏受累发生在子宫全切后 1～17 年。在侵入心脏前多无症状，有的病例因心血管疾病被发现，有的最初的诊断是右心房黏液瘤。对子宫外静脉内平滑肌瘤病，彩超、多普勒、静脉造影、CT、MRI 和超声心动均有助于诊断，IVL 大多为术后病理诊断。镜下可见血管内病变与子宫一致，梭形的平滑肌束侵犯到静脉腔内；有的与管壁相连，有的漂浮在血管内；细胞核无异型性，分裂象极少，约（0～1）/10HP。常有玻璃样变、黏液样变性。肉眼难以发现血管结构，镜下可见肿瘤边缘被覆一层内皮细胞，从而有助于诊断。如不认识此病，病理诊断也很困难。我院 3 例在发病年龄、大体标本及镜检同文献基本一致，未发现侵犯下腔静脉和心脏。3 例均为术中发现，经术后病理证实，其中第一例诊断颇费周折，表现为阔韧带内肿物，因误诊导致三次开腹手术。所以要明确诊断，必须与下列疾病做鉴别。

与此病最具有鉴别意义的疾病是低度恶性的子宫内膜间质肉

瘤（endometrial stromal sarcoma，ESS）。在大体检查中，ESS也可见宫旁或盆腔血管内蠕虫样、蚯蚓状瘤栓，也可侵入下腔静脉、右心房，临床上常常将二者混淆。但ESS肿瘤切面呈黄褐色，有出血、坏死、囊性变。肌层内有多发的颗粒性突起，常有息肉样的肿瘤组织突入宫腔或突至宫口外，而IVL常并发有壁间肌瘤或黏膜下肌瘤，术中难以明确诊断时，应行快速冰冻检查协助诊断。镜下由于ESS的核异型性也不明显，核分裂象<3/HP，也易误诊为IVL，但如发现有形态上与增殖期子宫内膜间质细胞相似的细胞形成的肿瘤，有边界浸润，细胞排列紊乱，有或无脉管浸润均可诊断ESS。核分裂象不作为鉴别良恶及判断预后的指标。如镜下鉴别仍有困难，可做网状纤维染色，ESS网状纤维增多并包绕单个瘤细胞，呈网篮状结构。在IVL呈平行排列结构。电镜下IVL内可见平行排列的肌丝、密体和基板，ESS则无。免疫组化意义不大，因Vim、SMA、Des在两种病均可呈阳性，IVL时CK可（+），ESS时CK一定（-）。ESS和IVL均可侵入下腔静脉、右心房，但二者本质不同、预后不同。ESS出现这种病症，意味着肿瘤的转移及浸润性生长的恶性倾向。

其次应与子宫黏液样平滑肌肉瘤鉴别，我院第一例IVL曾误诊为此病，子宫黏液样平滑肌肉瘤极为罕见，文献报道仅10余例。肉眼所见：肿瘤失去平滑肌结构，呈胶冻状，组织糟脆。很少见血管内生长。细胞学检查：细胞有异型性，边界常有浸润。细胞分泌大量黏液，间质黏液变，虽核分裂象极少，但生物学行为极恶。我院建院以来仅发现1例，从诊断到死亡仅4个月，不同于IVL。IVL黏液变性局限于间质，无细胞内黏液，细胞无异型性，核分裂象罕见。

在子宫肉瘤中，黏液变性罕见。但在子宫平滑肌瘤中，黏液变性占13%，IVL可伴有黏液变性。我院3例中2例有黏液变性，部分细胞增生活跃，2例有子宫黏膜下平滑肌瘤。

对于IVL的起源有两种推测：一是直接来源于静脉壁的平滑肌组织，增生后突入静脉腔（如有些IVL血管内病变有蒂与血管壁相连），二是起源于子宫的平滑肌瘤，肿瘤细胞侵入静脉生长（大多IVL有子宫肌瘤存在或有子宫肌瘤剔除术及因子宫肌瘤切除子宫的病史）。多数学者支持后一种学说，我院3例均有子宫肌瘤。

IVL的治疗及预后：病变局限于子宫者，最好切除全子宫和双附件，如病变超出子宫，应切除所见肿瘤，必要时切开静脉或心脏取瘤。文献报道多例成功地进行开胸心脏取瘤术。尽管如此，术后若干年仍有复发可能，原因可能为：①病灶残留：有时血管内的病变不易切干净；②病变来源于静脉；③卵巢存在：文献报道6例复发者中5例未切除卵巢，我院第一例未切除卵巢，6年后复发，说明此病是激素依赖性肿瘤。此外孕期雌孕激素增高，肿瘤生长迅速，有人给残余病灶者皮下注射抑那通(GnRH-a) 3.75mg，1次/月，病灶可缩小或消失，停药后病灶又增大，这些证据支持雌激素刺激肿瘤细胞增殖。所以围绝经期妇女为预防术后复发，切除卵巢是必要的。应用GnRH-a也是一个治疗的选择。但要注意该药对骨密度、心脏、脂代谢方面的副作用。术后HRT应慎用。

总之，此病诊断主要靠病理，临床医生怀疑此病时，应详细描述术中所见，肿瘤较特异的大体形态会为病理医生提供很好的诊断依据。IVL组织学为良性，生长慢，但有转移、复发的特性，故建议每3～6个月检查一次，长期随访，如有复发，需要反复手术。

张璐芳　刘从容

病例9　子宫多发性平滑肌瘤伴卵巢平滑肌瘤

病历摘要

患者，女，45岁，因“体检发现子宫肌瘤8年余，月经量渐进性增多4年”入院。患者12岁初潮，平素月经规律，月经周期3/30天，妊2产1。妇科检查：子宫中后位，如孕11周大小，表面不平、质硬、活动、无压痛，双附件区未及包块。彩超检查示：子宫表面欠平，左前壁下段向外突起低回声结节3.6 cm×4.1cm×3.5cm，右侧壁内低回声结节直径1.4cm，左后壁向外突的结节直径1.8cm，宫底部结节直径1.9cm，前壁结节直径1.8cm，子宫内大结节周边有大量高阻力血流信号，右附件血流信号丰富。入院诊断：多发性子宫肌瘤。

经充分术前准备后于全麻下手术，术中见子宫大小6.5cm×7cm×4cm，左前壁肌瘤结节大小3cm× 4cm，左宫角结节大小2cm× 3cm，底前壁结节大小3cm× 4cm肌瘤，左输卵管伞端泡状附件，右卵巢大小3cm×2cm×1cm，其表面有直径约1cm质硬结节，表面光滑，与正常卵巢组织不可分，行全子宫及左输卵管泡状附件、右卵巢表面结节切除术。术中剖视，结节剖面可见漩涡状结构。术后病理回报：右卵巢表面平滑肌瘤，子宫肌壁间多发性平滑肌瘤，慢性宫颈炎，左输卵管泡状附件。免疫组化：Desmin（＋），SMA（＋），Vimentin（±）。术后第7天伤口拆线，Ⅱ/甲愈合，痊愈出院。

临床讨论及分析

卵巢平滑肌瘤是较为罕见的卵巢良性肿瘤，国内外报道不多，常发生于绝经期和绝经后女性，有时也发生于年轻女性，年龄差异较大，20～65岁不等。

卵巢平滑肌瘤属非卵巢特异性组织来源肿瘤，目前认为有多种组织来源，可能源于卵巢皮层或黄体间质的血管平滑肌，或卵巢韧带内与卵巢相连的血管壁平滑肌，但均无定论。卵巢平滑肌瘤常为单侧，瘤体包膜由卵巢皮质形成，表面光滑，大小多为1～3cm，最大者达25cm，常合并子宫肌瘤，其发生与雌激素增高有关。镜下具有典型的平滑肌瘤形态，肌纤维多呈漩涡状或呈结节状排列，也可出现透明变性、黏液变性、出血、钙化和囊性变，偶见骨化。部分肌瘤间质内血管较丰富，若肿瘤扭转则可伴有出血、坏死及卒中等。借助Masson染色、desmin、α-SMA免疫组化染色可明确诊断。Fox等人认为卵巢平滑肌瘤的病理学特点与子宫肌瘤相似，镜下偶见瘤细胞核融合，通常没有或罕见核分裂象（<1/10HP），间质内可见厚壁血管，其管壁平滑肌呈透明变性。鉴别诊断：①卵泡膜细胞瘤：瘤细胞通常更纤细，细胞排列疏密不均，被胶原纤维及类似纤维细胞的梭形细胞所分割，发生黄素化时细胞呈圆形或多边形，胞质丰富，可见空泡，免疫组化染色desmin、α-SMA阴性，与平滑肌瘤易于区分。②卵巢纤维瘤：由幼稚或成熟的成纤维细胞及疏松的纤维结缔组织间质构成，幼稚的瘤细胞呈星芒状，成纤维细胞呈束状、彼此交叉排列，瘤细胞呈梭形，核两端尖；Van Gieson染色胶原纤维呈红色，而肌原纤维呈黄色；Masson染色胶原纤维呈绿色，肌原纤维呈红色。组化染色可确定肿瘤属平滑肌瘤。

临床上多数患者无症状，常为意外发现。仅1/3患者有盆腔肿块的压迫症状，如腹痛、下肢水肿。少数病人发生腹水，无月经紊乱及阴道流血。肿瘤发生扭转时，出现急腹痛等症状。可同时伴发子宫平滑肌瘤，两者是否受同一致病因素刺激诱发，尚待研究。

诊断要点：①无特异性症状；②妇科检查时附件可触及实性包块；③B超检查多为单侧中等或增强回声区。瘤体质地均匀，中等大小，无明显囊壁和子宫浆膜下带蒂肌瘤，卵巢实性肿瘤不易区分。本病与子宫平滑肌瘤虽来自不同的部位，但组织来源相同，超声图像极其相似。临床上需与浆膜下子宫肌瘤、卵巢纤维瘤、弥漫性腹膜平滑肌瘤病、静脉内平滑肌瘤相鉴别。因浆膜下肌瘤有时可自行从子宫表面脱落，不再与子宫相连，而与卵巢相连以获得血供，形成寄生性平滑肌瘤。弥漫性腹膜平滑肌瘤病虽可累及卵巢，但多伴发盆腔腹膜弥漫性平滑肌瘤，不同于本瘤。静脉内平滑肌瘤多位于卵巢门静脉管腔内且向腔内延伸，也不同于本瘤。

治疗：应视患者年龄、肌瘤大小等综合判断：①对于年龄35岁以下，有生育要求者，视肌瘤与卵巢情况可采用肌瘤剜除术。②对于40岁以上，肌瘤较小者，可严密随访，期待绝经期后肌瘤逐步萎缩。③肌瘤较大，对侧卵巢正常，应作卵巢切除术。良性病变预后良好，未见复发报道。④对于已肉瘤变性者，术后予联合化疗，但预后通常不佳。术中应认真剖视标本，必要时行冰冻切片，避免不必要的扩大手术。对于伴发子宫平滑肌瘤的病例，要注意发生在两个部位的肌瘤有无核异型、细胞分裂活性，排除平滑肌肉瘤转移的可能。

卵巢平滑肌瘤比较罕见，术前诊断较困难，易于漏诊、误诊。本病例患者无特异症状，术前未考虑到该病。术中探查发现卵巢表面光滑质硬结节，与正常卵巢组织不可分，切除后剖视，实性结节剖面有漩涡状结构，术后病理诊断平滑肌瘤，方才明确诊断。

姚远洋　王建六

病例10 恶性潜能未定型子宫平滑肌瘤

病历摘要

患者44岁，主因“月经增多3年，查体发现子宫肌瘤3个月”收入院。3年前无明显诱因出现月经量增多，伴大血块。1年前出现经期延长，周期缩短，由（5～6）/28天变为10/（23～24）天，中药治疗后经期恢复至6天。3个月前查体发现子宫肌瘤，建议手术治疗。既往体健，月经初潮13岁，10/（23～24）天，量较多，无痛经，LMP 2002年1月1日。25岁结婚，妊2产1，工具避孕。无肿瘤家族史。

入院查体：血压100/70mmHg，心肺（-），腹平软，肝脾肋下未及。妇科检查：外阴、阴道（-），宫颈中度糜烂，子宫前位，如孕10周大小，质地硬，表面不平，活动可，无压痛，双附件区未及异常。CA_{125}、CP_2 正常，宫颈细胞涂片（TCT）正常。彩超提示子宫7.3cm×10.0cm×9.1cm，表面不平，前壁偏后有外凸不均质的中低回声结节6.2cm×7.3cm×7.5cm，左侧壁有低回声结节2.0cm，内膜中等厚0.7cm，子宫内大结节周边及内部均有血流信号，RI分别为0.49、0.3。

术中探查：在连续硬膜外麻醉下手术。无腹水，子宫如孕12周大，前壁宫体均匀增大，质地硬，前壁肌壁间质硬结节直径7cm。左卵巢正常大小，表面蓝色结节直径1.5cm，右卵巢及双侧输卵管外观均正常，双侧小泡状附件2个，直径均为0.5cm。行全子宫切除术＋左卵巢肿物剥除术＋双侧泡状附件切除术。剖视标本：子宫10cm×8cm×6cm，宫腔深度7cm，宫颈长3cm，肌壁厚3cm，内膜厚0.3cm，光滑。前壁肌壁间质硬结节直径7cm，假包膜完整，剖面色白，部分呈淡黄色，质硬，部分漩涡状结构不清。与左侧卵巢肿物及双侧输卵管泡状附件送病理。术中冰冻切片病理回报：平滑肌肿瘤内可见异型细胞，不完全符合肉瘤诊断。患者术后恢复好，伤口Ⅱ/甲愈合。术后石蜡切片病理回报："子宫肌壁间平滑肌肿瘤，镜下细胞较丰富，异型性不明显，核分裂象＜3/10HP，但可见多灶性凝固性肿瘤细胞坏死，属于不能确定恶性潜能的子宫平滑肌瘤。分泌期子宫内膜，慢性宫颈炎。左侧部分卵巢组织，双侧泡状附件。"术后第8天出院。

出院诊断：①恶性潜能未定型子宫平滑肌瘤；②慢性宫颈炎；③双侧泡状附件。

临床讨论与分析

A医师（妇科） 以往子宫平滑肌肉瘤的诊断标准为：核分裂象≥10/10HP，或核分裂象5～9/HP，但细胞具有明显异型性。文献报道细胞异型性及核分裂象越多，其预后越差。自1994年有病理学家提出：不应仅根据核分裂象的多少诊断平滑肌肉瘤，而应根据细胞增生、细胞异型性及核分裂象的多少三项标准进行诊断。镜下所见介于良恶性之间时，即核分裂象（5～10)/10HP，伴细胞轻中度异型性；或核分裂象＜5/10HP，伴细胞重度异型性，诊断为交界性肿瘤，即恶性潜能未定型子宫平滑肌肿瘤（uterine smooth muscle tumor uncertain malignant potential)。有学者1994年依此标准回顾50例既往诊断为肉瘤患者，其中15例为恶性潜能未定型子宫平滑肌肿瘤，3例为子宫平滑肌瘤，32例仍为子宫肉瘤。肉瘤组患者较恶性潜能未定型组患者年龄相对较高，绝经者所占比例更高，肿瘤体积也更大。

与肉瘤组相比，恶性潜能未定型组的复发率及死亡率低，复发后仍可能长期存活，但确有不确定的、多变的临床过程。年龄、病灶大小、绝经与否及肿瘤流式细胞学均不能预测其临床过程。无论肉瘤组或恶性潜能未定型组，化疗均未显示有效。手术切除转移复发灶可提高无瘤生存时间，特别是复发间隔长者。有文献报道，子宫平滑肌肉瘤附件转移率为3.4%，建议附件保留仅限于早期、年轻患者。因此，针对此患者，是否切除双侧附件、是否需行淋巴结清扫及是否需辅助放化疗或孕激素治疗值得讨论。

B医师（病理科） 综合国内外文献，根据细胞增生程度、异型性及核分裂象多少将子宫平滑肌肿瘤分为富于细胞型子宫平滑肌瘤、奇异型子宫平滑肌瘤、恶性潜能未定型子宫平滑肌肿瘤、子宫平滑肌肉瘤等。国内石一复教授等提出恶性潜能未定型子宫平滑肌瘤的诊断标准为细胞轻度异型性、核分裂象（3～5）/10HP，或中～重度细胞异型性伴核分裂象（1～2)/10HP。此标准与国外Peter等的文献相比，敏感性提高，而特异性降低。作者曾观察42例交界性子宫平滑肌肿瘤，包括恶性潜能未定型子宫平滑肌肿瘤、富于细胞型子宫平滑肌瘤、奇异型子宫平滑肌瘤，临床经过与普通的子宫平滑肌瘤相似，预后良好，可按普通类型的子宫平滑肌瘤处理，行子宫全切术或肌瘤剔除术，无复发病例。Peter等按其诊断标准共观察了15例患者，4例复发，其中2例死亡，复发前后肿瘤的病理学特点相似，提示预后较差。认为子宫平滑肌肉瘤与恶性潜能未定型子宫平滑肌肿瘤的病理学区别并不十分清晰。前者预后较差，而后者临床经过各不相同且预后难以预测。

C医师（病理科） 子宫平滑肌瘤是最常见的妇科肿瘤，但病理医师在子宫平滑肌肿瘤的诊断方面仍然存在挑战。一方面是因为该肿瘤具有多种特殊类型，其中一些类型易被误诊为子宫平滑肌肉瘤；另一方面是因为子宫平滑肌肉瘤诊断标准的变迁。过去的诊断标准将细胞丰富程度、细胞非典型性及核分裂象称为平滑肌肉瘤的诊断三联征，认为具备其中两项即可诊断平滑肌肉瘤。近年来提出平滑肌肉瘤新的诊断标准，包括4项内容，其中细胞丰富程度已不再占有重要地位，将凝固性肿瘤细胞坏死与细胞非典型性及核分裂象并称为新三联征。上述后3项中具备2项就可诊断为平滑肌肉瘤。近年来特别强调凝固性肿瘤细胞坏死在子宫平滑肌肉瘤诊断中的地位。文献报道80%的平滑肌肉瘤可见凝固性肿瘤细胞坏死，认为一旦镜下存在此种坏死，至少为恶性潜能未定型子宫平滑肌瘤。凝固性肿瘤细胞坏死与玻璃样变性型坏死（梗死型坏死）及溃疡、炎症型坏死不同。在梗死型坏死中，形态良好的肿瘤细胞与坏死的肿瘤细胞之间有结缔组织带，新鲜坏死处为肉芽组织，陈旧处为纤维瘢痕；而在凝固性坏死区域，形态良好的细胞与坏死的细胞之间无明显分界。若镜下见肿瘤内部无明显凝固性肿瘤细胞坏死区域，适用原诊断标准；若出现大片凝固性坏死区域则诊断为肉瘤。病理学诊断并非总是如人们所希望的那样黑白分明，而是存在灰度区；目前观点认为单纯的两分法并不能科学、客观的反映肿瘤的生物学行为。有作者将恶性潜能未定型子宫平滑肌瘤称之为交界性肿瘤，即应用通常区分子宫平滑肌肿瘤的标准，无法确定其良恶性；换言之，此类型肿瘤并非肉瘤，但亦不属于子宫平滑肌瘤的其他少见良性亚型。病理医师若作出恶性潜能未定型子宫平滑肌瘤的诊断，则必须说明理由，如：有许多核分裂象但细胞非典型性不明显，或有许多非典型细胞但核分裂象不明显。问题是什么样的病理医师在什么情况下可以作出此诊断。此病例的冰冻切片镜下为：细胞略丰富，略具异型性，未见肿瘤细胞坏死；而核分裂象在冰冻切片中难以确定，故不能作出子宫平滑肌肉瘤的诊断。石蜡切片所见除了细胞丰富及少量异型性，核分裂象确实不多，关键是镜下可见凝固性坏死并非大片、多灶状，而是小灶状，故考虑恶性潜能未定型子宫平滑肌瘤的诊断。经多家医院会诊，病理诊断结果有差异，说明对其认识和采用的诊断标准各不相同。其预后目前尚无法了解。特别强调的是，冰冻切片因取材所限，不可避免假阴性结果，但应尽量避免假阳性结果，以免造成手术范围过大无法弥补。最后诊断必须等待石蜡切片结果，并应注重与临床医师的交流讨论。

D医师（病理系） 子宫平滑肌瘤是临床中非常常见的妇科肿瘤，但其临床表现及生物学行为多样，如：富于细胞型子宫平滑肌瘤、上皮样平滑肌瘤、奇异型平滑肌瘤等，其细胞丰富程度、异型性及核分裂象各不相同，给病理学诊断和临床工作带来很多困难。就细胞坏死而言，出血型或梗死型坏死是良性的慢性过程，因而坏死区域有足够的时间形成肉芽组织，继而玻璃样变形成瘢痕，包绕坏死区域；肿瘤性坏死常是由于肿瘤细胞生长过快，或机体对肿瘤细胞特殊的免疫作用，破坏肿瘤细胞。因此，坏死细胞与形态良好的细胞之间无纤维瘢痕组织作为过渡是二者之间的重要区别。

E医师（妇产科） 对于一些特殊类型的平滑肌肿瘤，不同的病理医师对同一切片的结论可能不同。Peter所观察的病例是既往诊断为肉瘤的患者进行重新阅片，而既往诊断为普通平滑肌瘤或富于细胞型子宫平滑肌瘤的患者中，亦可能存在恶性潜能未定型病例，其预后则应比Peter组更好。因此，针对此患者的处理，我认为不必行淋巴结清扫术。是否需要放化疗，则应根据肿瘤本身分化程度更偏向于良性或恶性来考虑。孕激素的治疗可根据标本的雌孕激素受体情况决定。肉瘤的附件转移率为3.4%，而此患者并非恶性肿瘤，其附件转移率应更低。因此，可不切除双侧附件，但应长期追踪随访。此病的诊断最终需靠病理诊断，但临床医师在术前应注意肿瘤的生长速度和彩超检查所示肿瘤血流情况，估计肿瘤性质。

F医师（妇科） 恶性潜能未定型子宫平滑肌瘤较少见。

本次讨论主要明确此类肿瘤的诊断标准，探讨其临床处理及预后。此患者的石蜡切片经北京市四家大医院病理科会诊，意见均不一致，说明其病理诊断标准并非完全统一，值得病理科医师重视。奥地利学者 Mayerhofer K 等于 2004 年研究 Ki - 67 蛋白表达，发现该蛋白表达和染色强度在 10/20（50%）子宫平滑肌肉瘤、0/22（0%）恶性潜能未定型子宫平滑肌瘤及 2/25（8%）子宫平滑肌瘤中表达。Ki - 67 蛋白在子宫平滑肌肉瘤与恶性潜能未定型子宫平滑肌瘤之间、子宫平滑肌肉瘤与子宫平滑肌瘤之间均有统计学差异，但在恶性潜能未定型子宫平滑肌瘤与子宫平滑肌瘤之间无统计学差异。提示 Ki - 67 抗原表达在子宫平滑肌肉瘤中增高，与肿瘤生长迅速相关，可能是辨别恶性和不确定性或交界性肿瘤的免疫组织化学指标。奥地利学者 Bodner - Adler B 等 2005 年通过免疫组织化学法比较 p16 蛋白在 26 例子宫平滑肌瘤、24 例恶性潜能未定型子宫平滑肌瘤、21 例子宫平滑肌肉瘤中的表达，发现 p16 蛋白表达及染色强度在子宫平滑肌肉瘤与恶性潜能未定型子宫平滑肌瘤之间、子宫平滑肌肉瘤与子宫平滑肌瘤之间均有统计学差异，但在恶性潜能未定型子宫平滑肌瘤与子宫平滑肌瘤之间无统计学差异。p16 蛋白表达和临床分期、患者年龄、血管间隙浸润均无统计学相关，提示 p16 蛋白可能作为一种免疫组织化学标记物，帮助区别不明确的交界性平滑肌肿瘤，但仍需进行更多的临床研究和相关机制探讨。另外，奥地利学者 Bodner 2004 年发现的 Bcl - 2、土耳其学者 Gokaslan 2005 年研究发现的 Ki - 67、p53 蛋白和孕激素受体均有望用于恶性潜能未定型子宫平滑肌瘤免疫分类。

关于恶性潜能未定型子宫平滑肌瘤的治疗，因其不属于良性疾病，又未达肉瘤诊断的标准，因此，临床上不应以良性标准来处理。建议该患者行腹腔镜探查术，术中留取盆腹腔冲洗液，并切除双侧附件，选择性切除盆腔淋巴结。若术后病理均无异常发现，可严密随诊；若术后仍有病灶存在，可考虑行化疗。因国内外相关报道均有限，有待进一步观察、研究。

G医师（妇科） 恶性潜能未定型子宫平滑肌瘤表现不同于子宫平滑肌瘤，且由于其不确定的生物学行为，临床面临困难的选择。大多数这类肿瘤有良性的临床过程，肿瘤细胞凝固性坏死通常预示恶劣结局。加拿大学者 Shapiro 于 2004 年报道一例未见肿瘤细胞凝固性坏死的恶性潜能未定型子宫平滑肌瘤转移至肱骨。转移病灶是高分化平滑肌肉瘤，与子宫来源一致。因此，证实无肿瘤细胞凝固性坏死的恶性潜能未定型子宫平滑肌瘤并不能确保为良性结局，这些肿瘤会复发及远处转移，因此需要长期随访。子宫平滑肌肿瘤的冰冻切片准确率相对较低。因此，术中是否切除双侧附件，尤其是年轻患者卵巢的去留一定要慎重。应依据石蜡切片镜下凝固性坏死、核分裂象及细胞异型性的程度，结合患者年龄、肿瘤生长速度及彩超血流等临床表现综合决定其进一步治疗，并应向患者及家属说明此种肿瘤生物学行为的不确定性。因此类肿瘤较为罕见，其预后及治疗方法有待在远期随访中逐渐摸索。

赵 超 魏丽惠

病例 11　子宫内膜间质肉瘤术后皮下转移伴腹壁子宫内膜异位症

病历摘要

患者，女，34 岁，因“低度恶性子宫内膜间质肉瘤术后 5 年，发现腹壁结节 1 个月”收入我院。患者于 5 年前行剖宫产术及子宫肌瘤切除术，术后病理检查为“低度恶性子宫内膜间质肉瘤”，于术后 10 天再次开腹手术行子宫次广泛切除术，术后病理检未发现有残余肿瘤，ER（+），PR（+），于二次术后口服三苯氧胺 10mg，bid×6 个月，定期随诊无异常发现。1998 年复查 CA_{125} 45.15 U/ml，同时发现右侧腹股沟淋巴结肿大，即行淋巴结活检，病理为“淋巴结反应性增生”。服安宫黄体酮 250mg，每日 1 次，1 年后停服，定期随访 CA_{125}<15 U/ml。2001 年 7 月发现腹壁横切口中段可触及 3 个直径均 1cm 左右的结节，质硬、活动、无压痛，B 超检查示腹壁低回声结节待查。入院后在局麻下切除腹壁横切口三个结节中的一个结节，送病理检查。病理结果为：“符合子宫内膜间质肉瘤浸润”，免疫组化 ER（+），PR（+）。再次活检，切除其余两个结节，病理报告为子宫内膜异位结节，纤维组织反应性增生伴陈旧性出血性组织反应。

再次给患者行经阴道彩色多谱勒检查：右卵巢血流信号丰富。考虑因患者腹壁结节为肉瘤转移，不除外有卵巢转移，决定腹腔镜下探查术。术中探查：大网膜及肠管与下腹壁有较多粘连；左卵巢 3cm×3cm×2cm 大小，左输卵管正常，右卵巢 3cm×4cm×3cm 大小，右输卵管外观无异常，行双侧卵巢部分切除及右侧输卵管、右侧髂外淋巴结切除术。术后病理结果：右卵巢黄体，多个囊性滤泡。术后口服安宫黄体酮 500mg，每日 1 次。

出院诊断：①低度恶性子宫内膜间质肉瘤术后腹壁皮下转移；②腹壁内膜异位症。

临床讨论与分析

低度子宫内膜间质肉瘤（low grade endometrial stromal sarcoma，LG－ESS）易发生宫旁直接浸润及宫旁血管瘤栓，部分病例手术时病灶已超过子宫体，手术后易复发，因此多主张行双附件切除术，有助于切净肿瘤，还可以防止因雌激素刺激而导致肿瘤复发。孙爱达等 1996 年报告 11 例低度恶性子宫内膜间质肉瘤，其中 7 例复发，平均复发时间为 4 年。复发部位为盆腔、输尿管、肺、胸壁、宫颈及阴道。梁立治等报道子宫肉瘤术后盆腔复发率 44％；盆腔外复发率 18％。目前国内尚未见关于 LG－ESS 发生腹壁转移复发的报道，分析该患者发生腹壁转移的原因，可能是 5 年前剖宫产时同时行子宫内膜间质肉瘤切除术，术中有可能存在子宫内膜间质肉瘤细胞种植。因术后服用 MPA 治疗，肿瘤细胞受到抑制，停药 1 年后发现腹壁结节，活检为肉瘤。因此，在行恶性肿瘤手术时应该保护腹壁切口创面，避免肿瘤种植转移，同时也表明 LG－ESS 应用 MPA 治疗有效，控制了肿瘤细胞生长。

子宫内膜异位症多发生在盆腔脏器，也可发生在腹部的手术切口、会阴和阴道，但并不常见。内膜异位症的发生机制尚不明确，故有经血倒流、淋巴播散、转移等学说来解释不同部位内膜异位症的发生。各种宫腔操作均可将子宫内膜种植至切口创面，引起内异症，说明子宫内膜异位症的发生与子宫内膜移植有关。综上所述，分析子宫内膜间质肉瘤术后伴腹壁子宫内膜异位症的原因，可能与剖宫产时子宫内膜种植腹壁切口部位相关。因此，剖宫产时应注意保护伤口。

王志启　王建六

病例12　子宫内膜癌合并双卵巢子宫内膜异位囊肿恶变

病历摘要

患者，女性，60岁，妊3产1，因绝经后间断阴道不规则流血4月余入院。患者53岁绝经，4个月前出现阴道少量流血，粉红色，1天后自止。于我院门诊妇科检查无特殊异常，行彩超检查：子宫内膜厚，子宫内膜癌待排，卵巢未萎缩。入院查体：T 36.5℃，P 72次/分，R 20次/分，BP 120/70mmHg，一般状况可，心肺腹无异常。妇科检查外阴已婚已产型，阴道畅，宫颈萎缩，子宫后位，萎缩，活动尚好，无压痛，右卵巢可及，无压痛，左附件未及。辅助检查：阴式彩超示子宫后位，4.8cm×4.4cm×4.1cm大小，宫壁回声不均，宫腔内可见边缘毛糙，极不清晰中等回声区约3.3cm×2.7cm×1.8cm，宫壁血流较丰富，宫腔内中等回声有多量血流信号，大部分为静脉频谱，小部分为动脉信号，RI 0.6。左卵巢3.2cm×3.2cm×2.6cm，内有约1.8cm囊区，边界欠清，左卵巢内无血流。右卵巢肿物约2.9 cm×2.5cm×2.0cm，内呈密集中等短线状回声，无明显血流。提示：子宫充血，内膜厚，有多量血流，子宫内膜癌待排，双卵巢未萎缩。癌胚抗原（CEA）0.578μg/L，癌蛋白-2（CP_2）79.6U/ml，唾液酸（SA）70mg/dl，CA_{125} 50.18U/ml。入院诊断：①阴道不规则流血原因待查：子宫内膜癌？②双卵巢可及，性质待查。

入院第2天于静脉麻醉下行宫腔镜检查，膨宫压力

50mmHg，流速 80ml/min，术中见子宫内膜厚，色粉红，碎片状，右侧壁息肉样突起明显，取宫腔四壁内膜送病理。病理检查为高分化子宫内膜样腺癌（部分呈乳头状结构），决定开腹手术。术中探查子宫后位，萎缩，后壁下段与直肠紧密粘连，封闭子宫直肠陷凹；左卵巢 3cm×2cm×2cm，紧密粘连于左侧阔韧带后叶，囊性；左输卵管长 9cm，稍僵硬；右卵巢 4.5cm×3.5cm×2cm，紧密粘连于右侧阔韧带后叶，囊实性；右输卵管长 9cm，外观无异常。腹膜表面、肠管表面、肠系膜、阑尾、大网膜、肝、脾、胃均光滑无异常。腹主动脉旁无肿大淋巴结。行次广泛性子宫、双附件切除术及盆腔、腹主动脉旁淋巴结切除术，术中双侧髂内动脉分别注射顺铂 30mg（溶于 30ml 生理盐水）。手术顺利，剖视标本：子宫 8cm×5cm×3cm，宫腔深 6cm，宫颈管长 3cm，肌壁厚 1.5cm，宫腔前壁及右侧壁乳头状突起 3cm×2cm×3cm，质地糟脆，灰黄色，肉眼侵及 1/2，宫颈管黏膜正常，左卵巢 3cm×2cm×1cm，右卵巢 4.5cm×3.5cm×2cm，其中均含黑酱样黏稠物质，囊壁光。术后病理检查：子宫内膜高分化乳头状内膜样腺癌（4cm×3.5cm）（彩图 1），肿瘤侵及子宫壁浅肌层，宫颈管及双侧宫旁组织未见肿瘤侵犯，双输卵管未见异常，双卵巢可见子宫内膜异位，局灶可见子宫内膜腺体恶变（彩图 2）。盆腔及腹主动脉旁淋巴结均未见肿瘤侵犯。免疫组化染色肿瘤性腺体 ER（-），PR（-）。诊断：子宫内膜癌合并双侧卵巢子宫内膜异位囊肿恶变。术后恢复良好，于术后 2 周出院。出院诊断：①子宫内膜腺癌 Ib 期 G1；②双侧卵巢子宫内膜异位囊肿局灶恶变。

术后行 CAP 方案（环磷酰胺、阿霉素、顺铂）化疗 2 次，大剂量甲羟孕酮（MPA 250mg/d）治疗 1 年。随访 3 年，CP_2、CA_{125}、SA 均正常，无瘤存活。

临床讨论与分析

一、临床诊断与处理

子宫内膜异位症（内异症）是妇科常见病，常常表现为盆腔痛、双卵巢内膜异位囊肿、不孕。内异症的生物学行为与恶性肿瘤相似，既可以局部生长又可以远处转移，与其他组织粘连，进一步侵蚀破坏。但它不会造成恶液质，也不会危及生命。

子宫内膜异位症恶变率为1%，最常见的部位为卵巢。多发于年轻女性，症状和体征与卵巢癌或原发腹膜癌相似，表现为腹胀、腹围增加、腹水或巨大盆腔肿物，突出体征为体检时可于盆腔或双附件触及肿块。腹部以外病变的症状与位置有关。若患者为直肠阴道隔病变，会有肠蠕动相关的腹痛；侵犯至直肠黏膜时会有便血；侵犯阴道者会有阴道出血。卵巢内异症恶变易被诊为卵巢子宫内膜样囊肿。超声检查观察囊肿性质改变对卵巢内异症恶变的诊断非常重要。临床诊断为卵巢内膜样囊肿后如出现以下情况，应考虑恶变可能，需行手术治疗：①围绝经期女性，痛经进展呈持续性腹痛；②卵巢囊肿有明显增大趋势；③定期 B 超或彩色多普勒超声检查发现卵巢囊肿含实质性结构，或病灶血供丰富者。

通常治疗为手术切除异位病灶。当术中发现并证实为子宫内膜异位腺体恶变，应诊断为卵巢子宫内膜样腺癌，行卵巢癌分期手术或卵巢癌肿瘤细胞减灭术的目的是尽量完整切除病灶。如术后病理发现为子宫内膜异位腺体恶变，应再行卵巢癌分期手术。术后辅助治疗包括化疗、放疗或激素治疗。可按卵巢上皮癌治疗方法，采取以顺铂为主的化疗方案。盆腔局部浸润的病例，如阴道直肠隔或阴道穹窿有浸润，术后可在六周内行全盆腔放疗。放疗还可用于经治疗后（放疗或化疗后）局部复发者。孕激素治疗用于化疗、放疗后肿瘤复发者，及全身状况差无法接受其他治疗的患者。孕激素治疗可提高患者的生存率。脉管内有癌栓或卵巢外肿瘤播散者，预后较差。

二、病理特征

子宫内膜异位症恶变组织学常表现为分化差的子宫内膜样细胞型或透明细胞型。有学者观察到，在卵巢子宫内膜样癌的部分病例中，卵巢的不典型子宫内膜异位症可能是具有恶变潜能的癌前病变。不典型子宫内膜异位症是指异位内膜腺上皮细胞的不典型或核异形性改变，诊断依据：异位的内膜样腺上皮细胞核深染或淡染，伴有中～重度多形性；核浆比例增大；细胞密集，呈复层或簇状突；可伴腺体结构不典型。符合上述3项或3项以上者诊断方可确立。其病理特征可能是一种癌前状态，有不典型增生内异症的患者增加了进展为与内异症相关卵巢癌的风险。

卵巢内异症恶变诊断需符合 Sampson 及 Scott 标准：（1）在同一卵巢中，内异症和癌同时存在；（2）除外转移性恶性肿瘤；（3）内异症和癌的组织学关系相类似；（4）有良性内异症向恶性过渡的组织形态。

本例患者以“绝经后间断阴道流血”收入院，术前症状体征、术中大体标本及术后病理均支持子宫内膜癌诊断。但术后病理经病理科会诊，排除了子宫内膜癌双卵巢转移及子宫内膜癌合并原发性卵巢癌，依据 Sampson 及 Scott 标准，诊断为子宫内膜腺癌 Ib 期 G1 合并双侧卵巢子宫内膜异位囊肿恶变。

患者术后进行内分泌治疗（孕激素 250mg/d）及 CAP 方案（环磷酰胺、阿霉素、顺铂）化疗2个疗程，随访至今，肿瘤标记物基本正常，各项辅助检查均未提示肿瘤复发。本病例罕见，特别是绝经7年后发现双卵巢子宫内膜异位腺体恶变。对绝经后子宫内膜异位症的治疗提出了新的问题，有待进一步研究。

姚远洋　王建六

病例13　子宫腺肌病恶变

病历摘要

患者，女，57岁，主因“绝经5年，反复腰腹痛45天，发现盆腔包块1个月”入院。患者平素月经规律，绝经前5年，月经明显增多伴血块及痛经，月经经期正常，但未诊治。绝经后无阴道不规则出血及排液，从未查体。45天前无明显诱因出现下腹及腰部疼痛，呈间歇性坠痛，无放射，多以夜间加重，无恶心呕吐，大小便无异常，曾在多家医院就诊，未明确诊断。既往患高血压史29年，服降压药控制满意。

入院查体：T 36.5℃，P 72次/分，R 20次/分，BP 130/80mmHg。心肺阴性，腹膨隆，肝脾未及。妇科检查：外阴阴道无异常，宫颈光滑，宫口突出一直径0.16cm息肉，子宫前位，如孕12周大小，表面不规则，结节状突起，质硬，活动好，无压痛，双附件未及异常。

辅助检查：

妇科B超：子宫8.14cm×8.15cm×7.16cm，表面不平，质地欠均，前后壁内散在中等回声短线，以后壁为著；后壁厚6.12cm，前壁厚0.16cm，内掺杂多个小囊区，内膜厚0.12cm；子宫血供稍多，子宫动脉RI 0.177，PI 1.15，后壁内血流RI 0.176，PI 1.138；提示：子宫腺肌病（腺肌瘤形成）。

CT检查提示：①子宫增大，宫腔内占位，子宫体癌不除外，双附件受侵犯；②髂窝后腹膜广泛淋巴结肿大；③左肾上腺转移？④肝脏点状低密度影，转移不除外。

胃镜检查：慢性胃炎。肠镜检查：直肠炎。

超声心动检查：左室舒张功能减退。肺功能及心电图正常。

肿瘤标记物：CA_{125} 2.637 U/ml、CA_{19-9}＞1.000 U/ml、CP_2 2.47019 U/ml；唾液酸 139mg/dl、CEA 30 176ng/ml ；碱性磷酸酶、转肽酶、乳酸脱氢酶均高于正常。

剖腹探查术：

术前分段刮宫，病理未见异常。

术中见腹腔内有黄色黏液样腹水 100ml；子宫前位，如孕 12 周大小，质中，活动可，无粘连，无压痛；左卵巢 3cm×2cm×2cm，右卵巢稍大 4cm×3cm×3cm，质韧，双输卵管水肿，增粗。肠系膜、大网膜与膀胱侧后壁及左侧骶韧带疏松粘连，直肠粘连于双侧骶骨韧带上，盆腔腹膜增厚，质硬，不糟脆。肝表面散在大量粟粒样结节，直径 0.15～2cm，胆囊、膈下、胃、脾、小肠表面光滑，大网膜外观正常，沿腹主动脉向上至肠系膜根部散在肿大淋巴结直径 0.15～2cm。先行全子宫＋双附件切除术＋肝表面结节活检＋ 肠系膜淋巴结活检＋大网膜切除术。

肝右叶下缘 0.15cm 小结节，肠系膜根部淋巴结，直径 1.15cm，糟脆，冰冻病理报告为转移性腺癌。剖视子宫标本，可见内膜光滑，后壁肿物直径 5cm，质硬，切除并送冰冻病理检查，冰冻病理报告为可见腺体结构，伴非典型增生。探查胃肠道未见异常，胰头周围及肝十二指肠韧带周围可及肿大淋巴结。考虑肿瘤已广泛转移，无法行理想的肿瘤细胞减灭术，结束手术，待病理诊断明确后再进一步治疗。

术后病理回报：子宫后壁腺肌瘤样改变（直径 5cm），腺肌瘤内腺体呈中～重度非典增生，部分癌变呈子宫内膜癌样表现。子宫内膜呈绝经后萎缩性改变，部分癌变腺体突破黏膜，宫颈黏膜层及子宫壁浆膜层淋巴管内可见低分化腺癌巢，双侧宫旁淋巴管及血管腔内、双侧输卵管肌层、系膜淋巴管内、双侧卵巢间质内、血管内及淋巴管中可见低分化腺癌浸润。肠系膜、肝表面、小肠系膜结节：低分化腺癌结节，免疫组化染色 CK7（+）、CA_{125}（+）、CK20（-）、CEA（-），符合生殖系统肿瘤转移。癌变腺体 ER（+）、PR 局灶（+）。腹水涂片中可见多数成团腺癌细胞。

术后诊断：①子宫腺肌病腺体恶变；② 宫颈息肉。术后伤口Ⅱ/甲愈合，但出现低蛋白血症、低钠血症、低钾血症。

治疗：因病人体质较弱，家属及病人不同意化疗，要求进行中医治疗。术后 1 周患者白细胞开始持续增高，最高达 29.132×10^9/L，NE 82.144%，体温正常，抗炎治疗无效，考虑可能是由肿瘤刺激和细胞碎片进入血液所致。病人渐出现全身水肿及腹水。术后 10 天生化检查：AST、ALT、碱性磷酸酶、乳酸脱氢酶、转肽酶、α-羟丁酸酶均升高，考虑是恶性肿瘤合并肝转移所致，肿瘤标记物增高 CA_{125} 2490 U/ml、CA_{19-9} 53 917 U/ml、CEA 70 175ng/ml、AFP 21.83 IU/ml、SA 100mg/dl、CP_2 42 012U/ml。术后 15 天肾功能异常，BUN 13.125 mmol/L，CRE 184μmol/L。B 超显示双肾积水，双侧输尿管上段扩张，腹水。拟行经膀胱双输尿管插管，但膀胱镜下见膀胱内有多处转移结节，双侧输尿管开口不能显示，未行插管。术后 20 天血小板下降 7.919×10^9/L，间断给予输血小板治疗，但仍不能维持正常，最低达 1.318×10^9/L，血涂片中可见有核红细胞，1～2 个晚幼粒细胞，DIC 全项检查：D_1 Dimer＞2 000ng/ml，FDP ＞ 20 Ug/ml，FIB 201mg/dl，PT 及 APTT 基本正常。考虑患者为恶性肿瘤晚期，可疑骨转移，合并 DIC 晚期。患者呼吸困难，喘憋严重。CT 检查示：双侧胸腔积液，伴双肺下叶压迫性肺不张，纵隔淋巴结肿大，转移不除外。于术后 31 天病情突然恶化，多脏器功能出现衰竭，经抢救无效，于当日下午 5 点心跳呼吸停止，死亡。

临床讨论与分析

子宫内膜癌合并子宫腺肌病和子宫内膜异位症的发生近年来已多见报道。1925 年 Sampson 首次报道了卵巢内异症恶性变的病例，随后国内外相关报道相继出现。但子宫腺肌症发生恶变少见，本例患者发生在绝经 5 年以后更为罕见。

一、异位子宫内膜腺体的生物学行为特征

子宫内膜异位症的异位内膜有与子宫内膜相同的腺体和间质，但它有很强的细胞增殖、浸润和复发性，其病变广泛、形态多样，有恶性肿瘤的临床行为，成为难治之症。子宫腺肌症是指子宫内膜向肌层良性浸润并在其中弥漫性生长。多数由正常位置的子宫内膜直接延伸而来，少数则可能由血管或淋巴扩散所致。而且绝经后亦有继续发展的可能。有内在性子宫内膜异位症之称，两者均受卵巢激素的调节。子宫腺肌症偶可发生恶变，形成肌壁层的子宫内膜腺癌、肉瘤或癌肉瘤。

二、异位子宫内膜腺体的病因学

目前有较多研究发现内异症与癌症的病因学、组织病理学和分子遗传学密切相关。

1. 与 p53 的关系　钱建华等报道癌变组 p53 蛋白表达阳性率显著高于不典型增生组（$P<0.101$）及内异症组（$P<0.101$）。不典型增生组与内异症组 p53 蛋白表达均阴性，与文献报道一致，即在良性和交界性卵巢肿瘤中，一般不存在 *p53* 基因突变，p53 蛋白也为阴性，或呈低水平表达。提示 p53 蛋白表达在内异症癌变过程中可能是一个相对晚期的事件。

2. 与 *Bcl-2* 基因的关系　*Bcl-2* 基因是近年发现的一种癌基因，不影响细胞增殖，而是作为细胞凋亡的抑制剂调节细胞的

死亡，Bcl－2 过度表达可减少细胞死亡，可引起增殖性病变或肿瘤发生，在卵巢异位子宫内膜不典型增生向恶性转化过程中起重要作用。*Bcl－2* 基因活化并不直接造成细胞转化，而是通过抵抗多种因素诱导的凋亡从而延长细胞生存期，为进一步基因异常提供条件，而在进展期中癌变组织逐渐失去 Bcl－2 蛋白表达，提示卵巢内异症癌变的发生发展是多种癌基因和抑癌基因在不同时期共同作用的结果。Bcl－2 蛋白表达阳性的卵巢异位子宫内膜对凋亡的接受性降低，有助于卵巢内异症进一步发展成为卵巢异位子宫内膜不典型增生及卵巢异位子宫内膜癌变，推测 Bcl－2 蛋白表达阳性的卵巢异位子宫内膜可能是癌前病变。

3. 与雌、孕激素及其受体的关系 子宫内膜 Bcl－2 的表达受雌、孕激素调控，子宫内膜腺上皮细胞 Bcl－2 的表达与雌激素受体（ER）、孕激素受体（PR）的变化密切相关。原位子宫内膜和子宫腺肌病异位内膜 ER、PR 的表达在月经周期中亦存在周期性变化：增生期含量明显高于分泌期；而子宫内膜异位症异位内膜的 ER、PR 表达在月经周期中则无此周期性变化。子宫腺肌病与子宫内膜异位症异位内膜 Bcl－2 表达的差异与月经周期中 ER、PR 的变化一致。这些研究结果提示：子宫腺肌病和子宫内膜异位症的异位内膜腺上皮细胞之间可能存在着不同的性激素调节机理，或是对性激素的敏感性不同。

Hayata 等认为子宫内膜癌与子宫腺肌病可能有相同的刺激因子（如雌激素），腺肌病病灶中腺体的改变可能是子宫内膜癌的癌前病变。Gucer 等报道在内异症恶性转化的病例中，常同时出现在位内膜的病理变化（32%），提示异位内膜能够经受相似于在位内膜的雌激素依赖的变化。内源性和外源性雌激素的刺激可能与内异症的增生或恶性转化有关，如激素替代治疗和三苯氧胺的应用，也可以导致相似变化。有报道认为，内异症细胞的非典型增生通常与良性的临床过程有关，可能患癌的危险有轻微的增加。

三、子宫腺肌症恶变的形态学变化

Kuwashima 等报道了两例来自子宫内膜异位症的子宫肌壁内腺癌显示独特的组织学外观。这两例在癌细胞和异位腺体中可看到移行图像，腺癌的腺体遍布肌层内，并与子宫内膜基质相联系，很像良性的子宫内膜异位症，证实这两例主要生长在子宫肌层的子宫腺癌来源于子宫内膜异位症。前一例和腺癌有很小的差别，分化成结节状团块；后一例差别明显，癌细胞转换成乳头状腺癌细胞，类似甲状腺形态。这些所见证明，除了通常的子宫内膜腺癌表现，来自子宫内膜异位症的腺癌细胞可有各种各样的组织学外观。

四、内异症腺体非典型性与恶变的关系

研究发现大部分内异症腺体可见非典型增生。Ballouk 等使用图像分析法评价子宫内膜异位组织 DNA 的倍性，不显著和有轻度非典的内异症囊肿都是 DNA 二倍体，而在 3 个重度非典型增生的内异症囊肿上皮中包含 DNA 非整倍体细胞群。DNA 非整倍体的识别是增生性增殖一个强有力的证据，支持某些重度非典型内异症有癌前病变本质的观点，并认为内异症的低恶变率并不能排除一些病例代表真正的癌前病变。这种低恶变率可能是因为大多数严重内异症患者都彻底清除了病灶，而一种癌前病变的彻底清除与该病灶的继发恶变率低有关。因此轻中度非典型内异症可能是一种正常反应，但重度非典型内异症则具有潜在恶性。在病理报告中应注意观察有无异位上皮细胞的非典型增生及重度非典型增生是必要的。

五、内异症腺体恶变的诊断

冷金花等指出临床上出现以下情况，应注意恶变的可能：① 卵巢内膜异位囊肿直径大于 10cm 或有明显增大的趋势；

② 于绝经后复发，疼痛节律改变，痛经进展或呈持续性腹痛；③影像学检查发现卵巢囊肿内有实质性或乳头状结构，或病灶血流丰富；④血清 CA_{125} 水平过高（>200 U/ml）。因此，应常规检查手术标本，必要时送冰冻切片检查。内异症的期别、外用雌激素和恶变的关系不明显。

诊断标准：钱建华等报道卵巢内异症恶性变确切发生率难以估计，卵巢内异症恶性变的病理诊断标准，综合 Sampson 和林崧的诊断标准：①找到原发良性异位子宫内膜的证据；②排除肿瘤是从其他部位浸润或转移而来；③子宫内膜腺体和间质同时存在；④必须在显微镜下见到良性异位子宫内膜向恶性移行的证据。

赵　超　王建六

病例14　子宫颈癌合并阴道腺病

病历摘要

患者，女，43岁。因“体检发现子宫颈上皮内瘤样病变伴鳞状细胞癌早浸”入院。病人于入院前一个月体检时发现“宫颈不典型细胞”，来我院行薄层液基细胞学TCT检查，提示“宫颈非典型鳞状上皮细胞”，阴道镜及活检病理证实宫颈1、7、10、12点CIN Ⅲ级，伴鳞状细胞癌早浸、阴道鳞状上皮重度非典型增生/原位癌，收入院。患者平素月经正常，已离异十余年，自述近几年内无性生活，无血性白带。二便正常，体重无减轻。患者既往健康，无烟酒嗜好；月经规律，量中等，无痛经；妊3产1。其祖母因子宫内膜癌去世。追问病史，其母在妊娠期间无服用雌激素史。

入院查体：一般状态良好，生命体征平稳，心肺腹无异常。妇科检查：外阴已婚产型，阴道畅，分泌物正常，左侧阴道壁距离穹窿顶端2cm处可见直径1cm大溃疡面，质地偏硬。宫颈外形存在，重度糜烂，穹窿未变浅，触血（+），宫旁未及异常。子宫前位，正常大小，质中，压痛（-），双附件未及异常。

辅助检查：阴道镜提示：宫颈鳞状上皮重度非典型增生（CIN Ⅲ），宫颈鳞癌不除外，宫颈湿疣，阴道腺病不除外。活检病理结果：宫颈1、7、10、12点CIN Ⅲ级，伴鳞状细胞癌早浸，阴道鳞状上皮重度非典型增生/原位癌。入院后初步诊断为宫颈癌Ⅰb期，阴道腺病癌变？为进一步明确诊断，再次在阴道镜下病灶处取活检，病理回报为：送检组织大部分被覆鳞状上皮，局部组织中可见少许立方上皮，符合阴道腺病。

经积极术前准备，于入院后5天在全麻下行广泛全子宫＋双侧输卵管切除术＋盆腔淋巴结清扫术＋双侧卵巢移位术＋髂内动脉化疗术。手术切除阴道前壁3cm，阴道后壁4cm，宫旁3cm，主、骶韧带各2.5cm，手术顺利。术后病理回报：子宫颈中分化鳞状细胞癌，病变范围已环宫颈一周，侵及宫颈肌壁1/3，阴道侧壁可见原位癌改变，阴道及各韧带断端未见癌，各组淋巴结未见癌浸润；阴道腺病。术后抗炎对症治疗，12天拔除尿管，可自行排尿，测残余尿＜200ml，患者出院。定期随访，至今无瘤生存。

术后诊断：宫颈鳞癌Ib G2，阴道原位癌，阴道腺病。

临床讨论与分析

A医师（妇科） 本患者从病史、体检及病理结果来看，宫颈癌可以确诊，没有异议。但是关于阴道病变是阴道腺病、阴道鳞癌还是宫颈鳞癌累及阴道，还有待斟酌。

阴道腺病（vaginaladenosis）较少见，正常阴道壁一般没有腺体组织存在。阴道腺病是指阴道黏膜或上皮下结缔组织内出现腺组织，并呈增生状，其发生可能与胚胎期母体服用大量乙烯雌酚有关。据文献报道，在胚胎时期，如母体服用合成雌激素，可使发育中的泌尿生殖窦和副中肾管交界位置发生改变，鳞柱状上皮转化带位置变低，从而使部分阴道出现腺上皮细胞和组织而形成阴道腺病。但也有不同观点，国内阴道腺病方面的报道不多。曹荃孙等报道37例阴道腺病中无1例有服合成雌激素史，本病例也未追问出类似病史。阴道腺病有极少部分可以癌变，多为透明细胞癌。本例阴道病灶共做三次病理，两次报为鳞状细胞重度不典型增生/原位癌。患者同时有宫颈鳞癌，HPV阳性。所以考虑患者阴道腺病的可能不大。阴道鳞癌的发生也与 HPV 感染有一定关系。该患的最终诊断应为：宫颈鳞癌 Ib G2，阴道鳞状细胞原位癌。

B 医师（妇科）　阴道黏膜或结缔组织中出现腺体称为阴道腺病，这些腺体组织系胚胎早期阴道形成过程中残留的副中肾管上皮，组织学上多数分化为类似宫颈内膜的高柱状上皮，并可分泌黏液，也可为子宫内膜上皮或输卵管内膜的纤毛上皮。随病程的延长，病灶中的腺体组织常可经过鳞化转变为正常鳞状上皮，极少数可发展为透明细胞癌或鳞癌，阴道腺病较少见。20 世纪六七十年代，国外阴道腺病与阴道透明细胞癌的发病率猛增，患者几乎均为青春期少女及 30 岁前的妇女。流行病学调查发现绝大多数患者的母亲在妊娠期用过己烯雌酚或类似的合成雌激素。孕期服过己烯雌酚者，约 1/3 的女性胎儿日后发生阴道腺病，未用药者仅 1%发生腺病。妊娠 8 周前服药者发病率高达 70%，15 周后服药者降至 6%，18 周后则无一例发病。说明本病与胚胎早期接触己烯雌酚密切相关。接触时间越早、越长，雌激素剂量越大，发病的危险性越高。一般认为绝经后阴道腺病多自然消退，故绝经后患病者极少。临床表现多数患者无症状。若病变累及黏膜表面或范围较广者，常可出现白带增多，呈稀薄黏液状或血性白带，性交出血、性交痛及阴道灼热感等。妇科检查可发现阴道壁有单个或多个散在的小囊肿，直径多小于 5mm，有的三五成群形成结节或出现局限性红斑、浅表溃疡，伴有触血或呈息肉样黏膜突起。对可疑病灶应取活检以明确诊断。本例患者病灶的位置及外观类似阴道腺病，活检病理回报在鳞状上皮中可见少许立方上皮，应可以诊断为阴道腺病。只是阴道腺病癌变，同时合并宫颈鳞癌实属罕见。

C 医师（妇科细胞室）　阴道腺病发生率很低，癌变者少见。从阴道穹窿及上、中段阴道黏膜刮片，或直接在可疑病灶表面刮片行细胞学检查，如发现黏液上皮细胞或鳞化细胞，可考虑阴道腺病。由于细胞学检查常受局部炎症干扰，病变位于黏膜下者检查结果多为阴性，故多数学者认为细胞学检查对诊断阴道腺病价值不大，但有助于在随访中发现病灶内的不典型增生及早期癌变。利用阴道镜诊断腺病可靠性较高。通常在阴道镜下可见病灶内有类似宫颈移行区的变化，有柱状上皮岛、腺体开口和腺囊肿，还可见白色上皮、白斑、点状血管及镶嵌等异常图像，碘试验多不着色。在阴道镜下配合碘试验取活检，可提高确诊率。本例阴道镜下可见腺体，阴道镜下可疑处取活检病理也证实可见立方上皮，故可诊断为阴道腺病。

D医师（病理科） 阴道腺病少见，病灶多发生于阴道穹窿部及上、中段阴道的后壁与侧壁，病灶位于穹窿部时，应避开宫颈取活检以免与正常宫颈腺体混淆。本例3次病理中1次报为有少许立方上皮，另2次均为重度鳞状上皮不典型增生、原位癌。阴道腺病很少癌变，若有恶变也均发生于原有的腺病病灶内，多为透明细胞癌，鳞癌少见。手术后的标本中未见有腺体存在，因此可以排除阴道腺病癌变。宫颈鳞癌与阴道鳞状细胞癌同时存在时应注意鉴别是转移还是原发。一般认为，若宫颈和阴道同时存在病变且病灶相连，应首先考虑宫颈癌，若两者相距一定距离并各自为独立病灶，或者病理类型不同，则考虑多中心性原发病灶同时累及宫颈及阴道。本例宫颈鳞癌已环周，并有肌层浸润，阴道病变为原位癌，两者之间有距离，未相连，故考虑为两个独立的病灶。

E医师（妇科） 综合上述意见，本病例最终诊断应为：子宫颈癌Ⅰb G2，阴道鳞状细胞原位癌，阴道腺病。因术后病理切缘无肿瘤，淋巴结无转移，手术范围可，以后定期复查，随访。

孙秀丽

病例15　宫颈癌合并中期妊娠治疗后未控

病历摘要（第一部分）

患者，女，29岁，因“停经及阴道排液4个月，不规则阴道流血1个月”于2001年7月25日入院。患者月经规律，7/28天，末次月经2001年3月19日。停经2个月后有早孕反应，妊4个月自觉胎动。自停经后阴道排液，呈米汤样，腥臭味。一个月前患者开始阴道出血，量时多时少。外院检查发现宫颈菜花样肿物，可疑子宫颈癌转入我院。2000年11月和2001年3月曾发现宫颈糜烂，未进一步检查。妊4产1，有剖宫产史。

入院查体： 一般情况尚好，贫血貌，宫高18cm，胎心率144次/分。妇科检查：外阴无异常，阴道畅；宫颈前唇光滑，宫口可见，后唇变形，菜花样肿物6cm×6cm，色红，表面附着脓苔，质脆，接触性出血，其右侧似可及一分叶约3cm，质脆同后唇；子宫孕18周大小，质软，活动尚好，无压痛；宫旁组织松软，双侧附件未及异常。查血红蛋白85.9 g/L。宫颈活检病理为中分化子宫颈鳞癌。

入院诊断： 宫颈鳞癌Ⅰb2 G2，宫内妊娠18周；中度贫血。

2001年7月26日阴道内放疗1次，15 Gy，放疗后3日查宫颈肿物缩小至4cm×3cm×3cm。放疗后第2日开始有阴道少量出血，至放疗后第4日开始多次大量阴道出血100～400ml，血红蛋白进行性下降至6.0g/L，压迫止血及应用止血药效果欠佳，经输血等积极术前准备于当夜（2001年8月2日）急诊全麻下行开腹手术。术中探查：子宫如孕4个月，活动好，宫颈增粗，直径8cm，充血明显；双侧卵巢和输卵管外观均无异常。左髂外淋巴结4cm×1.5cm×1.5cm，右闭孔淋巴结2cm×1.5cm×1cm，均呈分叶状，质硬，活动差，与其周围血管粘连，其他盆腔淋巴结及腹主动脉旁淋巴结未及。考虑阴道出血较多，且子宫较大不易暴露术野，先行子宫次全切除术及双侧输卵管切除术，再行次广泛宫颈切除术，左髂外淋巴结、右闭孔淋巴结及右髂外淋巴结活检术和双卵巢移位术。手术顺利，手术后盆腹腔无肉眼残留，麻醉满意，血压脉搏平稳正常。术中出血1000ml，输液4500ml，其中压积红细胞400ml。尿管畅，色稍红，尿量500ml，术后安全返回病房。

切除标本：子宫体17cm×17cm×9cm大小，宫腔15cm，肌壁1.5cm，颈管4cm；病灶上达宫颈内口，宫颈后唇失去原形，肿物7cm×7cm×6cm；右侧阴道穹窿外突肿物2cm×2cm×1.5cm，肿物外观呈菜花状，糟脆，剖面黄色坏死伴出血；前唇基本光滑，外形基本正常，剖面质地糟脆；阴道穹窿9～11点处数个0.3～0.6cm片状结节。双侧输卵管长14cm，外观基本正常；双侧圆韧带长3cm，宫骶韧带长2cm，主韧带长1cm，子宫动脉长3cm，阴道前壁长3cm，后壁长2cm。左髂外淋巴结4cm×1.5cm×1.5cm，右闭孔淋巴结2cm×1.5cm×1cm，均呈分叶状，质硬糟脆，内含脓性液体；右髂外淋巴结外观无异常。胎儿长20cm，脐带长35cm，胎盘8cm×9cm×2cm，羊水600ml，术后病理：宫颈（1～12点）中分化鳞状细胞癌，累及阴道穹窿及阴道断端；左髂外淋巴结和右闭孔淋巴结可见癌，右髂外淋巴结未见癌；宫内妊娠，女婴身长18cm，体表内脏未见异常，各脏器淤血。术后诊断：宫颈鳞状细胞癌Ⅱa G2；宫内妊娠18周；中度贫血。

患者术后恢复好。于术后15日（2001年8月17日至21日）及术后45日两次给予PFB方案化疗（顺铂110mg iv，5-Fu 5750mg iv，博来霉素30mg im）。

2001 年 10 月 9 日为再次化疗入院时查阴道断端硬结 4cm×2cm，阴道前壁 1/3 受累，左侧几乎达到盆壁，考虑宫颈癌治疗后未控。2001 年 10 月 17 日行双侧髂内动脉灌注化疗并留置动脉化疗泵，给予 DDP 100mg ia，左右各半；5-Fu 250mg iv。自 2001 年 10 月 18 日开始外照射和后装放疗，并于 10 月 22 日、10 月 31 日、11 月 8 日、11 月 20 日和 12 月 20 日五次分别予 DDP 30～50mg ia、5-Fu 300mg 化疗增敏。术后放疗累积剂量（8mV-X 线）40 Gy。

患者于 2002 年 4 月 18 日（首次治疗后 9 个月）因双下肢、腰骶部和肛周疼痛再次入院。阴道多普勒彩超提示：阴道断端后方低回声肿物 3.2cm×2.7cm×2.5cm。盆腔 CT 提示：膀胱壁增厚；子宫两侧附件区软组织肿块影，以左侧突出，增强后强化明显；直肠壁不规则增厚，肠腔变窄；盆腔内无肿大淋巴结影。考虑宫颈癌术后放化疗后未控，直肠转移，膀胱后壁受侵。2002 年 4 月 22 日予 DDP 100mg ia。因腹部 B 超发现双肾盂轻度积水，2002 年 4 月 26 日改用二线化疗药金喜素（拓扑替康）5 日疗程。

2002 年 6 月 4 日因排便困难、呕吐，腰骶部疼痛 20 天再次入院。入院查体：一般情况欠佳，慢性痛苦病容，贫血貌，腹软无压痛无反跳痛，无肠型，肠鸣音 5 次/分。妇科检查：外阴(-)，阴道畅，阴道断端光滑，有接触性出血。肛查：肿物占据整个盆腔，呈冰冻骨盆。血肌酐升高 185～218 μmol/L。B 超提示双侧输尿管中上段扩张，双肾盂轻度积水，盆腔实性肿物，其上方有肠管粘连。2002 年 6 月 7 日行输尿管支架置入术，右侧顺利，左侧输尿管开口不明显，试插输尿管导管失败。2002 年 6 月 12 日行肠镜检查，直肠内距肛门 5～8cm 处有一外压性隆起，局部狭窄，通过狭窄后可见较多成形大便，置入肛管引流稀便后患者腹部症状明显缓解，诊断为：直肠狭窄，伴粪便性肠梗阻。患者因腰骶部骨痛，自 2002 年 5 月 10 日开始服用控释吗啡镇痛。

临床讨论与分析

A医师（妇科） 宫颈癌合并妊娠较少见，两者并存的情况较非妊娠期宫颈癌复杂，妊娠可影响宫颈癌的发展，宫颈癌又可影响妊娠结局。妊娠可能促使宫颈癌生长和扩散，尤其是淋巴结转移率较非妊娠期高。此患者妊娠后诊断宫颈癌，放疗前后反复宫颈病变部位出血，不得不终止妊娠同时行宫颈癌手术治疗；手术时发现淋巴结转移，说明已非局限性病变；并且宫颈全周（12个点取材）均可见癌，表明病变范围广；病理提示阴道断端可见癌，以上皆为宫颈癌未控或复发的高危因素。虽经积极化疗，患者术后3个月即出现阴道断端癌灶未控迹象。足量放疗并化疗增敏治疗也未能完全控制病情进展，术后8个月后，患者出现腰骶部及下腹部疼痛，虽骨扫描未见异常，但不能除外有骨转移。应用二线化疗药物后复查盆腔有硬结，并逐渐增大，至术后10个月肿物已达盆壁，故考虑患者为宫颈癌未控，病情进展迅速。为确定下一步治疗方案请相关科室会诊讨论。

B医师（妇科） 患者宫颈癌术后、化疗、放疗后，盆腔未控，目前出现肠梗阻、输尿管梗阻（右侧输尿管已放置支架），盆腔包块压迫膀胱直肠。患者为放疗后6个月，目前有以下三种解决方法：①单纯乙状结肠造瘘术。此为姑息性手术，解除肠梗阻，手术安全性高，但是不能控制肿物生长，将来仍可能出现泌尿系梗阻症状，需进一步治疗。②乙状结肠造瘘术+输尿管造瘘术。此手术可解除肠梗阻和输尿管梗阻问题，但盆腔肿物无法清除，病情会继续进展。③盆腔脏器切除术，包括膀胱、直肠、阴道。考虑宫颈癌治疗术后放疗已达全量，盆腔未控，化疗不敏感。宫颈癌的特征是局部浸润为主，远处转移少。患者年轻，是否考虑行盆腔脏器切除术。但放疗后盆腔手术难度高，风险大，面临伤口愈合问题。请全院相关科室会诊讨论下一步治疗方案。

C医师（普外科） 宫颈癌未控诊断明确，患者排便困难1月余。查体：腹软，无明显肠型，无压痛及反跳痛，肛查：截石位，9点至3点前壁肿物，11点至2点圆形突起，指套无血。直肠狭窄为外压性，因此暂不考虑直肠癌及多原发癌同时存在可能，患者目前为不全肠梗阻，放疗后半年，属放疗反应最严重的时期，根据病情可以行单纯乙状结肠造瘘术，解除梗阻，此手术安全性高，但为姑息性手术。如行盆腔脏器切除术，手术彻底，可改善生活质量，控制病情发展，对延长病人生命可能有帮助，但需开腹探查后进一步评定能否行此手术，同时术前必须向家属交待病情，术后感染、术后尿瘘、粪瘘等情况患者能否接受。术前备血应充足，根据肠梗阻病情，不需做肠道准备。

D医师（骨肿瘤科） 宫颈癌盆腔未控诊断明确。患者术后8个月出现双下肢疼痛，左侧为重，考虑为癌瘤侵犯坐骨神经所致。根据CT盆腔肿物已经侵犯骶棘韧带、骶结节韧带、梨状肌，按目前观点，癌症患者如术后能生存3个月，则考虑手术治疗，患者如开腹探查，肿瘤未侵犯大血管，则考虑行盆腔脏器切除术。手术可以前后同时做，术前消毒腹部、背部及一侧大腿。术前充分备血，详细向家属交待病情、术后感染、术中血管神经损伤，甚至造成下肢瘫痪等并发症、术后疼痛不能缓解等情况。

E医师（泌尿外科） 患者宫颈癌盆腔未控，有输尿管梗阻，已行右侧输尿管支架置入术，此支架可维持3～6个月，如单纯做乙状结肠造瘘术，则继续放置输尿管支架。目前患者肾功能正常，尿量正常，可维持一段时间。如行盆腔脏器切除术，则行输尿管皮肤造瘘术。因患者肠梗阻，肠道无法准备，故不考虑用回肠代膀胱术，但术前必须向患者及家属交待病情，征求其意见，能否接受同时行尿瘘和粪瘘，说明患者生存质量问题。能否完成手术取决于肿物是否侵犯盆腔大血管，开腹后需进一步判定。

C医师（妇科） 对于宫颈癌复发，目前在国外宫颈癌及子宫内膜癌行盆腔脏器切除术经验较多，认为可以提高5年生存率。但手术应尽量彻底，清除全部肉眼所见病灶。如果不能彻底清除病灶，则应考虑姑息性手术，尽量保留患者功能。此患者为宫颈癌未控，病情进展迅速，放、化疗效果都不理想，应向家属详细交待病情，征求其对下一步手术治疗的意见。

综合会诊意见：①术前向家属交待病情，目前再手术不能彻底清除盆腔病灶，手术也不一定能延长生命，甚至可能导致患者非肿瘤死亡。术中术后可能发生的并发症包括：术后感染，术后营养不良，术后患者带尿袋、粪袋的心理承受情况，经济能力等情况等。需根据患者及家属意见来决定手术方式。②开腹探查术，判定能否行盆腔脏器切除术。如肿瘤已经侵犯盆腔大血管、髂血管或腹主动脉，则单纯行乙状结肠造瘘术。③如可以行盆腔脏器切除术，则联合各个相关科室进行手术。④如拟行盆腔脏器切除术，术前充分准备血浆、血小板，不做肠道准备，术前对症支持治疗。

病历摘要（第二部分）

详细向家属交待病情、手术方式、术中术后并发症等情况，家属坚决要求手术治疗。于2002年6月25日行开腹探查术，术中探查：腹腔内少量清亮淡黄色腹水，盆腔下半部分大部分被肿瘤占满，两侧达盆壁，形成冰冻骨盆，前方达膀胱下1/3，仅直肠所在位置有直径约6～7cm直径范围未被肿瘤占据；左侧肾增大，右侧肾正常大小；左侧移位的卵巢小，粘连于乙状结肠系膜内，右侧卵巢未探及；打开后腹膜发现双侧输尿管扩张，左侧直径约1.2cm，右侧约1.0cm，右侧输尿管内可及之前放置的支架。台上妇科与普外科、骨肿瘤科、泌尿外科教授会诊，决定行左侧输尿管膀胱吻合术、乙状结肠及部分直肠切除术、乙状结肠造口术。手术顺利，手术时间近 6 个小时，术中出血 1000ml，输液 5800ml，包括压积红细胞 400ml，血浆 400ml。乙状结肠和部分直肠长约 30cm。术后病理：低分化鳞状细胞癌乙状结肠系膜转移。术后恢复好，术后 3 天打开结肠造瘘口，有排气排便，并开始进流食、半流食。术后 7 天腹部伤口拆线，Ⅱ/甲愈合。术后 14 天拔除输尿管导管，排尿畅。术后 15 天顺利出院。

出院后患者持续腰痛，并逐渐加重，未再治疗，2 个月后终因子宫颈癌广泛转移死亡。

屠　铮

病例16　宫颈原发绒癌

病历摘要

患者，女，31岁，主因“自然分娩产后12个月，阴道不规则出血9个月”诊断为“绒癌”收入院。患者一年前足月自然分娩，产后一个月时月经复潮，三次正常月经后放置宫内节育器。此后一直有阴道不规则流血，持续3个月后因出血在当地取环。取环后仍阴道不规则流血，于取环术后3个月行清宫术，刮出物组织病理为“子宫内膜增殖期改变”。刮宫后仍有阴道淋漓出血，于刮宫后一个月无明显诱因突发阴道大量出血，伴晕厥，在当地医院查血hCG 200mIU/ml，其余检查结果不详，诊断为“绒癌”，给予5-Fu及MTX联合化疗一个疗程。化疗后两周来我院首次就诊，门诊妇科检查：外阴正常，阴道黏膜未见异常，无血迹，宫颈光滑，子宫正常大小，质中，活动无压痛。双附件未及增厚和包块，B超提示：子宫及双附件未见异常，血hCG 789mIU/ml，诊为（宫颈）绒癌收入院。

入院查体：一般情况好，心肺（-）。腹部平软，无压痛，移动性浊音（-）。妇科查体：外阴及阴道黏膜未见异常，宫颈外口松，宫颈增大约6cm×5cm，呈紫红色，质脆，触血（+），有恶臭味，子宫体经产大小，质中，活动无压痛，双附件未及增厚及包块。血hCG 21 200mIU/ml，复查B超提示宫颈4.0cm×6.3cm×5.2cm，其内可探及中等回声团4.3cm×4.7cm，包块内血流丰富，PI 0.41，RI 0.55，S/D 2.22，子宫体及双附件未见异常。胸部正侧位片正常。B超肝、胆、脾、双肾正常。入院诊断为：宫颈绒癌。

入院后即给予第二疗程化疗（本院第一次化疗），5 - Fu、更生霉素双枪化疗，其间血 hCG 最高达 46 910mIU/ml，最低至 12 020mIU/ml。停化疗 12 天复查 B 超提示：子宫颈异常回声消失，仅肌壁回声不均，血 hCG 476mIU/ml。因患者不遵医嘱进行化验检查，未能按时化疗。第二疗程后间隔 23 天开始第三疗程化疗，双枪化疗（本院第二次化疗），第三疗程化疗中于第三天晨起阴道出血增多，急复查 B 超提示：子宫颈异常回声 3.3cm×2.8cm，血 hCG 又升至 49 610mIU/ml，当日出血共计约 4000ml，急诊行双侧子宫动脉栓塞术，术后阴道出血停止。第三疗程化疗结束时，血 hCG 逐渐下降至 1138mIU/ml，化疗间期血 hCG 最低至 137mIU/ml。B 超提示：子宫颈异常回声 1.9cm×1.4cm，肌壁内血流丰富。间隔两周后，开始第四疗程双枪化疗（本院第三次化疗），因阴道有多量活动性出血，于化疗第三天在联合麻醉下行全子宫切除术。术中见子宫体正常大小，宫颈体积正常，浆膜面未见异常，双侧附件外观正常。术中经双侧宫旁静脉共注入 5 - Fu 500mg，手术经过顺利。术后剖视标本见子宫颈长 6cm，宽 4cm，壁厚 2cm，病灶位于宫颈峡部后壁（浸润肌层 1/3）及右前壁（浸润肌层 1/2），大小约 2cm×1.5cm，局部呈紫红色（彩图 3）。术后病理回报为“宫颈绒毛膜上皮癌，侵及浅肌层，增殖期子宫内膜”（彩图 4）。术后诊断：宫颈绒癌Ⅰ期。术后恢复好，第三疗程结束时血 hCG 下降至 29.8mIU/ml，第四疗程化疗后血 hCG 上升至 67.6mIU/ml，第五、第六疗程更换为 MAC 方案（甲氨蝶呤、放线菌素 D、环磷酰胺），血 hCG 下降至 30～50mIU/ml。在第六疗程后病人出院期间因患“非典”（SARS）被隔离两个月未做化疗。SARS 治愈后，再入院复查血 hCG 47.2mIU/ml，第七、第八疗程继续用 MAC 方案化疗，血 hCG 反而上升至 526mIU/ml。第九疗程更换为 EMA - CO（足叶乙甙、甲氨蝶呤、更生霉素/环磷酰胺、长春新碱）方案，但血 hCG 上升至最高 988mIU/ml。做 CT 检查提示：左上肺转移瘤，约 3cm 直径。第十疗程更换为氟脲苷＋长春新碱＋更生霉素＋足叶乙甙（VP16）方案，此疗程后血 hCG ＜ 1mIU/ml，β - hCG ＜ 0.5mIU/ml，CT 检查左上肺病灶缩小，相同化疗方案巩固 2 疗程。停化疗后 2 个月左上肺病灶消失。现停化疗一年半，妇科盆腔检查无异常，血 hCG ＜ 1mIU/ml，β - hCG ＜ 0.5mIU/ml，一直追踪随访至今，患者健在（化疗方案及血 hCG 变化见下图）。

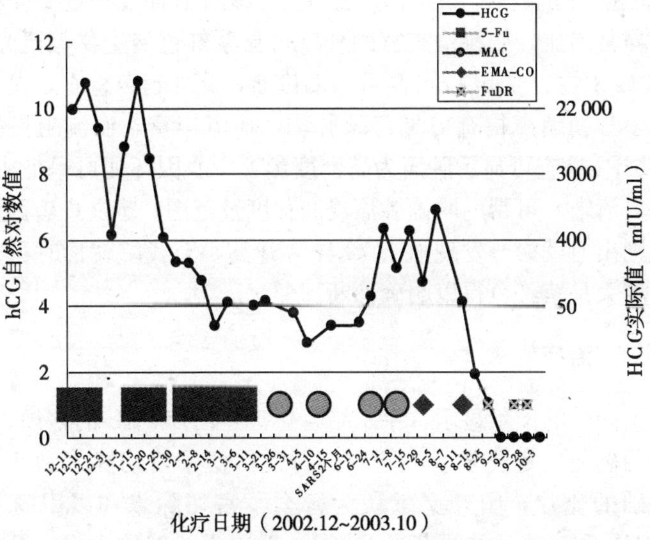

化疗方案及血 hCG 变化（对数）图

临床讨论及分析

原发性宫颈绒癌（primary cervical choriocarcinoma，PCC）非常罕见，文献也多为个案报道，自 1915 年至今国外文献共报道原发宫颈绒癌不足 70 例，国内文献共报道 12 例。

一、PCC的诊断标准

为排除宫体绒癌引起的宫颈转移，Saito等提出了PCC的诊断标准：①宫腔内无绒癌的原发灶；②组织病理学诊断为绒癌；③排除子宫外葡萄胎或子宫内妊娠；④子宫体肌层无绒癌灶。PCC易与宫颈妊娠、流产、其他类型宫颈恶性肿瘤及子宫畸形等相混淆。国内报道的12例PCC中，有8例明确报告入院时曾误诊，国外所报道的PCC往往也是通过刮宫或子宫切除获得组织学证据后才确诊。由此可见，PCC诊断困难，其主要症状为子宫异常出血，妇科检查宫颈外观可见紫红色赘生物甚至光滑，尿hCG阳性、血hCG升高可帮助诊断，此外超声检查，尤其是彩色多普勒超声检查可见宫颈肿物，血流丰富，血流阻力指数低。MRI检查可显示肿瘤为高密度影，中心因坏死可呈低密度，且边界清晰，可帮助明确肿瘤浸润程度及范围。本文患者因阴道不规则出血就诊，发现血hCG异常升高，至我院就诊时见宫颈明显增大呈紫红色得以明确诊断。

二、治疗

国内外的文献显示，手术结合化疗是治疗PCC的常规方法。诊断明确无生育要求者，国内多行次广泛子宫切除术和5-Fu为基础的化疗，国外文献认为行全子宫切除术和以甲氨蝶呤（MTX）和（或）放线菌素D（Act D）为基础的化疗。对有生育要求者可行保守治疗，即行宫颈锥形切除术，术后化疗，效果亦佳。因宫旁静脉丛丰富，可能有微小的转移灶，单药化疗效果往往不满意，且极易复发，故PCC一般采取联合化疗。PCC易发生大出血，急性出血时可用纱布紧压宫颈，或行髂内动脉栓塞术以止血，有条件的医院可行介入治疗，可先动脉栓塞出血侧，观察出血量，如出血减少或停止，在另一侧置管，行动脉化疗，可保证有足够的药物与肿瘤的接触时间，特别是应用选择性动脉插管，使导管尽可能接近病灶的供血动脉，使肿瘤局部的血药浓度大大提高，从而提高治疗肿瘤的效果。如有活动性出血，随时栓塞。另外，也可以先行髂内动脉栓塞，术后再行半根治手术，手术范围广、彻底、出血少。本病例第二疗程化疗中阴道大量出血（短期内出血 4000ml），行介入治疗，髂内动脉栓塞后出血停止，但遗憾的是未行髂内动脉置管。本例如行动脉化疗，是否化疗效果会更好尚不可知。

国内外文献均提示，经过合理治疗的 PCC 预后较好，但 PCC 易误诊，由于误诊导致化疗延迟或手术范围扩大，给患者造成不必要的创伤，而化疗方案选择的错误，会延误治疗时机，影响预后。Horn 等报道 PCC 误诊者，其中 1 例 33 岁足月产后 6 月余，异常子宫出血 1 月余，宫颈活检及宫颈管诊刮误诊为子宫颈癌，行子宫颈癌根治术，术后肺转移，行两疗程 MTX 化疗后死于呼吸功能衰竭。

本病例在当地诊断资料不详，初到我院就诊时为第一疗程化疗后间歇期，盆腔检查无异常发现，血 hCG 789 IU/ml，间隔 10 天入院查体即发现宫颈病灶，血 hCG 最高达 46 910mIU/ml。第二疗程后 14 天盆腔检查宫颈局部病灶消失，外观正常；B 超检查正常，血 hCG 476mIU/ml，化疗效果非常明显。因患者在化疗后执意出院并不按医嘱定期复查，第三疗程因骨髓抑制延迟化疗 9 天，在第三疗程化疗的第三天发生致命性大出血，检查发现宫颈病灶增大，血 hCG 又升至 49 610mIU/ml，数次检查均有 B 超证实，并在子宫切除手术后仍需多疗程化疗，化疗过程中肺转移，多次更换化疗方案最终治愈。临床治疗过程表现出与滋养细胞肿瘤、宫颈转移瘤相同的临床特点：经 5－Fu 治疗后一般均很快消失，但极易复发。

在化疗方案的选择上，由于对宫颈绒癌的难治性没有足够认识，顺序使用低危-中危-高危方案，在不能控制病情时，采用了协和医院报道对高危耐药妊娠滋养细胞肿瘤具有较好疗效的氟尿嘧啶脱氧核苷＋更生霉素＋足叶乙甙＋长春新碱方案（FUDR＋ACTD＋VP16＋VCR，FAEV），病人得以治愈。对于宫颈绒癌的治疗，在开始时如选择联合化疗，应该对减少耐药发生、减少化疗疗程、缩短治疗时间有好处。

韩劲松

病例 17　盆腔内来源不明上皮性癌合并感染

病历摘要

患者，女，32 岁，主因“低热两月余，突发下腹痛 7 天，发现盆腔包块 6 天”于 2005 年 10 月 11 日入院。患者 2 个月前因原发不孕于外院行输卵管通液术，术前检查及术中情况不详，术后出现低热，下午加重，最高 37.5℃，无其他伴随症状。20 天前体温持续不降，最高 38.7℃，开始行抗结核及口服利复星抗炎治疗，疗效不佳。半个月前突发下腹正中剧烈疼痛，迅速转移至下腹部右侧，持续 20 分钟，遂就诊于另一医院，彩超提示盆腔实性占位，右附件区囊性占位，考虑盆腔脓肿。5 天前到我院就诊，考虑盆腔脓肿，行阴道后穹窿穿刺。术中吸出血性液体，为进一步治疗收入院。

患者既往体健，月经初潮 14 岁，月经周期 (4～5)/(25～27) 天，痛经明显，LMP：2005 年 9 月 17 日。24 岁结婚，性生活正常，结婚 8 年未避孕，但一直未孕，家族史无特殊。

入院查体： T 37.7℃，一般情况好，心肺无明显异常，全腹压痛，以下腹正中明显，下腹部可及直径 10cm 实性包块，不活动，压痛明显。妇科检查：外阴未见异常，阴道通畅，宫颈光滑，子宫边界不清，后穹窿部可及直径 10cm 实性包块，与子宫关系密切，分不开，不活动，压痛明显，双附件增厚，触诊不满意，肛查直肠黏膜光滑，其前方可及肿物。

辅助检查： WBC 10.91×10^9/L，HGB 89g/L，PLT 633×

10^9/L，便常规无异常，便潜血（-）。CA_{125} 51.5 U/ml，CEA 1.42ng/ml，CA_{19-9} 39.67 U/ml。妇科彩超检查示：子宫正常大小，轮廓欠清，隐约可见内膜线样反射，子宫后方可见11.8cm×9.7cm×7.0cm 大小、外形不规则的不均质回声团，无明显包膜反射，与子宫关系密切，ARI 0.52，其上可见卵巢样组织，右卵巢可见，大小正常，腹水（-）。腹部彩超无异常。

入院诊断：盆腔包块性质待查，腹痛原因待查，卵巢癌继发感染可能性大。

治疗：入院后给予头孢哌酮＋舒巴坦 2g bid 抗炎治疗，并做 CT 检查。结果示子宫直肠间占位性病变，考虑卵巢癌可能性大，并周围淋巴结转移。抗炎治疗一周，体温仍波动在 36.2～38.7℃，决定手术。经充分术前准备，于 2005 年 10 月 18 日在全麻及硬膜外麻醉下行开腹探查。术中见，子宫正常大小，双侧卵巢直径 4cm，表面光滑，无乳头样赘生物及破溃，子宫后壁及双附件与肠管紧密粘连，子宫直肠陷凹粘连封闭；分离粘连后见直肠与子宫之间有一个直径 10cm 的包块，无明显包膜，分离粘连过程中见脓样液体流出，并见糟脆的组织填充于整个子宫直肠后陷凹，向下深达宫颈外口水平；探查肝、脾、胃及小肠无明显异常，大网膜未见肿瘤种植；右侧髂总、髂外，左侧髂内、髂外，腹股沟深淋巴结及闭孔淋巴结肿大。将子宫直肠陷凹内肿块切除，为明确是否卵巢来源肿瘤，将双侧卵巢楔形切除，与子宫直肠陷凹内糟脆组织一起送冰冻病理检查，冰冻结果报告为：低分化透明细胞癌，伴大片出血坏死，少部分呈浆液性癌和宫内膜样腺癌形态，双侧卵巢未见肿瘤。与病理科医生交换意见，根据术中探查及肿瘤细胞形态基本不考虑肠道及腹膜原发肿瘤，不能除外来源于女性生殖系统的上皮细胞肿瘤。但鉴于患者年轻，又无子宫、卵巢部位恶性肿瘤的依据，经与家属交代病情，决定行盆腔包块＋阑尾＋大网膜切除＋盆腔肿大淋巴结活检术。手术顺利，术后置腹腔引流。术中取子宫直肠陷凹处脓液送细菌培养及敏测。术后予抗炎补液治疗，恢复好。术后第四天体温降为正常。

术后石蜡病理报告：低分化腺癌，部分为透明细胞癌伴坏死，形态似浆液性癌，大网膜、阑尾未见显著改变，淋巴结反应性增生未见转移，CA_{125}（-），ER（+++），PR（+/-），CK7（+++），CK20（-），$CA_{19\text{-}9}$（-），CK5/6（-），Calretinin（-）。脓性物细菌培养结果为粪肠球菌及大肠埃希菌。据病理结果，为除外子宫内膜癌来源的恶性肿瘤，于11月2日行宫腔镜检查及分段刮宫术，术中见子宫内膜形态正常，双侧输卵管开口清晰。刮出内膜送病理，结果为分泌期子宫内膜，以早期分泌为主，并见腺上皮及间质细胞的大量核分裂（组织和细胞结构正常，无核异型性）。患者术后恢复好，按照生殖道系统的上皮性恶性肿瘤，于术后13天予以TP方案化疗（泰素、卡铂），化疗后出院。其后患者又进行了5个疗程TP方案化疗，血CA_{125}下降至正常，盆腔检查：子宫与双附件未见异常，后陷凹未及肿物。患者继续化疗及随访。

临床讨论与分析

盆腔包块为妇科常见疾病，包括内生殖器官的炎性包块、肿瘤、畸形、血肿以及来源于相关组织或邻近器官的占位病变，由于病因复杂，易误诊。此患者有低热、腹痛症状，CT及彩超均示盆腔包块，后穹窿穿刺病理示低分化腺癌，术前考虑为卵巢癌合并感染。但手术过程中未见原发病灶，仅于子宫直肠陷窝中见质糟的肿物伴脓肿形成，术中探查及冰冻病理检查未发现原发于消化道及后腹膜之肿瘤，同时切除的部分卵巢组织亦未发现原发于卵巢的肿瘤，肿瘤形态符合来源于女性生殖系统的上皮性肿瘤。患者行宫腔镜及分段诊刮术，术后排除了子宫内膜癌盆腔转移的可能性。根据患者痛经及不孕病史，推测患者曾患有盆腔内膜异位症，再根据术中所见及术后的病理回报，考虑肿瘤可能来源于子宫内膜异位症恶变。

子宫内膜异位症（endometriosis，EM）具有临床病变的广泛性和病理表现的多形性，可发生恶变。自1925年Sampson首次报道EM恶变的病例后，国内外不断有类似的报道。国内报道子宫内膜异位症恶变率为1.15%，国外报道为0.17%～11.0%。EM恶变多发生在卵巢，又称EM相关性卵巢癌（endometriosis-associated ovarian carcinoma，EAOC），这可能是因为EM以侵犯卵巢最为常见。关于卵巢外EM相关的癌肿（extraovarian endometriosis-associated cancer，EOEAC），其发生率分别为肠道（5.2%）、盆腔（3.5%）、阴道直肠隔（3.3%）、阴道（2.1%）、剖宫产瘢痕（0.9%）等。子宫内膜异位症恶变最常见的组织学类型为上皮性癌占90%，肉瘤占8%。上皮癌中以卵巢子宫内膜样癌和透明细胞癌为多。现推行的子宫内膜异位症恶变的病理标准为：①在同一部位有癌与异位的内膜并存；②癌与异位的子宫内膜有相似的组织学形态关系；③癌没有其他原发部位。1953年，Scott在此基础上又增加了显微镜下可见异位子宫内膜向恶性移行的形态学证据。但Olive等提出无论是发生在卵巢还是卵巢外的恶变，癌灶与异位子宫内膜的连续关系是诊断的依据，但是如果异位内膜与癌肿共同存在于通常少见的部位，少见的组织类型或有较长的EM病史，均可作为有力补充的间接依据。

对本例患者我们还做了宫腔镜及诊刮术，排除了子宫内膜癌盆腔转移的可能性。因此，结合病史及病理细胞类型，我们仍认为肿瘤来源于盆腔或直肠阴道隔子宫内膜异位症恶变的可能性大。对于子宫内膜异位症恶变的治疗，大多数采用的治疗方案与上皮性卵巢癌相同，除此之外，目前尚无更好的治疗方法。EAOC的处理原则是手术为主合并化疗，及其他辅助治疗的综合治疗。本例患者接受了手术和TP方案的化疗，目前病情稳定，效果较好，尚需进一步化疗、随访。

温宏武　孙晓梅

病例 18　外阴鳞癌、左腹股沟淋巴结复发

病历摘要（第一部分）

患者，女，57 岁，因“外阴瘙痒 20 年，加重伴溃疡疼痛 3 年，肿胀变硬 7 个月”入院治疗。末次分娩时（24 年前）曾发现右侧外阴白斑 0.5cm×0.5cm，无症状；4 年后逐渐出现外阴瘙痒，用中药止痒，白斑无改善，局部活检未见癌细胞；10 年前局部激光治疗，瘙痒症状改善，但治疗后 1 个月瘙痒症状复发；3 年前右侧外阴白斑处出现溃疡，并累及左侧，进行性加重，右侧外阴活检为鳞状上皮增生伴角化及角化不全，用恩肤霜等药物治疗半年无明显好转；1 年前右侧外阴白斑略有增大伴溃疡，左侧局部肿胀 5cm×4cm，后自然破溃，间断流出黄色黏液和淡血水样液体，无异味，局部变硬，范围逐渐增大，伴有外阴部疼痛，小便时外阴刺痛加重；1 周前因疼痛难忍就诊，门诊活检病理为“左侧大阴唇高分化鳞癌”。

既往体健，妊 7 产 3，50 岁绝经，此后无阴道出血。无恶性肿瘤家族史。

入院体检：一般情况好，头颈和胸腹部检查未见异常，全身浅表淋巴结未及。妇科检查：左侧大小阴唇外形消失，外生隆起肿物 7cm×5cm×1cm，粉红色，呈草莓状，质硬，界清，有溃疡和坏死组织，擦之有血，局部压痛；右侧大小阴唇消失变平，白色，苔藓样，浅溃疡和坏死面积 5cm×5cm，略硬，弹性差；外阴病变达阴道口，上缘达阴蒂上方，下缘达阴唇后联合，会阴体及肛门周围皮肤颜色和弹性正常。阴道通畅，萎缩。宫颈光

滑；子宫萎缩，约 4cm×3cm×2cm。双侧附件区未及异常。双侧腹股沟未及。诊断：外阴鳞癌Ⅱ期 $T_2N_0M_0$。

入院后即行外阴切除术，切除范围 8cm×6cm×1cm，上达阴阜，两侧距病变区 2cm，下距肛门 1cm，内缘左侧距病变区 1cm，右侧距病变区 2cm。术后病理：左侧大阴唇高分化鳞癌；尿道口周围鳞状上皮重度非典型增生，局部原位癌，各切缘未见肿瘤浸润。术后恢复好，伤口愈合佳，出院。出院诊断：外阴鳞癌 $T_2N_0M_0$，高分化。

术后患者定期随访 1 年，后因出国中断随访。术后 5 年，因自觉左侧腹股沟肿物 20 天，进行性增大伴疼痛再次入院。体检：左侧腹股沟淋巴结肿大 4cm×3cm×2cm，压痛，考虑为外阴癌术后左侧腹股沟淋巴结转移复发，行 PFB 方案（顺铂、5 -氟尿嘧啶、博来霉素）化疗 3 疗程，化疗药物总量为顺铂 200mg，5 -氟尿嘧啶 5000mg，博来霉素 75mg，化疗后淋巴结缩小为 4 cm×2cm×2cm。3 个月后，左腹股沟包块再次增大 9cm×6.5cm×3cm，伴疼痛低热，查血白细胞和中性粒细胞升高，予抗炎治疗。2 天后肿物破溃，脓性分泌物，取破溃处少量组织活检。病理结果：低分化癌结节，伴组织坏死，鳞癌可能性大。即行左侧腹股沟局部外照射：照射野 16cm×9cm，剂量 1400 cGy。放疗后破溃处缩小愈合。盆腔 CT 检查：左腹股沟区软组织影 5cm×4cm，边界毛糙，深达耻骨肌。注射造影剂后肿物明显强化，左股静脉受压移位，并与肿物有粘连；盆腔未见肿大淋巴结。

再次行 PFB 化疗 4 疗程，药物总剂量：顺铂 430mg，5 -氟尿嘧啶 17 000mg，博来霉素 105mg。左侧腹股沟淋巴结迅速增大（10cm×8cm×6cm），伴有破溃和感染，控制感染后，给予电化学治疗，共计 870 库仑。MRI 提示外阴癌左侧腹股沟淋巴结转移，左侧股动脉被肿瘤包绕，耻骨、髋臼与肿瘤密切相邻。因病情未控，由妇产科组织全院专家会诊讨论治疗方案，进行临床讨论与分析。

临床讨论与分析

A 医师（妇科） 外阴癌占女性生殖器官恶性肿瘤的 3%～5%，其中外阴鳞状细胞癌最常见，其发展过程由外阴上皮内瘤样病变（VIN）经微小浸润癌到浸润癌。除了局部蔓延外，淋巴转移是主要转移途径，常常先转移到腹股沟浅淋巴结，经股管淋巴结后到髂盆淋巴结，或者转移至腹股沟深淋巴结、骨盆淋巴结。患者 5 年前行外阴癌手术，术后诊断 $T_2N_0M_0$。当时手术范围已够，术后不规律复查，6 个月前患者发现肿物长大就诊时，诊断为外阴鳞癌腹股沟淋巴结转移复发，虽经积极放疗、化疗和电化学治疗，病情控制不满意。现在就进一步治疗方案请相关科室会诊讨论。

B 医师（妇科） 此患者属于外阴鳞癌初次治疗后 5 年内的腹股沟淋巴结复发。文献报道，外阴癌的复发率为 15%～30%，多数发生在初次治疗后 5 年内。以外阴局部复发最常见，其次为腹股沟淋巴结复发、外阴和淋巴结等多中心复发。复发后治疗依据复发情况和先前治疗而定，包括手术、放疗、化疗或综合治疗。单纯外阴复发预后较好，经手术、放疗或手术加放疗等可获得较好疗效。腹股沟淋巴结复发预后最差，约 70%在复发 1 年后死亡，5 年生存率仅 6%。本例患者腹股沟淋巴结复发后采用过多种保守治疗方法，未能控制病情，希望讨论是否可以进行手术治疗。

C 医师（放射科） CT 和 MRI 显示股动脉距肿瘤有一定距离，股动脉包裹在肿瘤组织中，手术有一定困难，目前换药和将来手术时应尽量不要向左侧挤压，以免血管破裂造成大出血。

D 医师（骨肿瘤科） MRI 提示肿瘤包绕左侧股动脉，并与耻骨、髋臼密切相邻。目前多种保守治疗失败，虽然存在手术风险大、伤口不愈合、感染扩散、不能彻底清除病灶等问题，仍然可以考虑手术探查，争取切除肿瘤，但是可能需要截肢才能彻底清除肿瘤。术前必须向患者和家属交待病情。

A 医师（妇科） 患者外阴癌左侧腹股沟淋巴结复发灶破溃，病情未控制，经化疗及放疗后效果不佳，现肿瘤 8cm×10cm，局部坏死溃烂形成空洞，底部深达髂血管区。MRI 显示股静脉被包绕在肿瘤内，距股动脉较近。若肿瘤继续浸润，易造成出血，危及生命。并且转移部位感染坏死，有继续感染的可能。目前有争取手术机会的可能，但是风险较大，应向患者和家属交待病情，争取其对进一步治疗的意见。

病历摘要（第二部分）

患者经溃疡部位换药，1 个月后转入骨肿瘤科，并在全麻下手术。术中暴露腹膜外腔，探查卵圆窝处股神经勉强可与肿瘤分离，股动静脉完全被肿瘤包绕，无法将肿瘤彻底切除，同时保留股动、静脉，遂行左髋关节离断术＋左腹股沟外阴癌复发灶切除术。于耻骨联合上分离肿瘤，发现肿瘤侵犯部分耻骨骨质，将破坏骨质去处。切除肿瘤组织糟脆、有异味，呈鱼肉状。病理检查结果：左侧腹股沟中高分化鳞状细胞癌，伴溃疡形成。术后恢复好，两周后出院。患者不愿再接受化疗，术后 3 个月终因肿瘤复发全身转移死亡。

屠　铮

病例19　卵巢畸胎瘤鳞癌变

病历摘要

患者，女，54岁，主因“绝经3年，间断阴道出血6天”于2004年8月13日入院。患者绝经3年，1个月前无诱因出现阴道不规则出血6天，时多时少，多时似月经量，色鲜红，偶有下腹疼痛，为胀痛，无肛门坠胀感、恶心、呕吐等，疼痛无放射，无体重减轻、无二便改变，来我院就诊。B超检查发现右卵巢混合性包块，内有分隔，隔上见血流信号。以“卵巢肿瘤性质待查（右）”收入院治疗。患者月经初潮13岁，周期（5～6)/26天，绝经3年。24岁结婚，爱人体健，妊2产2，29岁末次自然分娩，带宫内环20年，未取出。既往体健。2003年因外伤，行右眼球摘除术。

入院查体：T 36.3℃，P 80次/分，R 18次/分，BP 130/70mmHg。一般情况好，发育正常，营养中等，皮肤黏膜无苍白与黄染，浅表淋巴结未及肿大。双肺未闻异常。心界无扩大，各瓣膜区未闻杂音。腹部无压痛，未及包块，肝脾肋下未及，移动性浊音阴性，肠鸣音正常。盆腔检查：外阴已婚已产型，腺体阴性，阴道通畅。宫颈光滑。子宫平位，正常大小，活动可，质中，活动，无压痛。子宫左后方可及一囊实性包块，大小6cm×7cm×5cm，边界清，质软，尚活动，无压痛。右侧附件区未及明显包块。

盆腔B超检查提示，子宫体5.2cm×5.4cm×4.4cm，宫颈长3.1cm，宫内探及圆形避孕环强回声，子宫右侧壁向外突起一圆形低回声 3.3cm×3.3cm；右侧附件区探及 8.5cm×6.9cm×7.5cm 低回声包块，内可探及短线状回声及多个中等回声团，边界清，性状不规则，内可探及一分隔，隔上见血流信号；右侧卵巢未探及。提示：左卵巢混合性包块；子宫肌瘤，宫内环。腹部 B 超检查：肝、胆、胰、脾、双肾、输尿管均未见异常。化验检查：血 CA_{125} 5U/ml，CA_{19-9} 1U/ml，CEA 4ng/ml，AFP 1.60ng/ml，hCG 3.3 IU/ml，E_2<73pmol/L，均在正常范围内。

初步诊断：左卵巢肿物，恶性不除外；子宫肌瘤；阴道出血原因待查；宫内环。

入院后行分段诊刮术，病理回报：老年性子宫内膜，部分腺体呈增殖期改变。

完善术前检查和准备后，于 2004 年 8 月 17 行开腹手术。术中见子宫增大如孕 7 周大小，右侧宫角突出瘤体结节，大小 3cm×3cm；右侧附件略萎缩，左侧卵巢囊实性包块，直径 10cm，表面尚光滑，包块偏实性部分大小 5cm×4cm×3cm，后方与肠管表面致密粘连。留取腹腔冲洗液 200ml，行全子宫＋双附件切除术。术中冰冻回报为“右卵巢恶性畸胎瘤”。进一步探察，横膈、肝、脾、大网膜、肠管、阑尾表面光滑，腹主动脉旁未及淋巴结，乙状结肠系膜处病灶，大小 3cm×3cm×2cm，侵及肠系膜。根据冰冻结果，决定扩大手术，遂行大网膜、阑尾切除术和盆腔淋巴结清扫术，并切除乙状结肠处肉眼可见病灶。术中切开左侧卵巢肿物，内容为油脂和黏稠咖啡色物，内壁可见较多大小不一乳头状突起，糟脆。

术后病理：左卵巢成熟性囊性畸胎瘤恶变，恶性成分为中高分化鳞状细胞癌伴较多坏死。子宫内膜息肉，子宫单发平滑肌瘤，增殖期子宫内膜，慢性宫颈炎。右卵巢和输卵管未见癌变。大网膜、阑尾、盆腔淋巴结均未见癌转移。腹腔冲洗液未见肿瘤细胞。乙状结肠处组织为纤维结缔组织伴有癌浸润。

术后诊断：卵巢畸胎瘤鳞癌变，Ⅲc 期，G2～3；子宫肌瘤，壁间；子宫内膜息肉；宫内环。

治疗：术后第 9 天给予 PVB 方案（顺铂、长春新碱、博来霉素）化疗。一个疗程结束后发现肺通气功能和弥散功能轻度障碍。之后给予 VAC 方案（长春新碱、阿霉素、环磷酰胺）化疗 3 个疗程。末次化疗结束时为 2004 年 11 月 19 日。化疗期间复查盆腹腔 B 超均未发现异常，各项化验指标亦均正常。

2004 年 12 月 10 日查体发现：阴道断端光滑，盆腔左侧可及一直径 6cm 实性包块，边界不清，形态不规则，无压痛。腹壁切口下可及一直径约 2cm 大小质硬结节，无压痛。同时 B 超检查发现：盆腔左侧探及边界欠清、形态不规则、中等回声及低回声相间包块，6.2cm×5.6cm×4.3cm，包块内可探及血流信号，盆腔未探及游离液体。2004 年 12 月 16 日行肿瘤代谢断层显像，提示：膀胱左后上方异常代谢活跃灶，恶性病灶可能性大，不除外恶性畸胎瘤复发。

根据以上检查诊断患者恶性畸胎瘤复发，虽然患者经过了理想的肿瘤细胞减灭术，但在手术后不足 4 个月时化疗间期出现复发，表明患者对所应用的化疗方案不敏感。下一步治疗方案拟行二次肿瘤细胞减灭术，术后更换化疗方案，采用以泰素为主的药物化疗。但该治疗方案存在以下问题：恶性肿瘤二次手术，手术风险较大，肠管损伤不能完全避免，并且由于肿瘤的位置，肠管损伤后造瘘人工肛门的可能性存在；另外如果没有敏感的化学治疗药物在术后给予有效地辅助治疗，手术的价值微乎其微，而畸胎瘤恶变这种组织学类型的卵巢肿瘤迄今为止尚缺乏有效的化疗药物，且泰素价格昂贵，患者经济负担较大。另一较保守的治疗方案为盆腔放射治疗。与病人及家属交代病情及详细交待手术或保守治疗的利弊，家属要求行姑息放射治疗。

患者于 2004 年 12 月 29 日开始接受 CT 模拟定位三维适形放疗，至 2005 年 1 月 25 日放疗结束。以后每月复查 B 超显示包块略有缩小：现患者仍在随访。

临床讨论与分析

良性畸胎瘤成熟组织的恶变率在1%～2%之间。最常发生于仅占患者10%的绝经后妇女。成熟性畸胎瘤中几乎任何一种成分都可出现恶变，其中以鳞癌最多，占75%，其余主要是腺癌、肉瘤及类癌瘤。罕见的畸胎瘤恶变类型包括平滑肌肉瘤、骨肉瘤、软骨肉瘤、基底细胞癌、Paget 腺癌、黑色素瘤及甲状腺癌。该患者为绝经后妇女，恶变类型中最常见的为鳞癌变。

畸胎瘤恶变的扩散转移方式与生殖细胞来源的其他肿瘤不同，它常以直接侵犯和腹膜种植为主要扩散途径，淋巴转移较少见，血行播散亦不常见。该患者肿瘤组织蔓延至乙状结肠，已出盆腔，但盆腔淋巴结均未见肿瘤组织转移。成熟畸胎瘤恶变时很少有症状发生，但发生恶变后肿瘤生长迅速，特殊组织学类型可出现相应的特殊症状，如：甲状腺功能亢进、类癌综合征（右心衰竭）、支气管痉挛等。

畸胎瘤恶变的临床特点及过程不同于未成熟畸胎瘤。未成熟畸胎瘤好发于儿童及年轻妇女，文献报道的平均年龄为17～20岁，40岁以上患者很少。未成熟畸胎瘤生长缓慢，手术可以采取保留生育功能的保守性手术。术后对化疗比较敏感，预后佳，治愈率可达85%～95%。在治疗过程中可出现未成熟畸胎瘤恶性程度逆转的特点。

畸胎瘤恶变患者预后和治疗效果明显差于未成熟畸胎瘤。而且一旦出现扩散，治疗效果极差。因而对于畸胎瘤恶变伴有粘连的病例，应行卵巢恶性肿瘤细胞减灭术，彻底清除病灶。辅助治疗预后较差。患者总生存率15%左右，5年生存率接近30%。决定预后的最主要因素为肿瘤是否穿破囊壁。Peterson 发现囊壁完整者5年生存率可达75%，囊壁被肿瘤穿破者5年生存率仅为6%。Krumerman 收集文献报道13例囊壁无浸润者，仅一例死亡，而囊壁有浸润者，19 例均在 5 年内死亡。肿瘤的组织学类型也是一个重要的预后指标，较不常见的恶性细胞类型（如腺癌、肉瘤）的 5 年存活率更低。对于年轻要求生育的妇女，术时可剖开肿瘤，囊壁完整，属于 Ia 期的畸胎瘤鳞癌变可考虑行单侧附件切除。

该患者因已有粘连并且有盆腔外（乙状结肠处）转移，故应行根治性肿瘤细胞减灭术。术中已彻底切除肉眼可见的病灶，进行了理想的肿瘤细胞减灭术，但仍然在术后较短的时间内出现复发，符合一般畸胎瘤鳞癌变患者的预后特征。寻找有效的畸胎瘤恶性变肿瘤的有效的治疗方案是临床一个需要研究和解决的重要问题。

郭红燕

病例20　未成熟畸胎瘤经治疗逆转后继发恶变

病历摘要

患者，女性，15岁，因“发热3个月，发现右下腹肿物2个月”于1969年4月23日入院。查体：右下腹实性肿物，上界达剑突下三指，肛查：可扪及肿物下缘，有囊性感，肿物固定无压痛。入院诊断：卵巢肿物，卵巢囊肿恶性变？于1969年4月30日行开腹探查术。术中见：左卵巢囊肿20cm×18cm×16cm，无明显粘连及破溃，子宫直肠陷凹处直径10cm×8cm×8cm囊性多房肿物，与周围疏松粘连；腹膜增厚，有粟粒样结节；大网膜，盲肠之后的腹膜及左阔韧带后叶均可见数个直径1～2cm转移结节；腹水（＋）。术中冰冻回报畸胎瘤，未见恶性变。因仍考虑恶性可能性大，遂行全子宫＋双附件＋大网膜切除＋种植肿瘤切除术，并术中腹腔内予5-Fu 500mg及噻替哌40mg化疗。术后病理回报：左卵巢未成熟畸胎瘤Ⅰ级，三胚层组织均有，多数成熟或较幼稚，少许不成熟的神经组织和腺管组织，伴有大网膜及后穹窿转移。术后15天予噻替哌40mg腹腔注射化疗一次。

首次治疗后2月余（1969年7月7日）因发现盆腔包块，可疑复发，行第二次手术：腹腔转移肿物大部切除术。术中见：腹膜及肠管浆膜面直径0.5～4cm转移灶，乙状结肠左后有一最大转移灶，直径12cm×10cm×8cm。术后病理回报：腹膜未成熟畸胎瘤转移，Ⅱ～Ⅲ级，主要成分为不成熟的神经组织及原始腺管。术后第5天开始予4次化疗，方案为胶体磷＋放线菌素K

（Act－K）及环磷酰胺（CTX）各 1 疗程，Act－K＋5-Fu 两疗程。

首次治疗后 8 个月（1970 年 1 月 17 日）因再次发现盆腔肿物，行第三次手术：盆腔肿瘤切除术。术中见：肿物位于后陷凹处，7cm×6cm×5cm 大小，多房囊性，左侧盆壁有数个质硬结节，内均含液体，逐个取出约 11 个。术后病理：（腹壁）结缔组织伴有玻璃样变。（子宫直肠陷凹）有卵巢的未成熟畸胎瘤转移。术后口服六甲嘧胺片及中药治疗。1971 年 11 月化疗 2 次，方案为 5-Fu＋更生霉素（KSM）。1974 年 5 月因查体发现盆腔内有直径 2cm 结节，予 5-Fu＋KSM 化疗 2 疗程。之后查体发现结节较前稍大，未再化疗。

首次治疗后 19 年（1988 年 4 月 13 日），第四次行开腹探查术，行盆腔腹膜后转移性畸胎瘤切除术。术中见：盆腔内腹膜后有 6cm×7cm×7cm、5cm×6cm×6cm、4cm×3cm×3cm 三个包块，并切除之。术后病理：卵巢成熟性畸胎瘤，以中胚层组织为主，少许内胚层组织。

首次治疗后 29 年（1998 年 11 月 26 日），距前次手术 10 年后，因查体发现腹膜后占位入院，行第五次手术：开腹探查术。术中见：肿瘤位于左上腹膜后，与左肾、肾上腺、脾、结肠及胰尾均有粘连，约 15cm×8cm×5cm。肝表面见多个结节。回肠末段系膜内一肿物直径 3cm×3cm×2cm。因此行腹膜后肿瘤＋脾切除术＋肝肿物酒精注射。术后病理：（腹膜后）成熟畸胎瘤恶变伴大片坏死，腺癌成分为主，与原来的原始内胚层不同，有明显异型性，因此考虑为恶变的腺癌组织，肿瘤浸润至脾、膈肌及肠系膜纤维脂肪组织内。1999 年 1 月 21 日行肝动脉导管化疗，见：肝区小片状肿瘤染色，肿瘤血管不明显。经导管予顺铂，阿霉素及丝裂霉素治疗。1999 年 3 月 2 日行 BVP 方案（博来霉素＋足叶乙甙＋顺铂静脉）化疗。3 月 8 日发现左髂股静脉栓塞。3 月 24 日出现胸闷，胸片示左侧胸腔大量积液，左舌叶、左下肺不张。胸穿并注入丝裂霉素，胸水细胞学检查回报：见恶性肿瘤细胞。此后，为缓解症状又做两次胸穿并注入丝裂霉素及5-Fu化疗。4月5日胸腹CT示：卵巢癌术后左侧胸腔积液，胸腹腔广泛转移瘤。4月15日予泰素+卡铂化疗。患者一般情况渐差，终于在距首次治疗后30年，于1999年5月22日死于呼吸循环衰竭。

临床讨论与分析

未成熟畸胎瘤具有较高的复发率，尤其在术后未规范化疗的患者中可达66.7%～93.8%。而且有复发倾向，本例患者由于在上世纪60年代发病，时间较早，没能在术后进行规范的化疗，因此术后不足3个月出现复发，并在积极手术后多次复发。

未成熟畸胎瘤复发后手术时可出现肿瘤组织从未成熟向成熟转化的特点，即恶性程度的逆转现象。逆转是否发生与复发时间有关，文献报道复发距离第一次手术的时间间隔在一年以上者大多可转化为成熟型。本例患者术后3个月及9个月复发时手术后病理仍为未成熟型，而术后19年再次复发时，则已转化为成熟型，与文献报道的规律一致。有学者认为最后一次手术切除的肿瘤病理分级与预后有密切关系。因此，对于未成熟畸胎瘤患者，应积极对反复复发的肿瘤多次进行手术切除，使病情暂时缓解而使其存活1年或1年以上，让肿瘤转化的生物特性能够显现，对改善预后非常重要。连利娟报道，北京协和医院1968年后由于对卵巢未成熟型畸胎瘤的复发性肿瘤采取了积极的手术治疗，反复复发，反复手术，手术时尽可能将肿瘤切净，使存活率从1968年前的27%提高到97%。本例患者术后虽未进行规范化疗仍能存活30年，与复发后积极的手术治疗不无关系。

但是，此患者在病理转化为成熟型畸胎瘤后10年，因成熟畸胎瘤恶变导致全身广泛转移，术后6个月死亡，非常值得重视。说明即使畸胎瘤已由不成熟型转化为成熟型，也有再发生恶变导致预后不良的可能性。文献报道成熟畸胎瘤的恶变率为1%～3%，年龄一般为40～60岁，恶变早期多无特殊临床症状，以鳞癌变及腺癌变多见，预后差，尤其是腺癌变，一般于诊断后1年内死亡。因此，在未成熟畸胎瘤转化为成熟畸胎瘤后，仍应注意随访，发现有残余或复发肿瘤时应尽早手术切除，以避免成熟畸胎瘤继发恶变的可能。

郑　虹　廖秦平

病例21　足月妊娠并发胎盘绒毛膜癌并肺转移

病历摘要

患者，女，28岁，因“宫内妊娠38^{+5}周，妊1产0，左侧胸痛6小时”于2000年10月24日急诊入院。末次月经2000年1月25日，预产期2000年11月2日。孕期经过顺利。入院前6小时突发左侧胸痛，向背部放射，深呼吸时加重伴胸闷，急诊入院。无咳嗽、咳痰、咯血，无发热。既往健康，无孕产史。

体格检查：T 37.4℃，P 100次/分，BP 120/80mmHg；表情痛苦，被动体位，神志清楚；浅表淋巴结不大；胸廓两侧对称；左侧腋下9～10肋间有压痛，两肺呼吸音清，未闻干湿性啰音及胸膜摩擦音。心音有力，心率100次/分，律齐，各瓣膜区未闻及器质性杂音。腹部膨隆，无腹膜刺激征，肝脾未触及。双下肢无水肿。产科检查：宫高35cm，腹围102cm，左枕前位，胎心148次/分，无宫缩，胎膜未破。胸部X线摄片示：两肺纹理增多，中、下野可见点片状阴影，边界模糊，密度不均，左肋膈角变钝。B超示：胎儿双顶径9.9cm，腹围36.0cm，股骨长度7.5cm，前壁胎盘，成熟度Ⅱ级，羊水指数13.1cm。

初步诊断：（1）妊娠38^{+5}周，妊1产0；（2）胸痛待查；（3）肺部感染？

住院后抗感染治疗。2000年10月26日因胎动少，无负荷试验无反应，行剖宫产术，术中见羊水Ⅲ度污染，顺利取出一女婴，体重4000g，重度窒息，抢救无效死亡。胎盘重600g，外观无明显异常，死婴及胎盘送病理检查。术后 3 天，患者胸痛加重，痰中带血丝。结合胸片，考虑胎盘绒毛膜癌肺转移。查血 β 人绒毛膜促性腺激素（β - hCG）184 100 mIU/ml，次日复查 β - hCG 174 400 mIU/ml。胎盘病理报告：光镜下见一直径 0.8cm 的出血灶，可见滋养细胞增生伴异型性，符合绒毛膜癌诊断。死婴尸体检查未见畸形，各器官未见绒毛膜癌转移灶。

最后诊断：妊娠并发胎盘绒毛膜癌肺转移。

给予长春新碱、顺铂、平阳霉素联合化疗。两个疗程后，血 β - hCG 下降。肺部胸片显示有好转，但仍有咳嗽、咯血。后转至其他医院化疗，疗效不佳，产后一年死亡。

临床讨论与分析

妊娠并发绒毛膜癌是一种较罕见的疾病，国外报道发病率约为 1/160 000 次妊娠，国内王建渝报道，在所收治的 429 例绒癌病人中，妊娠合并绒癌 8 例，其发病率占全部绒毛膜癌的 1.9%。自 1907 年 Walthard 报道了第一例以后，国内报道仅 10 余例，国外文献资料也仅数十例。这些病例多数有妊娠史或葡萄胎史。王建渝报道的 8 例中，平均妊娠 3.1 次，5 例有葡萄胎史。本例患者初次妊娠就并发绒毛膜癌少见，王元萼和高钟禹也曾分别报道一例首次妊娠并发胎盘绒毛膜癌。Christopherson 等综述文献报道的 10 例中，仅有 1 例为初次妊娠患者。妊娠合并绒毛膜癌一般在妊娠中晚期发病，早孕期出现症状少见。患者的临床表现主要为阴道出血及转移病灶引起的症状，妊娠期阴道转移引起的不规则出血，常误诊为先兆流产或前置胎盘；而肺转移引起的咳嗽、咯血常误诊为肺部感染、肺结核。王建渝报道的 8 例中 5 例有阴道转移，其中 4 例有阴道出血，3 例诊断为前置胎盘。另外也有报道在胎死宫内后胎盘病理发现胎盘绒毛膜癌。本例患者在孕足月出现症状，曾诊断为肺部感染，给予抗感染治疗。

因本病少见，临床症状又不特异，容易误诊为其他疾病，早期诊断较困难。怀疑本病时检查血 β - hCG、拍胸片和阴道检查对诊断有所帮助。产后胎盘检查对诊断有重要意义，对可疑病例，胎盘一定要送病理检查。但胎盘在外观上常无明显异常，或仅发现有小的类似梗死的区域，或为一小叶的坏死性改变。胎盘绒癌由于生长的环境和母体绒癌不同，因此其病理特征不同于母体绒癌。镜下可见胎盘绒癌灶中有绒毛结构，癌细胞自绒毛表面发生，在绒毛间隙中生长。如癌细胞充塞绒毛间隙，则局部缺血，癌组织及各级绒毛坏死。但部分病例镜下癌细胞仅见于很少的绒毛中，个别病例甚至可能因原发灶退化或分娩时脱落排出而找不到癌灶。因此，对胎盘组织应进行连续切片以避免漏诊。本例胎盘肉眼未见异常，镜下见一直径 0.8cm 的出血灶，仔细检查才能确诊。

王元萼等认为宫内妊娠并发胎盘绒癌的治疗除应遵循绒癌治疗的基本原则外，还应考虑孕周及胎儿情况。若胎龄较小，胎儿娩出后存活的可能性不大，应在全身化疗进行中终止妊娠。如妊娠已近足月胎儿可存活，则行剖宫产，并于产后当天开始全身化疗。在手术中如子宫无明显病灶，不宜同时切除子宫，以免手术挤压引起肿瘤扩散。另外子宫切除术后由于盆腔血运受阻，化疗药物不易进入盆腔杀死残存的癌细胞，造成日后盆腔肿瘤复发，给治疗带来困难。对于有宫颈或阴道转移的病例，为避免胎儿通过产道时引起肿瘤破溃造成大出血，更应采用剖宫取胎或剖宫产术终止妊娠。宫颈及阴道转移病灶对化疗敏感，经化疗一般均能消失，不需手术切除。

本病的预后文献报道不一。王建渝报道的 8 例中，死亡仅 2 例，好于国外的一些报道。本病对胎儿威胁也较大，在这方面国内外报道相似。国内报道的 11 例中，新生儿存活仅 5 例，Christopherson 等总结的 10 例中，新生儿存活仅 4 例。本例因胎儿窘迫行剖宫产术，产后新生儿窒息而死。导致胎儿窘迫及新生儿窒息的原因尚不清楚，但从报道的胎儿或新生儿预后不良来看，本病与胎儿或新生儿死亡之间似有某种必然联系。但具体的内在机理未见报道。

温宏武　刘　静

病例22　胎盘部位滋养细胞肿瘤合并子宫动静脉瘘伴假性血管瘤

病历摘要

患者，女，30岁，已婚，因发现“子宫动静脉瘘”保守治疗无效要求手术于2003年10月13日入院。患者平时月经规律，入院前1年开始每次月经后淋漓出血10余日，于外院行超声检查，发现子宫壁间液性暗区直径大小约5.7cm×3.6cm，考虑为“子宫血管瘤、动静脉瘘”，经盆腔动脉造影证实，遂行“双侧子宫动脉栓塞术”。术后月经恢复正常，无任何自觉不适，但子宫壁间液性暗区依然存在。于术后8个月来我院就诊，经门诊收入院。

患者自发病以来，无发热、咳嗽、咯血等。孕2产1，末次月经2003年9月30日，末次分娩2000年5月。

体格检查：BP 120/70mmHg，P 82次/分。心肺及腹部未发现异常。妇科检查：阴道通畅，宫颈轻度糜烂，子宫如妊娠7周大小，宫底左侧角突起，质软，表面光滑，无压痛。双侧附件未发现异常。化验检查：血β-hCG 0.13ng/ml（正常值0.1ng/ml）。B超检查显示：子宫体积增大，约6.9cm ×6.1cm×6.5cm，前壁左侧近宫角处见单发类圆形无回声区，大小约5.8cm×5.0cm×4.3cm，中间有分隔光带，无回声区附近部分宫壁回声欠均匀，似蜂窝状；彩色多普勒显示无回声区内及蜂窝状结构处宫壁有丰富的呈五彩镶嵌状血流信号充填，暗区内呈旋转血流信号；多普勒频谱测得无回声区动脉血供呈低阻型血流频谱，无回声区边缘探及不规则双向血流频谱；宫腔内无液体，内膜线清晰。

初步诊断：子宫动静脉瘘伴假性血管瘤。

入院后经术前准备，于2003年10月16日在腰硬联合麻醉下行剖腹探查术。术中见子宫增大如妊娠7周大小，子宫前壁近左侧宫角处明显突起，约6cm×5cm ×5cm，囊性感，子宫表面光滑。双侧子宫动脉增粗，左侧为甚，最粗直径达0.8cm，子宫静脉粗大，阔韧带内静脉血管增粗迂曲呈丛状，血管直径约1.0cm，左侧髂内外血管亦明显增粗，双侧输卵管、卵巢未见异常。手术剥出、结扎双侧宫旁怒张的血管与子宫动静脉，纵行切开子宫左前壁突出部位肌层，剥出肌壁间囊肿。囊肿无明显包膜，囊外壁血管丰富，可见直径0.4cm的动、静脉血管与囊壁相连，血管远端在子宫壁间走行，结扎、切断此血管后，完整剥出囊肿。囊肿大小约5cm×4.5cm ×4cm，囊内液体系血液，囊壁由血管扩张形成，壁厚约0.3cm，内壁光滑，有中隔将其分为两腔，隔中部有一个0.4cm直径的圆孔使两腔相通；两腔又分别与其外面、在子宫壁间走行的动脉与静脉血管相延续；囊壁一侧靠近子宫腔。标本送病理检查，近子宫腔内膜处组织单独送检。

病理诊断：1. 子宫动静脉血管畸形；2. “近子宫内膜处组织”为胎盘部位滋养叶细胞肿瘤。镜下见内膜一侧和肌层间肿瘤细胞弥漫浸润。瘤细胞大多为单核，少数为多核、怪异核，可见核分裂。免疫组化：hPL（＋）、CK7（＋）、CK（＋）、hCG少数细胞（＋）、CK20（-）、actin（-）。

根据临床及病理结果诊断为胎盘部位滋养细胞肿瘤合并子宫动静脉瘘伴假性血管瘤。2003年10月31日血hPL与hCG均为阴性。于2003年11月3日再次经腹行次广泛子宫切除＋双侧输卵管切除术，术后予更生霉素、足叶乙甙、氨甲蝶呤（EMA）方案化疗3个疗程。治疗后随访15个月，无复发。

临床讨论与分析

一、胎盘部位滋养细胞肿瘤

胎盘部位滋养细胞肿瘤（placental site trophoblastic tumor，PSTT）是 Scully 于 1981 命名的一种滋养细胞肿瘤，临床较少见。通常为良性过程，但具有高度恶性潜能。它主要由中间型滋养细胞过度增生构成。正常妊娠时，细胞滋养细胞经中间型滋养细胞再分化成合体滋养细胞，中间型滋养细胞可侵入底蜕膜和浅肌层，但当发生恶性转化时，可向深肌层浸润，甚至向子宫外转移，形成 PSTT。PSTT 可发生于足月产、流产或葡萄胎后，主要临床表现是闭经及不规则阴道出血，多为少量出血；盆腔检查可有子宫增大；血 hCG 含量不高或稍高。由于缺乏特异性临床表现，极易误诊漏诊。需与先兆流产或稽留流产相鉴别。确诊主要依靠病理，取材包括刮宫、宫腔镜活检与子宫切除。大体病理有结节或息肉状突入宫腔，宫壁内界限清楚肿物和弥漫浸润宫壁三种表现。镜检无绒毛结构，主要为中间型滋养细胞，常见不到滋养细胞和合体滋养细胞；免疫组化技术可以帮助诊断：瘤细胞弥漫高表达肌酸激酶（CK）、人胎盘生乳素（hPL）和妊娠相关主要基础蛋白（MBP），而人绒毛膜促性腺激素（hCG）呈阳性或阴性。

彩色多普勒血流图有助于滋养细胞肿瘤的诊断。正常人子宫内膜层无血流信号，肌层有稀疏的血流信号，子宫动脉血流清晰可见，无静脉血流信号；恶性滋养细胞肿瘤患者子宫病灶区有丰富的血流信号，子宫动脉及静脉血流清晰可见。

由于滋养细胞侵蚀血管，动脉和静脉形成沟通时会合并子宫动静脉瘘。病理可见病变处由直径不同的直接连接动脉和静脉的血管组成。盆腔动脉造影见到子宫动脉扭曲，有大量的毛细血管团出现，肌层中有肿瘤染色、动静脉瘘等影像学改变对诊断恶性滋养细胞肿瘤有价值。

胎盘部位滋养细胞肿瘤对化疗不敏感，因此对已有子女而无生育要求者，应行子宫切除；对已有转移者应采用化疗 ＋ 手术的治疗。

二、子宫动静脉瘘

动静脉瘘形成原因是由增殖的动脉和静脉管壁相连形成瘘，发生在子宫较为少见。子宫动静脉瘘分为先天性与后天性，后者最常见的原因是损伤，分为洞口型、管状型和囊瘤型。囊瘤型即在瘘口部位伴有动静脉囊性扩张，呈瘤样改变，本例即属此型。子宫动静脉瘘可由于医源性、机械性血管损伤，亦可因子宫的恶性肿瘤引起。由于刮宫损伤、分娩或剖宫产手术等引起的创伤性子宫动静脉瘘多使相邻的动静脉发生连通，邻近的肌肉和软组织阻止了大量的出血，在局部组织内形成血肿，血肿机化后形成动静脉瘘的囊壁，并不累及周围的其他组织。肿瘤引起的子宫动静脉瘘为瘤细胞侵蚀血管而使动脉与静脉间短路所形成的，其中恶性滋养细胞肿瘤是最常见的原因。

子宫动静脉瘘的最常见症状为阴道出血。动静脉瘘位于子宫峡部时，此处缺乏肌组织，出血后收缩力差，不易止血。当子宫动静脉瘘位于宫底、侧壁处，随月经期子宫内膜脱落而出现大出血的机会多，故此类患者常表现为月经期大出血而就诊。另外还可有多种主诉，如盆腹腔钝痛、胀感、髋部及大腿痛、直肠痛和气短等。在阴道检查时可有搏动感或触及有血流声的包块，大的动静脉瘘还能出现心血管系统的症状。子宫动静脉瘘发展较慢，因此症状的出现往往距刮宫、剖宫产有一段时间，多表现突然大出血，有复发性，刮宫可加重症状。

动脉造影可以直观详细地了解入瘘动脉和血管畸形的程度，其特点有：参与动静脉瘘形成的动脉增粗迂曲，结构紊乱；动静脉瘘形成处血流丰富，动脉期见造影剂外溢，静脉期可以出现早期静脉显影；瘘口附近的静脉显影明显，瘘口位于管腔扩张最清楚处。但动脉造影对小的子宫动静脉瘘容易漏诊。

彩色超声和彩色多普勒频谱可以明确诊断子宫内的动静脉瘘，典型表现有：彩色超声为血流方向各异和色彩混叠；子宫动脉在肌层内有分支血管，放射状动脉平均 PSV 23cm/s，黄体期平均阻力指数（RI）为 0.68，卵泡期平均 RI 0.74；子宫动静脉瘘 PSV＞96cm/s，RI 0.25～0.55。子宫动静脉瘘与正常子宫肌层内血管频谱有明显差异，子宫动静脉瘘假性动脉瘤时，其周边的宫壁呈蜂窝状回声，彩色多普勒显示丰富五彩镶嵌血流信号，动脉血流呈低阻血流频谱。但彩色超声有时不能确定子宫动静脉瘘的来源动脉及对侧血管参与血供的情况。

三、子宫血管瘤

子宫血管瘤罕见，在任何年龄均可发病，一般发生在 40～60 岁，多为经产妇。发病原因有先天和后天获得两种。后天获得往往与盆腔手术、刮宫、宫内放置节育器和患滋养细胞疾病等有关。与子宫动静脉瘘合并存在，多系瘘口处动静脉血管囊性扩张形成的假性子宫血管瘤。子宫血管瘤一般生长缓慢，多数位于子宫体肌壁间。临床上缺乏特异性表现，除表现为不规则阴道流血外，病变向腔内生长者，与子宫腔息肉或黏膜下子宫肌瘤症状相似，刮宫会加剧出血，较大血管破溃时可引起失血性休克。患者可在经期腹痛或隐痛，其他症状还有不孕、自然流产、尿频、尿失禁等，也可以无任何症状，或偶有腹痛。

彩色超声或血管造影有利于诊断。盆腔血管造影检查是诊断该病的金标准。在血管造影确诊后可行血管栓塞术或行全子宫切除术。手术后诊断该病并不困难。从大体标本上看，病变部位不具有假包膜，质地软，剖面有多囊或蜂窝状小囊，囊内为血液。镜下病变部位可见血管及结缔组织。

子宫血管瘤罕见，若非恶性肿瘤引起则不会发生恶变，手术治疗预后良好。此患者入院前1年超声与血管造影诊断“子宫血管瘤、动静脉瘘”，并行“双侧子宫动脉栓塞术”。栓塞术后8个月发现血管瘤较术前为大而手术治疗，病理证实患有胎盘部位滋养细胞肿瘤。由于第一次手术仅行血管瘤剥出术，故行二次手术并于术后化疗，随访至今无异常。

由于子宫动静脉瘘与子宫血管瘤可由滋养细胞疾病引起，如发生严重出血可危及患者生命，而具有重要的临床意义。本例平时月经规律，一年前月经后淋漓出血持续10余日，双侧子宫动脉栓塞术无效，血 hCG 稍高，均提示有滋养细胞疾病可能。其病灶十分局限，且肉眼难以分辨，手术治疗亦极易漏诊，应引起临床医生重视。

吴瑞芳　郭燕燕

病例23　卵巢癌治疗后复发脑转移

病历摘要

病例1：患者，女性，44岁，因患双卵巢浆液性乳头状囊腺癌，于1993年4月6日接受子宫全切、双附件切除、大网膜切除和阑尾切除术。手术后残留癌＞2cm。临床病理分期为Ⅲc期G2。术后采用PAC方案（顺铂、阿霉素、环磷酰胺）化疗，每间隔三周一次化疗，共进行9个疗程。化疗后行二次探查和盆腔淋巴结清扫术，病理阴性。二次探查术后仍用PAC方案巩固化疗3个疗程。定期随访、复查，一般情况好。距第一次手术后临床无病变期26个月。1995年7月妇科检查及超声检查，可疑盆腔复发，行第三次手术，行盆腔断端包块切除术，病理证实为卵巢腺癌复发。术后给予顺铂、吡喃阿霉素和环磷酰胺方案化疗3个疗程。距第一次术后38个月（1996年6月）时因卵巢癌结肠转移病灶（直径2.5cm）行第四次手术，切除部分乙状结肠和直肠，术后残留癌＜2cm。第四次术后选择TP化疗方案（泰素、卡铂）治疗6个疗程，此后定期随诊。1997年8月患者因渐进性加重剧烈头痛3周做CT检查，发现小脑转移灶。于第一次术后53个月（1997年8月）行第五次手术，行开颅手术切除小脑延髓池肿瘤病灶6cm×6cm×5cm，术后病理报告：符合卵巢癌脑转移。此次术后采用威猛26和甲基环己亚硝脲方案化疗，静脉和鞘内化疗11个疗程；并在该方案化疗的第1、2疗程之间接受全颅放射治疗，化疗后半年和一年后复查脑CT，无转移灶存在。脑转移病灶切除后21个月，又发现右结肠脾区转移病灶

4cm×4cm 节结，于 1999 年 4 月行第六次手术，行右脾区转移灶和胃大部分切除、十二指肠吻合术，术后继续 TP 方案化疗 13 个疗程。1999 年 8 月发现肺转移灶直径 2.5cm，于 1999 年 8 月行第七次手术，术后继续 TP 方案化疗 9 个疗程。该次术后无瘤生存 20 个月。于 2001 年 4 月 CA_{125} 升高，CT 检查发现肝转移，用超声高能聚焦治疗，病灶消失，随后出现血小板减少，继之出现多器官衰竭，最终死亡。该患者整个病程中共进行七次手术，共化疗 53 个疗程，存活 9.5 年。

病例 2：患者，女，41 岁，因双卵巢黏液性腺癌，合并头顶部久治不愈的“疖肿”、左颈部淋巴结肿大和左胫骨痛性结节，于 1997 年 10 月 15 日接受子宫全切、双附件切除、大网膜切除、阑尾切除和盆腔淋巴结清扫术，术后残留癌>2cm。术后病理为双卵巢黏液性腺癌，在患者头部“疖肿”渗出物涂片找到恶性肿瘤细胞（黏液腺癌），术后诊断为卵巢黏液性腺癌Ⅳ期 G2－3。术后采用 PAC 方案（顺铂、阿霉素、环磷酰胺）化疗 3 个疗程。第 3 个疗程后 10 天（即手术后 3 个月）患者出现头痛、恶心、呕吐、失语和肢体运动障碍。体检左侧锁骨上和颈部淋巴结肿大，头皮转移结节增多，盆腔断端有 3cm×4cm×2cm 结节，脑 CT 和 MRI 均显示脑内多发性转移灶和左顶骨转移。因患者病情逐渐加重，意识不清，给予 1 次威猛 26 100mg 和顺铂 100mg 全身静脉化疗。此后采用降颅压和补液等维持治疗，2 个月后患者死于脑转移和全身重要器官功能衰竭。

临床讨论与分析

恶性实体肿瘤发生脑转移的报告多见于肺癌、前列腺癌、软组织肉瘤和淋巴瘤。卵巢上皮性癌脑转移的病例报告很少。1978 年 Mayer 等回顾了 567 例卵巢癌尸解资料，发现 5 例合并中枢神经系统转移，占 0.9%。此后，文献报告卵巢上皮性癌脑转移患者发生率为1.0%～11.6%。Larson等报道的发生率仅为0.3%（13/4456）。截止到1996年，国外文献报道卵巢上皮性癌发生脑转移病例只有101例。国内也为个案病例报道。我院于1999年在《中华妇产科杂志》首次报道4例卵巢癌合并脑转移，其发病率约占同期我院初治卵巢上皮性癌患者的3.0%。

一、与脑转移发生的有关因素

卵巢上皮性癌发生脑转移与患者治疗卵巢癌后生存期延长有关。Hardy等报道1981～1984年52例卵巢上皮性癌平均生存期为28～38个月，而1955～1964年5240例卵巢癌平均生存期只有17个月。我院有4例患者自手术确诊卵巢癌至发生脑转移的平均时间为42个月（3～87个月），除外1例Ⅳ期患者仅生存3个月外，其他3例Ⅲ期患者的平均生存时间为55个月（26～87个月）。这4例病人在脑转移前均接受了较彻底的手术和术后化疗。因此，彻底的肿瘤细胞减灭术和术后有效的化疗将会使患者生存期延长。为何生存期延长会增加脑转移发生？很多学者认为血-脑屏障使得脑中枢成为癌细胞的避难所，大分子药物很难通过血-脑屏障进入脑组织，因此，化疗药物只能杀灭脑组织以外的癌细胞，不能防止脑转移的发生。这种机制已在白血病、非霍奇金淋巴瘤、肺癌和肉瘤等报道中描述过。

脑转移一般出现较晚，常继发于卵巢癌以后的腹腔外转移，如肺转移、淋巴结转移和肝转移。Sood认为脑转移可能是癌细胞经Virchow-Robin外周血管间隙血行播撒，或者淋巴逆流使脑膜受累，或者通过受侵犯的骨骼直接侵入脑组织。

脑转移与卵巢上皮性癌组织类型无关，与肿瘤晚期和组织学分级有关。Sood等指出，Ⅲ、Ⅳ期卵巢癌患者发生脑转移的危险性更高，低分化癌比高、中分化癌更可能出现脑转移。Hardy分析6例患者中，浆液性1例、黏液性1例、宫内膜样2例、乳头状腺癌1例、苗勒管肉瘤1例，3/6为低分化，1/6为未分化癌。

二、卵巢癌脑转移的诊断

对卵巢上皮性癌脑转移很难早期诊断。因此，重视病人的主诉，细致的全身检查，特别注意患者有无头痛、抽搐、语言障碍、记忆力丧失和肢体运动失常等神经系统的症状和体征，可帮助早期发现脑转移。CT 和 MRI 检查是重要的诊断手段。Larson 等人指出，如果 CT 未提供脑实质转移的依据，又无颅内压升高的表现，应行腰穿抽取脑积液做细胞学检查，在获得阳性结果前，可多次抽取检查。

三、卵巢癌脑转移的治疗

治疗卵巢上皮性癌脑转移患者应采用综合措施，包括手术、放疗、化疗和降颅压。要根据病人病情、颅内转移灶的位置和数量而定。放疗可控制颅内多发性转移和微小转移灶。使头痛、肢体运动障碍、小脑功能异常等症状好转，但是单纯放疗的平均生存期大约只有 4 个月。手术适用于颅内单发和较大转移灶，术后需加全脑照射。Galicich 等运用这种方法治疗 29 例患者，其中 28 例在治疗野外复发。平均存活 8 个月，44%存活 1 年以上。如果手术时没有身体其他部位转移，则病人存活更长。1 例术后存活 48 个月，另外 2 例分别存活 10～34 个月。而 81%的病人在颅内病灶切除后存活 1 年。如果同时存在身体其他系统的转移，则应实施化疗。他认为这种病人的主要死亡原因是中枢神经系统以外的病变进展。化疗方案的选择尚未肯定。Cooper 报道 1 例卵巢癌脑转移患者采用大剂量卡铂（800mg/m^2）治疗后得到完全缓解。我院选用的化疗方案为静脉点滴威猛 26 和口服甲基环己亚硝脲，是考虑这两种药物容易通过血-脑屏障。对于有颅内压高的患者，应常规给予降颅压治疗，以减轻脑水肿。多数学者认为多种形式的综合治疗：手术＋全颅照射，或者放疗＋手术

＋化疗均优于单纯放疗的效果，这对于改善患者症状，控制腹腔外转移病变，延长患者寿命均有好处。

卵巢癌化疗耐药是卵巢癌复发和治疗失败最主要的原因之一，严重降低了卵巢癌患者的远期疗效和生存率。目前国际上晚期卵巢癌的标准治疗方案为：行肿瘤细胞减灭术最大程度地切除肿瘤，术后行6个疗程的紫杉醇＋卡铂联合化疗。对于经治疗后复发或持续性卵巢癌患者又分为化疗敏感组（对初始化疗有反应，无治疗间隔时间≥6个月）和化疗耐药组（初始化疗时疾病进展，病灶大小无变化，无治疗间隔时间＜6个月）。对化疗敏感者，应再给予以铂类为基础的化疗（卡铂＋紫杉醇或吉西他滨）。其中两种药物联合化疗疗效优于单药。其治疗原则为：①选用与初始化疗相同或相似的方案；②选择以卡铂为基础的二联方案；③治疗至疾病进展，出现不能接受的毒性反应或临床完全复发；④临床完全缓解和无治疗间隔时间＞6个月的患者以后复发时，应再次应用卡铂二联药物治疗。

病例1初次手术诊断为晚期卵巢癌，残存病灶＞2cm，经过多次积极的手术和化疗，并在复发后采用TP方案化疗，患者仍因耐药未能控制，终因卵巢癌复发死亡。

赵　彦　魏丽惠

病例 24　子宫内膜腺癌治疗后复发脐部转移

病历摘要

患者，女，67 岁，因“子宫内膜腺癌 Ia 期 G3 术后 23 个月腹胀腹痛，黏液稀便 4 个月，脐部肿物迅速增大 2 个月”收入院。患者 23 个月前，因绝经后阴道出血，诊断刮宫诊断为子宫内膜癌而行子宫全切及双侧附件切除，术后病理诊断为子宫内膜腺癌 Ia 期 G3，未再予以治疗。患者 2 个月前于脐部扪及肿物如蚕豆大小，后逐渐长大，2 周后向外膨出，呈暗红色，伴疼痛，1 个月时肿物自行破溃，渗液，伴少量出血，遂来医院就诊。

入院查体：一般情况差，恶病质状，脐部膨出 3cm×4cm 肿物，基底部约 5cm×6cm，暗红、充血、表面破溃。腹软，可触及脐周连至下腹部实性包块 20cm×15cm×18cm，形状不规则，轻压痛。右腹股沟处可触及直径 1cm 的淋巴结。CT 显示：盆腔内膀胱左上方巨大不规则肿物，侵及肠道、膀胱、左输尿管及部分管壁肌肉，左肾盂轻度积水；脐部可见一椭圆形软组织肿物，直径 3cm，侵及腹直肌腱鞘，肝、脾未见异常。

入院诊断：子宫内膜癌术后复发，伴肠道转移、膀胱转移、左输尿管转移及可疑脐转移。

为明确诊断，入院后行脐部渗出物涂片，镜检未见肿瘤细胞成分。又行针吸涂片，病理报告为脐部腺癌转移结节。给予 PAC 方案（顺铂、阿霉素、环磷酰胺）化疗 6 个疗程（其中包括 3 次髂内动脉插管注射顺铂）。盆腔肿物和脐肿物逐渐缩小。

1999年9月14日～1999年12月13日接受全盆腔外照射，盆腔肿物部位缩野照射和脐肿瘤加量照射，阴道断端腔内照射，之后门诊随访。至2000年3月脐肿瘤缩至直径0.2cm，表面呈黑色硬结。但3个月后复查脐肿物增至4cm，此后脐肿物中心出现直径2cm破溃、出血、坏死和恶臭。于2001年1月13日转入外科住院，脐肿物增长至直径8cm，火山口样，给予清创和控制感染后，于2001年2月14日在全麻下行手术。术中探查：脐转移癌侵犯腹壁全层，并侵入腹腔与三段小肠紧密粘连。手术行脐转移癌切除，部分小肠切除，肠吻合术，腹壁缺损修补术。术后给予广谱高效抗生素、静脉高营养、半卧位以减少伤口张力等措施。术后3个月腹部伤口愈合。现患者自初次治疗后已存活5年（60个月），脐转移后已存活37个月，脐切除术后存活11个月。

临床讨论与分析

盆腹腔内恶性肿瘤发生脐转移又称 Sister Mary Joseph's nodule（SMJN），是 Hamilton Bailey 以 Mary Joseph 的名字命名的，以给予这位精明的外科主管护士荣誉，是她观察到了这一特殊临床表现和不良预后，引起外科医生 William Mayo 的注意，并对这种情况进行专题研究。1846年 Walshe 等对脐转移癌已有所认识，但是直到1864年以后才用 SMJN 这一名词表示胃肠道或生殖道恶性肿瘤转移到脐部形成可识别的肿瘤结节。后来有些文献去掉 Mary，而称 Sister Joseph's nodule。

SMJN 发生率很低，文献中多为个案报道。Khan 等报告内脏恶性肿瘤皮肤转移率只有1%～2%，脐部受累约为前腹壁转移病变的10%。在脐转移癌中多为腺癌。多数可知原发肿瘤，20%～30%无法查清原发癌。在可知的原发肿瘤中，胃癌占20%～30%，卵巢癌占10%～12%，大肠癌占10%～14%，胰腺癌占7%～11%，其他比较少见的有乳腺癌、宫颈癌、子宫内膜癌和前列腺癌等。一些良性病变也可发生在脐部，如子宫内膜异位症、黑色素痣、纤维上皮乳头瘤、上皮包涵囊肿、化脓结节、皮样纤维瘤、瘢痕疙瘩、疝以及藏毛结节等。我院自1987～2001 年间在收治的妇科恶性肿瘤中发现 3 例脐转移，分别为原发腹膜癌、卵巢黏液性乳头状癌和子宫内膜癌。

肿瘤细胞经前腹壁直接扩散是脐转移发生最重要的转移途径，因为脐部皮下淋巴管通过浆膜下淋巴网与腋窝淋巴结、腹股沟淋巴结和腹主动脉旁淋巴结相通，淋巴逆流可使癌细胞转移到脐。此外，与脐部相通的静脉经过侧胸静脉、内乳静脉和门静脉系统也可发生肿瘤转移。在发生肿瘤细胞脱落栓塞的情况下还可发生动脉系统转移。其他播散途径包括沿脐缘韧带、肝圆韧带和闭锁的脐尿管转移等；在小肠肿瘤转移中，来自回肠憩室的纤维条索和闭锁的卵黄动脉也起一定作用，偶尔癌细胞在脐疝处种植转移。

对于脐转移肿瘤的诊断，有研究者指出如果发现脐部腺癌，可以肯定为转移性病变，属于广泛转移的一个部位。Schneider 等第一次报告采用细针抽吸确定脐部病变性质，指出此方法最大的优点是可以快速得到形态学诊断。对于来源不明的脐转移肿瘤，Chaffins 等建议应用免疫组化方法检测肿瘤标记物来分析肿瘤来源，如 α-FP 与肝癌，CEA 与胃肠道肿瘤，CA_{153} 与乳腺癌，CA_{125} 与卵巢癌，PSA 与前列腺癌等。

脐转移癌一经发现，预后极差，文献报道平均存活期 11 个月（1 周～3 年）。有的作者认为无法手术，但是也有个别病例存活 18 年。Pieslor 指出脐转移癌是诊断及预后的重要征象。如果脐转移癌为孤立病灶，可行手术切除，并应积极治疗原发病灶。我院对 3 例脐转移患者均采取手术治疗，除 1 例外，分别辅以化疗或放疗，平均存活 57 个月（37～88 个月）。

由于诊断和治疗技术的发展和提高，脐转移癌患者的预后有所改善，我们应该积极治疗晚期癌患者，提高他们的生存质量。

赵　彦

病例 25　子宫内膜浆液性乳头状腺癌治疗后骨转移

病历摘要

患者，女，65 岁，主因“绝经 15 年，阴道出血 10 天”于 2000 年 8 月入院。患者绝经 15 年，绝经后未行激素替代治疗，近 10 天来，阴道反复少量出血，色鲜红，无腹痛，于门诊行分段刮宫。病理提示：子宫内膜腺癌，部分区域浆液性乳头状腺癌不除外。既往体健，个人史及家族史无特殊。

入院查体：T 36.6℃，P 80 次/分，R 18 次/分，BP 120/70mmHg；心肺未见异常。

妇科查体：外阴呈老年萎缩型，阴道畅，黏膜萎缩，分泌物少，色白，无异味，宫颈萎缩欠佳，光滑，穹窿未完全消失，质中，无接触性出血；子宫前位，如孕 8 周大小，表面略不平，质中，活动可，无压痛，双附件未扪及异常。妇科彩色多普勒超声检查：子宫前位，7.3cm×4.9cm×5.6cm，表面不平，质地欠均，前壁下段低回声结节 1.1cm，前壁结节 1.8cm，单层内膜 0.6cm，宫腔液性分离 0.8cm；左附件未及，右卵巢 2.2cm×2.4cm×1.7cm，内囊泡直径 1.7cm，盆腔游离液（-）；子宫血供稍多，子宫动脉 RI 0.67，宫壁血管 RI 0.51，内膜未测到血流信号，右卵巢未测到血流信号。超声印象：子宫肌瘤，内膜稍厚，宫腔少量积液，右卵巢可见有卵泡。宫颈防癌涂片：正常。CA_{125} 227.6U/ml。CP_2：183.1U/ml。

入院诊断：1. 子宫内膜腺癌，浆液性乳头状腺癌待除外；

2. 子宫肌瘤。

患者于 2000 年 8 月 29 日在全麻下行广泛全子宫切除术＋双附件切除术＋盆腔及腹主动脉旁淋巴结切除术。术中见子宫增大如孕 8 周大小，表面不平，左前壁下段 2 个外突浆膜下结节，直径 2～3cm，右骶韧带明显增厚缩短，缺乏弹性，左宫角输卵管峡部表面不平，稍暗红，双卵巢均为 3cm×3cm×2cm 大小，外观正常，右髂外动脉旁可及一直径 1cm 质硬淋巴结。术中冰冻病理回报：子宫内膜浆液性乳头状腺癌。手术标本：宫腔近宫底部可见直径 2cm 赘生物，质脆，粉红色，子宫肌层色暗红，散在粟粒状结节，双侧附件外观未见明显异常。术后病理：子宫内膜浆液性乳头状腺癌，侵犯肌壁全层，淋巴管内可见癌栓，肌壁间平滑肌瘤，慢性宫颈炎，宫颈管可见癌侵犯，左卵巢输卵管可见癌侵犯，右卵巢输卵管未见癌，阴道断端未见癌，左右髂外动脉旁淋巴结可见癌侵犯，余淋巴结（-）。腹腔冲洗液未见肿瘤细胞。

术后诊断：1. 子宫内膜浆液性乳头状腺癌 Ⅲc 期 G3；2. 子宫肌瘤。

术后患者自 2000 年 9 月～2002 年 2 月接受 CAP 方案（顺铂、阿霉素、环磷酰胺）静脉化疗 8 次，于第二、三疗程期间接受全盆腔放射治疗＋阴道腔内后装放射治疗（总量 6000cGy）。自诊断起至治疗结束后无复发。

患者于 2003 年 1 月（首次治疗后 29 个月）开始出现腰部疼痛进行性加重，腰部活动无明显受限，行走基本正常，需间断口服止痛药物治疗，但无放射疼痛。查体：脊柱生理弯曲存在，活动无明显受限，L_3 脊突旁压痛，四肢肌力正常。核磁共振（MRI）：L_3 椎体转移瘤可能性大，可能累及左侧腰大肌。骨扫描：L_3 和右后第 7 肋放射性浓聚，不除外骨转移。L_3 病理活检提示：转移瘤，符合子宫内膜浆液性乳头状腺癌转移。患者自 2003 年 3 月～2003 年 6 月再行环磷酰胺＋表阿霉素＋铂尔定方案静脉化疗 3 次，并给予对症止痛治疗，防止病理性骨折治疗。于 2003 年 7 月复查骨扫描提示：肋骨，腰椎及骶髂关节多发性核素浓聚，骨转移可能性大。后患者因经济原因放弃治疗，于 2003 年 10 月癌症全身广泛转移死亡。

临床讨论与分析

一、流行病学

子宫内膜癌骨转移发生率较低。文献报道，临床诊断的子宫内膜癌骨转移发生率约为 2%，但若将尸解中发现的骨转移纳入统计可达 25%。北京大学人民医院资料统计，临床诊断子宫内膜癌骨转移发生率约为 2.01%。

二、子宫内膜癌骨转移特征

关于子宫内膜癌骨转移发生时间，此患者从诊断子宫内膜癌到发现骨转移时间为 29 个月。Abdul - Karim 对 17 例在临床或尸检中发现子宫内膜癌骨转移患者进行临床分析，其中只有 6 例患者为生前已诊断骨转移，这 6 例中 4 例在 6 个月内发现骨转移，2 例在 2～5 年发现骨转移。可见子宫内膜癌骨转移发生的时间大多在子宫内膜癌诊断后 2 年左右。

文献报道，恶性肿瘤骨转移中椎骨转移最为常见，占 70%；骨盆转移次之，占 40%；股骨转移 25%；颅骨转移 14%；其他部位骨转移极为少见，而妇科恶性肿瘤骨转移的好发部位也以椎体为首，其次为骨盆，最后为全身各个长骨。子宫内膜癌骨转移主要以盆底静脉丛和血行转移为主，子宫内膜癌患者也可以通过淋巴结转移局部蔓延的方式发生骨转移。

三、子宫内膜癌骨转移的危险因素

此例患者为子宫内膜浆液性乳头状腺癌Ⅲc 期 G3，经规范积极的妇科肿瘤综合治疗，获得完全缓解，在诊断后无复发生存 29 个月。由北京大学人民医院对于子宫恶性肿瘤骨转移 8 例分析表明：子宫恶性肿瘤特殊病理类型患者中 8.10%发生骨转移，Abdul－Karim 等特别指出，子宫内膜浆液性乳头状腺癌、恶性中胚叶混合瘤等是发生骨转移的高危因素。骨转移的子宫内膜癌中以低分化者居多，文献中子宫内膜癌骨转移的部位包括股骨粗隆、坐骨、跟骨、距骨、跖骨，这些患者中各期子宫内膜癌均可以发生骨转移，且所有患者均为低分化。低分化患者发生骨转移的平均时间为 5.3 个月，而中～高分化患者发生骨转移的平均时间为 21.0 个月，可见特殊病理类型和低分化是较高的危险因素。因此，建议对于特殊病理类型，低分化的子宫内膜癌患者，术后应定期行骨扫描、MRI 等检查，以利早期发现骨转移。

四、骨转移的治疗和预后

对于恶性肿瘤而言，骨转移往往是预后不良的标志。文献报道，子宫恶性肿瘤发生骨转移后的平均生存时间为 4.8～6.6 个月。主要治疗方法仍是手术、放疗、化疗等综合治疗。骨转移的预后与骨转移的部位，是否伴有其他器官或淋巴结的转移，是否为多发性骨转移，对于骨转移的治疗是否积极得当等因素有很大关系。

Uharcek 报道 1 例子宫内膜癌患者跟骨、距骨、跖骨等多发骨转移，行下肢节肢术＋全子宫＋双附件＋盆腔淋巴结活检术。术后患者接受了顺铂＋阿霉素化疗和孕激素治疗，在诊断后无复发生存 20 个月。Osanai T 报道 1 例子宫内膜癌患者治疗后单一坐骨结节转移，行氨羟二磷酸二钠治疗和表柔比星＋泰素＋卡铂三个疗程的化疗。三年后，影像学未发现复发，骨的病理切片显示明显硬化改变。另有文献报道1例孤立性骨转移的子宫内膜癌患者接受了手术＋放疗＋化疗＋内分泌治疗的综合治疗后获得了两年的临床完全缓解，并认为孤立性骨转移且不伴有其他器官转移的患者比其他类型骨转移预后要好。

对于骨转移的治疗主要在于减轻症状，治疗的目的是缓解疼痛，预防病理性骨折的发生，防止病情进展，改善功能，在可能的情况下延长生存时间。治疗方案主要为抗肿瘤的综合治疗（手术＋放疗＋化疗），也有文献报道用二磷酸盐治疗以抑制骨质吸收。

总之，子宫内膜癌骨转移的发生率低，骨转移通常在诊断恶性肿瘤后两年左右发病，以骨盆和椎骨为主要转移部位。特殊病理类型，低分化为发生骨转移的重要危险因素。子宫恶性肿瘤发生骨转移后预后不良，多数患者在骨转移6个月内死亡。是否伴有其他器官或淋巴结转移，骨转移单发还是多发均可以影响骨转移的预后。对于骨转移的治疗以手术、放疗、化疗、抑制骨吸收等综合治疗为原则，虽然目前治疗的主要目的是缓解症状，但积极地治疗骨转移也可以在一定程度上延长患者的生存时间。

赵　炀

病例26　晚期子宫内膜癌骨转移

病历摘要

患者，女，51岁，主因“左下肢部分切除术后21天，发现子宫内膜癌7天”于2005年7月4日入院。患者6个月前无诱因出现左踝关节肿胀，在外院1诊断为“关节炎”予抗炎治疗及局部封闭治疗，未见好转，肿胀加重，局部疼痛难忍。5^{+}月前转外院2以“骨髓炎”继续抗炎治疗，同时辅以中药治疗，左踝关节肿痛加剧，不能行走。两个月前再次转回外院1治疗，具体用药不详，左踝关节肿痛仍无好转，并扩大至足背。1个月前转外院3，在骨科行左踝局部活检，病理为“腺癌组织”。由于考虑局部肿痛有扩散趋势，21天前行左下肢部分切除术，术后病理为“骨转移性腺癌”。7天前出现阴道出血，B超发现“宫内占位”，于外院3妇科行分段诊刮术，病理为“子宫内膜腺癌”。故以“子宫内膜腺癌Ⅳ期”于2005年7月4日入我院进一步治疗。平素月经规律，5/26天，量中，痛经（-），末次月经：2005年6月。近1年来月经不规律，20/(20～40）天，15天前阴道出血，量多，伴有血块。妊1产1，家族遗传史无特殊记载。

入院查体：一般情况好，T 36 ℃，P 76次/分，R 18次/分，BP 110/70mmHg；心肺无异常，腹软，无压痛，肝脾肋下未及，左下肢下1/2缺如。妇科情况：外阴无异常，阴道畅，有少量血液，宫颈中度糜烂，6点可及直径0.5cm质硬肿物，后穹窿可及质硬不规则结节，子宫前位，经产稍大，质软，无压痛，双附件未及异常。

辅助检查：CA_{125} 10.78 U/ml，CEA 1.71ng/ml。胸片检查示双肺多发转移结节。骨扫描示左胫骨和腓骨断端骨盐代谢旺盛灶考虑为术后改变，左髌骨骨盐代谢旺盛灶考虑为良性骨病。会诊外院诊刮病理：中-高分化子宫内膜样腺癌，伴少部分黏液腺癌和鳞状上皮化生。会诊外院骨手术病理为中分化子宫内膜腺癌骨转移。

初步诊断：子宫内膜腺癌Ⅳ期，骨转移，左下肢部分切除术后。

入院后于 2005 年 7 月 11 日予 CAP（环磷酰胺 600mg/m^2＋阿霉素 50mg/m^2＋顺铂 60mg/m^2）方案化疗 1 疗程。2005 年 7 月 28 日复查胸片示双肺多发转移结节较前缩小。妇科检查：外阴阴道无异常，宫颈中度糜烂，6 点仍可见直径 0.5cm 质硬肿物，后穹窿未及质硬不规则结节，子宫前位，经产稍大，质软，无压痛，双附件未及异常。考虑患者治疗后部分缓解，于 2005 年 8 月 2 日行全子宫＋双附件切除术。术中见子宫萎缩，表面粗糙，左卵巢萎缩，表面可见乳突状突起，右附件外观未见异常，盆腔未探及肿大淋巴结，大网膜、腹膜、肠、肝、胆、脾、胃未见转移灶。术后病理示：子宫内膜腺鳞癌，侵及子宫壁全层，累及宫颈，可见脉管癌栓，右输卵管系膜和卵巢有癌组织侵及，阴道断端未见癌组织残留。术后患者恢复好，伤口如期愈合。

出院诊断：子宫内膜腺癌Ⅳ期，骨转移，左下肢部分切除术后。

术后于 2005 年 8 月～2006 年 1 月行 CAP（CTX ＋ THP ＋ DDP，三药剂量同前，q21d）方案化疗 5 个疗程。期间于 2005 年 10～12 月行全盆腔放疗，总量 50Gy。术后定期随访，直至 2006 年 3 月复查 CA_{125}、CEA、胸片和影像学检查均未见异常。

临床讨论与分析

一、子宫内膜癌骨转移的诊断

子宫内膜癌 90%以阴道流血为主要症状，根据子宫内膜癌的病史和体征，结合诊断刮宫病理检查，诊断并不困难。文献报道恶性肿瘤的骨转移以椎骨转移最为常见，其次为骨盆转移、股骨转移，其他部位转移者极少。子宫内膜癌骨转移患者极少。患者常以转移部位的骨骼疼痛为首发主要症状到骨科就医，并易被误诊为骨髓炎而治疗，最后因难以治愈而被截肢。该患者以左踝关节肿胀，后发展为疼痛，不能行走，在两家医院以“关节炎和骨髓炎”抗炎治疗无效，后在另一外院截取部分肢体。因截肢术后阴道出血才考虑行妇科检查，进而行诊断刮宫才得以明确诊断，前后达半年之久，失去了早期子宫内膜癌的治疗时机。在我院入院后，仔细追问病史，患者在下肢疼痛 1 年前就有近一年月经不规律病史。遗憾的是几家医院均忽略妇科月经史的询问，没有注意有阴道不规则出血病史，最后导致截肢的结局。因此，值得相关科室临床医师注意。对于局部出现骨骼疼痛、肿胀，难以治愈的妇女，需要注意是否同时有阴道不规则出血，如有不规则出血史，应在诊断性刮宫排除子宫内膜癌后再进行骨科的治疗。

二、患者病史特殊性

该患者盆腔外转移以骨和肺转移为主，其他部位并未发现转移灶，而 CA_{125} 在化疗、手术、放疗期间均在正常范围。晚期子宫内膜癌出现盆腔外转移灶往往伴有 CA_{125} 的升高，但本例 CA_{125} 正常，给患者治疗期间的追踪随访带来困难。

三、晚期子宫内膜癌骨转移的治疗

子宫内膜癌无论是否能及时发现，一旦出现骨转移均属于晚期，预后差。治疗应以化疗、手术、放疗三者结合进行综合治疗。Loizzi 报道两例子宫内膜癌骨转移患者，1 例 8 周期 CAP 化疗，3 个月后因肿瘤进展死亡；1 例 CA 方案化疗后两个月死亡。说明骨转移预后级差。Loizzi 报道 1 例 60 岁老年妇女出现右足疼痛、充血、肿胀，结合阴道出血史，病理证实为子宫内膜腺癌转移至跟骨、踝骨和其他骨。行低位下肢切除和全子宫、双附件切除术及盆腔淋巴活检。术后应用顺铂和阿霉素化疗及醋酸甲地孕酮，无瘤生存 20 个月。本例患者确诊后，先行 1 个疗程化疗，病灶缩小后适时手术，后辅以化疗和放疗，双肺转移灶于术后 CAP 方案化疗 1 个疗程后消失，以后追踪随访 CA_{125}、CEA、胸片和影像学检查均在正常范围，至今治疗内膜癌后无瘤生存 9 个月。

蒋国庆　燕　鑫　汤望舒　高雨农

病例 27 恶性胃肠道外间质瘤

病历摘要

患者，女性，53 岁，主因"乏力、腹胀 50 余天"于 2001 年 10 月 22 日入院。患者 50 天前自觉下肢乏力、腹胀，在外院 CT 检查示"腹腔内大量结节，腹水"，疑为癌转移灶，肝硬化待除外收治。患者既往体健，无传染病史和家族遗传病史。平素月经规律，16 岁初潮，月经周期 5/35 天，量中等。LMP：2001 年 10 月 12 日，妊 3 产 2。

入院查体：T 36℃，P 90 次/分，R 20 次/分，BP 120/80mmHg。消瘦，强迫体位，生活不能完全自理，皮肤无黄染及出血点，浅表淋巴结无肿大，心肺（-），腹膨隆，腹围 99.5cm，肝脾肋下未及，移动性浊音（+），肠鸣音正常。妇科检查：外阴已婚已产型，阴道畅，宫颈光滑，子宫似正常大小，后穹窿及子宫两侧可及散在结节，因腹胀子宫及附件触诊不满意。辅助检查：血常规：WBC 9.48×10^9/L，HGB 96g/L，PLT 36.7×10^9/L，尿常规正常，ALT 33 IU/L，AST 73 IU/L，GGT 76 IU/L，ALP 254 IU/L，BUN 5.6mmol/L，CRE 95mmol/L，CA_{125} 438.7 U/ml，CA_{19-9} 39.64 U/ml，CEA 2.30ng/ml。HbsAg（-），AUSAb（-），HBeAg（-），Anti－HBeAg（-），Anti－HBc（+）。盆腔 B 超检查示"子宫大小形态正常，盆腔内可见多发实性、囊性占位，最大位于右附件区，大小约 5.2cm×4.5cm，左附件区（-）"。腹部 B 超检查示"肝形态大小正常，回声增强、不均匀，肝 S6 可见 1.6cm 囊性占位，余未见明显占位，胆囊、胰、脾、肾（-），腹腔内可见多发实性、囊实性占位，呈低回声，边界清，最大位于右上腹，大小为8.0cm×4.2cm×4.0cm，呈融合状。大量腹水，右侧胸水中量，左侧胸水大量”。提示：盆、腹腔内多发实性、囊实性占位，腹水，胸水，肝弥漫性病变。

初步诊断：腹水、胸水原因待查，卵巢癌？肝硬化。

经充分术前准备，患者于2001年10月29日在全麻下行开腹探查术，术中见大量黄色腹水，约8000ml。探查子宫正常大小，表面光滑，双侧卵巢大小正常，表面有散在直径0.2～0.6cm瘤结节，双侧输卵管外观正常；盆、腹腔及腹膜种植密集瘤结节，直径约0.2～6cm；肠系膜、双侧结肠旁沟密集瘤结节，部分融合成团；大网膜布满瘤结节，直径约0.2～7cm，相互连接呈串珠状；小肠数处瘤结节种植，触之似浸透肠壁；横膈散在瘤结节种植；肝表面光滑，边缘较硬，胆、胰、脾、胃未见异常，行大网膜和部分瘤结节切除术。术后病理回报为“大网膜恶性神经鞘瘤，部分区域瘤组织坏死。免疫组化染色：Vim（+），S100（+），CD31（-），Des（-）”。术后7天再次出现腹水，多次放腹水，腹腔灌注顺铂60mg一次，输血浆、白蛋白，同时辅以干扰素和中药治疗，腹水完全控制；患者可生活自理，行动自如。此后因肝肾功能异常，未再进一步化疗。出院诊断：大网膜恶性神经鞘瘤，肝硬化。

2002年11月2日因脐疝嵌顿，再次急诊入院。术中见肠系膜及盆腹膜内大小不等的结节，相互连接呈串珠状，腹水1500ml；予还纳小肠，观察肠血循环恢复良好后修补疝环，伤口如期愈合后出院。2003年7月20日因大量腹水，再次发生肠梗阻，合并呼吸、循环衰竭在外院死亡。

确定诊断：术后对原有病理标本重新阅片并行免疫组化染色（免疫组化两步法），结果：CD117及CD34均呈强阳性表达，波形蛋白及平滑肌肌动蛋白呈阳性表达，髓基质碱性蛋白

(MBP)、S100 蛋白、CD31、CD57 及 CD68 呈阴性表达。最终确定诊断为恶性胃肠道外间质瘤（EGIST）。

临床讨论与分析

恶性胃肠道间质瘤（gastrointestinal stromal tumor，GIST）是一组起源于胃肠道间质干细胞的肿瘤。恶性胃肠道外间质瘤（extragastrointestinal stromal tumor，EGIST）是发生在腹腔内的恶性 GIST，常发生在大网膜、肠系膜和后腹膜等处，也有生长在卵巢和膀胱的报道。恶性 EGIST 在临床上比较少见。文献报道，恶性 GIST 发生在胃者占 50%～60%，小肠 20%～30%，大肠 10%，食管 5%，而恶性 EGIST 仅占恶性 GIST 的 5%～7%。发病年龄为 31～82 岁，男女均可发病。临床症状主要表现为消化道出血、腹痛和腹部包块。由于对恶性 EGIST 的认识不足，过去常易误诊为平滑肌肿瘤、神经鞘瘤。因此，从临床及病理上需要与平滑肌肉瘤、恶性神经鞘瘤、脂肪肉瘤、间皮肉瘤、腹纤维瘤病及孤立性纤维肿瘤鉴别。

目前重要的鉴别手段是利用免疫组化检测是否存在 CD117 和 CD34 的表达。本病例在术后曾被误诊为大网膜恶性神经鞘瘤，后经重新阅读病理切片，并行免疫组化染色发现 CD117 和 CD34 呈强阳性表达才确诊为恶性 EGIST。此外，当恶性 EGIST 发生在女性患者时，还易被误诊为卵巢癌。虽然恶性 EGIST 的临床表现与卵巢癌有相似之处，如腹水、盆腹腔肿物、肿瘤标记物异常等，但是前者盆腹腔肿物的边缘常常是光滑的，影像学显示呈非浸润性生长，肿瘤标记物也只是略有升高。所以，当患者的盆腹腔肿物呈非浸润性生长和肿瘤标记物略有升高时应予以警惕，术前要考虑恶性 EGIST 的诊断，特别是术后应行 CD117 和 CD34 的免疫组化检测。目前对于恶性 EGIST 的治疗基本上借鉴恶性 GIST 的治疗方法，采用手术治疗，对辅助性的放疗及化疗不敏感。甲磺酸伊马替尼（格列卫）是一种选择性酪氨酸激酶抑制剂，目前已用于本病的辅助治疗，并显示出良好的应用前景。

蒋国庆　汤望舒　高雨农

第三部分

产科

病例 28　妊娠晚期合并自身免疫性肝炎

自身免疫性肝炎（autoimmune hepatitis，AIH）系一组慢性肝炎综合征，与自身免疫发病机制有关。其临床特征为好发于女性，呈慢性活动性肝炎表现，不易诊断。妊娠合并 AIH 少见。

病历摘要

患者，女，25 岁，宫内孕 33^{+2} 周，妊 2 产 0，因“发现黄疸且进行性加重 20 天”于 2001 年 9 月 7 日入院。患者 LMP：2001 年 1 月 14 日，月经周期 7/(26～28) 天，EDC（预产期）2001 年 10 月 21 日。停经后 40 天出现早孕反应，停经 4^{+} 月自觉胎动，孕期定期进行产前检查，未见异常。孕 6^{+} 月时左下肢出现红斑，约 6cm×5cm 大小，即口服强的松 10mg/d。孕 7 个月时因发烧（体温 38～39℃）下肢淤斑增多，遵医嘱将强的松增大剂量为 20mg/d。入院前 20 天发现尿液呈深黄色，随即巩膜、全身皮肤相继出现黄染，且逐渐加深。自发病以来无皮肤瘙痒，无乏力、消瘦；无食欲不振、恶心及呕吐；无腹痛、腹泻，大便呈黄褐色。入院前 8 天在当地医院查肝功能：ALT 774.1IU/L，AST 1166.8IU/L，ALT/AST 0.67，T-Bil 173.2μmol/L，D-Bil 67.2μmol/L，TP 66.3g/L，ALB 35.1g/L。在当地医院给予保肝治疗，三天后复查肝功能为 ALT 635.0IU/L，AST 910.8IU/L，T-Bil 242.7μmol/L，D-Bil 88.0μmol/L。在两家医院分别查肝炎病毒血清学检查均为阴性。抗平滑肌抗体1∶80。

患者 2 岁时曾患黄疸型肝炎后痊愈。1997 年因左下肢皮肤出现红斑，伴高热，曾于多家医院就诊，1998 年 10 月经病灶皮肤活检诊为“超敏性血管炎”，给予依夫兰、氯喹、强的松治疗。1999 年 6 月因 WBC 降低而停服依木兰，以后一直服用强的松 5mg/d，氯喹维持直至此次停经 40 天发现妊娠后停服。家族史无特殊。

入院查体： 巩膜、躯干、四肢皮肤明显黄染，浅表淋巴结不大。心、肺未见异常，肝、脾肋下未及，肝区无压痛。妊娠腹型，宫高 30cm，腹围 93cm，LOA，胎心 144 次/分。左下肢外侧可见一约 5cm×4cm 之红褐色瘀斑，双下肢无水肿。化验检查：WBC 6700/mm^3，HGB 122g/L，HCT 33%，PLT 119×10^9/L，嗜酸性粒细胞 2%，单核细胞 6%；尿蛋白（-），尿胆红素 3+，尿胆原（-）。立即给予肝泰乐 0.4g/d，古拉定（谷胱甘肽）0.6g/d，腺苷蛋氨酸（思美泰）1.0g/d 静脉滴注保肝、消黄疸治疗。入院后 3 天查肝功能：ALT 207IU/L，AST 450IU/L，T-Bil 249.8μmol/L，D-Bil 151.1μmol/L，TP 66.3g/L，ALB 35.1g/L，TBA 78.1μmol/L，ALP 150IU/L，γ-GT 24IU/L，Cr 40μmol/L，TG 4.17mmol/L，BUN 3.5μmol/L，PT 12.3s，APTT 34.4s，FPB 496mg/L，抗 HAV、抗 HCV 及 HBs-Ag、HBe-Ag、HBs-Ab、Hbe-Ab、HBc-Ab 均为阴性。B 超检查肝大小、形态正常，回声均匀，血管纹理清晰，胆囊内可及多个小结石。

治疗： 入院一周后加用甲基强的松龙 20mg/d，静点 3 天，此时妊娠 34 周$^{+3}$，于 9 月 17 日在联合麻醉下行子宫下段剖宫产术，分娩一男婴，体重 2250g，新生儿无窒息。术中见腹膜明显黄染，羊水亦呈金黄色。术后加大激素用量，甲基强的松龙 40mg/d，继续保肝治疗，用头孢类抗生素预防感染，术后体温正常。10 天后复查肝功能：ALT 88IU/L，AST 92IU/L，T-Bil 75μmol/L，D-Bil 54.8μmol/L，TP 71g/L，ALB 44g/L，TBA 18.31μmol/L，ALP 194IU/L，γ-GT 297IU/L。术后 12 天母子平安出院。随访 1 年，患者仍口服强的松 5mg/d。患者于产后1个月黄疸消退，复查肝功能正常，以后曾于产后3个月、半年时分别复查肝功能，均为正常。

临床讨论与分析

该病例特点为妊娠晚期出现明显黄疸伴肝功能受损，但无皮肤瘙痒。病程较长，一般状况较好，无明显乏力、厌食、恶心、呕吐等消化道症状，无贫血或出血性症状。

肝脏疾病中胆红素浓度明显升高常反映有严重的肝细胞损害。成人溶血性黄疸时血清胆红素很少超过85.5μmol/L，如超过此值常提示肝细胞损害或胆道阻塞。血清转氨酶升高在一定程度上反映肝细胞损害和坏死的程度，ALT超过正常上限值约20倍，一般只能是肝胆疾病，常是肝细胞损害。根据此患者胆红素曾高达1242.7μmol/L，ALT曾高达774.1IU/L，考虑患者应为肝细胞性黄疸。

妊娠期黄疸的主要原因为病毒性肝炎约占40%。由于妊娠期新陈代谢旺盛，肝负担加重，妊娠晚期感染病毒性肝炎时病情较严重，易发展为重症肝炎。有报道，孕妇肝炎的发生率约为非妊娠妇女的6倍。且国内外多数资料表明妊娠合并黄疸型肝炎发展为急性或亚急性重症肝炎比非妊娠期多，死亡率高。急性黄疸型肝炎以甲型肝炎（HAV）多见，人类对HAV普遍易感，感染后可获持久的特异性免疫力，很少再发。患者幼年时曾患过甲肝，且此次查抗HAV-IgM阴性，可除外。孕妇在妊娠任何时期都可能被感染病毒性肝炎，其中以乙型肝炎最为常见，但患者多次乙肝病毒血清学检查均为阴性，不支持。丙型肝炎（HCV）多发生在输血后5～12周内，患者无输血史，抗HCV抗体阴性。丁型肝炎必须同时有乙肝病毒感染时才致病。戊型肝炎为非甲非乙肝炎的肠道型，往往呈水源性暴发性流行，而患者居住地无此病流行史。综上可除外此患者因患病毒性肝炎所致的黄疸。

妊娠期胆汁淤积症（intrahepatic cholestasis of pregnancy，ICP）在妊娠期黄疸中占第二位，是一种以皮肤瘙痒、胆汁淤积和黄疸为临床表现的疾病。其发生机制不明，有明显的家族史，可能是一种基因外显率低的隐性遗传病，原因是雌激素和类固醇代谢的酶系统有缺陷。毛细胆管渗透性增加，水分外渗，胆栓形成。多在妊娠中、晚期发生，往往先有皮肤瘙痒，1～2 周以后出现黄疸，但黄疸多较轻，T-Bil 多在 85.5μmol/L 以下，平均为 34μmol/L，很少超过 137μmol/L。ALT 多正常或轻度升高，但胆酸可达正常的 10～100 倍。此患者巩膜、皮肤明显黄染，T-Bil最高达 247μmol/L，TBA 也升高，却始终无皮肤瘙痒，且 ALT 升高达 774IU/L，AST 达 1161IU/L，产后 10 天T-Bil仍高于正常值，与 ICP 不符。

妊娠急性脂肪肝（acute fatty liver of pregnancy，AFLP）是发生在妊娠晚期的一种严重并发症，病因不明，机制不清。其起病急骤，病情发展极为凶险。在妊娠末 3 个月出现急性多系统损害，脑、肾、胰、心等组织均有脂肪变性，以肝最为严重，黄疸属肝细胞性。母、儿死亡率均极高，直接死亡原因以 DIC 为主。化验血中尿酸明显增高，虽有黄疸，但尿中胆红素往往阴性。此患者发病近 20 天后方入院，虽然黄疸很严重，但一般状况良好，所以病史及临床表现不符，检查尿胆红素呈强阳性，血尿酸正常；无低血糖，B 超检查中也未显示急性脂肪肝特有的改变。

妊娠合并药物性肝炎其肝损害有两种因素，即药物本身的毒性和个体体质差异。前者有用药史，无先驱症状，可出现发热，常伴皮疹、瘙痒、蛋白尿、黄疸、关节痛等，药物过敏试验阳性，再次使用同一种药物，可出现类似的症状。往往在用药后1～4周出现肝功能受损，血中 WBC 常增多，嗜酸性粒细胞明显增多，往往大于 6%，该患者自停经 40 天后至入院已超过 6 个月未再服用过对肝功能有损害的氯喹，故亦不考虑药物毒性所致肝损害。

妊娠高血压疾病、重度子痫前期、子痫、HELLP综合征等也可发生黄疸，肝损害也多见，系全身动脉痉挛导致肝供血障碍所致。此患者并无血压升高及蛋白尿等特异表现，故应除外。

自身免疫性肝炎（autoimmune hepatitis，AIH）系一组慢性肝炎综合征。临床特征为好发于女性，呈慢性活动性肝炎表现，血清γ-球蛋白高达25g/L以上，非特异性自身免疫抗体阳性。发病中可除外病毒性肝炎、乙醇性或药物性肝损伤，而与自身免疫发病机制有关，对免疫抑制剂治疗有效。

根据1992年在英国布来顿国际肝病研究会提出AIH的诊断指标为：血清转氨酶升高，但血清碱性磷酸酶活性升高不明显；γ球蛋白多于正常值上限的1.5倍以上；平滑肌抗体（SMA）滴度为1∶80以上；肝炎病毒血清抗体：HAV-IgM（-），HBc-IgM（-），抗HCV（-），CMV-IgM（-）；近期内未接受过输血或血液制品；无饮酒嗜好；近期内无使用过已知对肝有毒性的药物史；患者或直系亲属中本身患有其他自身免疫性疾病；肝组织学变化：中度或重度慢性活动性肝炎伴碎屑样坏死。此患者符合该病的诊断标准。

AIH治疗的基本原理主要是抑制异常的自身免疫反应，清除缓解肝内炎症、肝细胞坏死和肝纤维化，清除或减轻症状，恢复肝功能，保持代偿状态和减少并发症等。治疗中应注意休息，补充营养，禁酒和避免药物性损害，但最重要的治疗还是免疫抑制剂治疗。该患者经甲基强的松龙治疗及一般治疗后肝功能明显改善，症状减轻，特别是妊娠终止后消除了妊娠对肝脏负担的加重因素，故患者病情很快得到缓解。

叶蓉华　赵文秋

病例 29　妊娠急性脂肪肝

妊娠急性脂肪肝（acute fatty liver of pregnancy，AFLP）是妊娠特发而且有致死性的严重并发症。由于此病的确切病因尚不清楚，至今还无有效的治疗方法，及早诊断和及时终止妊娠是取得良好预后的关键。

病历摘要

患者，女，32 岁，主因“宫内孕足月，妊 2 产 2，自然产后，黄疸原因待查，肝功能异常待查；产后尿潴留”于 2003 年 4 月 1 日就诊。患者平素月经规律，5/30 天，LMP：2002 年 6 月，具体日期不详。停经 30^+ 天时查出尿妊娠试验阳性，无明显早孕反应，胎动初始时间不清，孕期未进行过产前检查，胎动始终良好。在分娩前几天开始出现恶心、呕吐及上腹部不适，并伴乏力及嗜睡等症状。因见红 3 天，无阴道流液，请当地医务人员到家中接生。自诉“从腹痛到分娩约为 4 小时，产程中曾静脉应用催产针”，在产程中曾接受阴道检查。3 月 24 日分娩，新生儿无生命征象。自述胎儿上腹部有畸形，胎盘胎膜娩出顺利，未行宫腔操作，产后阴道出血不多。产后始终排尿不畅。产后 3 天开始出现腹胀。产后 8 天因排尿困难就诊于当地医院，检查时发现患者皮肤、巩膜黄染，腹软，肝脾未及，膀胱过度充盈，双下肢水肿（+++）。妇科检查发现阴道左下方有血肿 6cm×5cm 大小，宫底脐上 1 指，有压痛，轮廓不清，双附件未及异常。B 超显示胰增大，胰管增宽，脾厚，子宫内异常回声。心电图正常。HIV、HCV、TPHA 均阴性，WBC 36.0×10^9/ml，HGB 52g/

L，PLT 172×10^9/ml，N 75.1%，L 22.0%。尿蛋白（-），HBsAg 阴性，电解质、凝血功能正常，AMS 185IU/L。诊断为尿潴留，黄疸原因待查，留置导尿管后，4 月 1 日该患者急诊转入我院。患者既往体健，9 年前 1 次自然分娩，之后采取宫内环避孕，此次为取环后受孕。

入院查体： 皮肤、巩膜黄染，心肺（-），腹胀，肝脾触诊不满意，膀胱过度充盈，双下肢水肿（++），宫底脐下 1 指，无压痛，会阴体陈旧裂伤，上覆脓苔，左侧阴道壁血肿，张力不大。

辅助检查： 血常规 WBC 37.8×10^9/L，HGB 67g/L，余正常。肝功 ALT 36 IU/L，AST 91 IU/L，LDH 366 IU/L，ALP 318 IU/L，TBIL 189μmol/L，TP 50 g/L，BUN 7.6 mmol/L，Cr 91μmol/L，尿常规、凝血功能及电解质均正常，尿 AMS 524 IU/L。患者行 B 超检查，示肝脏炎性改变可能，转入消化内科留驻观察，给予西力欣、灭滴灵抗炎及保肝治疗。

4 月 2 日病人出现腹水且进行性增加，查血常规 WBC 21.3×10^9/L，HGB 63g/L，余正常，肝功 ALT 35IU/L，AST 94IU/L，LDH 302IU/L，ALP 242IU/L，TBIL 131.1μmol/L，尿常规正常，血网织红细胞 25.53%，妇产科 B 超提示子宫内膜后壁厚，回声不均，宫腔少量积液，腹腔积液。

4 月 3 日查血常规 WBC 20.8×10^9/L，HGB 5.8g/L，余正常，肝功 ALT 29 IU/L，AST 66 IU/L，LDH 106 IU/L，ALP 160 IU/L，TBA 34.5 μmol/L，TBIL 109.7μmol/L，DBIL 79.3μmol/L，凝血功能正常。

4 月 4 日 B 超显示大量腹水，行腹穿抽出腹水 500ml，腹水常规示细胞数 160/ml，比重 1.020，李氏反应阳性，ADA 7.6 IU/L；骨穿检查示粒系毒性改变；复查 RPR、HAV、HIV、HEV、乙肝五项均阴性；肝功 ALT 47 IU/L，AST 91 IU/L，ALP 183 IU/L，TBA 17.9μmol/L，TBIL 94.6μmol/L，DBIL

72.4μmol/L，TP 48 g/L，尿常规正常。

4月5日拔尿管，查血常规 WBC 19.6×10⁹/L，HGB 82 g/L，余正常，肝功 ALT 45 IU/L，LDH 106 IU/L，ALP 207 IU/L，TBIL 78.3μmol/L。

4月6日患者排尿仍困难，B超示腹腔积液，尿潴留，再次留置导尿。妇产科检查宫底无明显下降，子宫压痛加重，血性恶露，量中，会阴污秽，有散在脓痱疹；B超示宫内异常回声5.2cm×2.2cm，脂肪肝，胰腺稍大；血叶酸＞20.0ng/ml，$VitB_{12}$ 393 pg/ml，铁 10.2μmol/L，TIBC 56μmol/L，UIBC 46μmol/L，铁蛋白142.6ng/ml；查 WBC 12.8×10⁹/L，HGB 86 g/L，ALT 110 IU/L，AST 160 IU/L；考虑妊娠期急性脂肪肝可能，产褥感染，宫腔积血，阴道血肿（陈旧性）。

妇产科于4月8日在B超监测下行清宫术，清除宫内积血块600ml，术后病理回报为大量坏死蜕变的蜕膜组织及血块，术后继续抗炎和加强宫缩治疗。

4月10日在B超引导下行肝穿刺术，病理回报为肝小叶内灶状肝细胞脂肪变性，4月14日复查血常规 WBC 6.20×10⁹/L，HGB 148 g/L，余正常，肝功 ALT 75 IU/L，TBIL 30.4μmol/L，病情平稳，子宫复旧良好，出院继续治疗。

临床讨论与分析

A医师（妇科）　该患者宫内孕足月，在分娩前几天开始出现恶心、呕吐及上腹部不适，并伴乏力及嗜睡等症状，未去医院检查。临产前胎动好，自诉临产后也有胎动但未听胎心，从腹痛到胎儿娩出共4小时，新生儿为死产。产后3天出现腹胀，产后8天因出现排尿困难，去当地医院就诊时发现患者皮肤及巩膜黄染，转入我院。否认既往肝病病史。查体：皮肤及巩膜均黄染，腹部膨隆，肝脾触诊均不满意，子宫收缩好，阴道出血不多。化验检查：AST 91IU/L，ALT 36IU/L，TBIL 189μmol/L，凝血功能正常范围。综合上述病历特点考虑该患者可能诊断妊娠期急性脂肪肝。AFLP 常发生在妊娠晚期，一般起病初期仅有恶心、呕吐、乏力及上腹部不适，一周左右出现黄疸，常引起肝功能异常，并可导致死胎或死产等，严重时出现凝血功能障碍。该病应与急性重症肝炎鉴别，该患者乙肝五项阴性，肝酶增高不明显，不支持该诊断。肝组织学检查可明确诊断。

B 医师（消化科）　患者无肝炎症状，黄疸起始时间不详，肝酶升高不明显，胆红素升高明显，肝炎病原学检查正常，不支持病毒性肝炎的诊断。患者肝酶波动时高时低，可以说符合慢性肝炎改变，但 ALT 正常，而胆红素不正常，故不支持此诊断。目前病人情况可以考虑由营养不良导致的肝酶轻度异常，此外，产科疾病所致肝功改变不能除外。消化科治疗以保肝为主。

C 医师（产科）　AFLP 是一种发生于妊娠晚期或产褥早期的罕见的、发病急骤、迅速恶化、可引起严重的多系统器官的衰竭和死亡的并发症，约 50%～100%的 AFLP 患者伴妊娠高血压疾病。其发病率虽然很低，在妊娠人群中约为 1∶(13 328～15 900)，但所致的母儿病死率高达 75%～85%。以黄疸、凝血障碍、脑病及肝脏小脂滴脂肪变性为特征。目前推荐的治疗方案是在早期识别的基础上迅速分娩和最大限度的支持治疗，其中决定性的是尽快分娩。由于本病与妊娠相关，大部分患者在终止妊娠后可以自愈，迄今尚无 AFLP 产前得以康复的报道，而大多数患者的肝功能在产后迅速改善。所以，及时终止妊娠是最重要的处理方法。此患者系产后发病，以感染、贫血、黄疸、腹水、肝酶轻度升高为特点，除外病毒性肝炎。产后 17 天，肝穿刺病理报告为肝细胞脂肪变性，本病确诊。AFLP 临床表现多样，此患者因系产后，妊娠已终止，故恰当的支持疗法使患者得以较快的康复。

D医师（超声诊断科） 妊娠急性脂肪肝临床上较少见，病因不明确，具有病情发展迅速，母婴死亡率高等特点，应予以高度重视。孕妇可以在妊娠期间感染病毒性肝炎或患其他类型肝病。而妊娠急性脂肪肝和一般常见的病毒性肝炎临床上并不易区别，与一般常见的脂肪肝病因也不完全相同。其病因与孕妇处于应激状态、激素水平改变等因素引起体内代谢变化有关，其脂肪动员增加导致脂肪酸进入肝脏增加，利于脂肪在肝细胞内沉积，蛋白质代谢紊乱，脂蛋白缺乏可促进肝细胞脂肪变性和沉积。其特点是病情进展快，病理有明显改变。妊娠急性脂肪肝可具有一般脂肪肝的超声特点：①轻度者肝体积无增大，包膜光滑，内部回声均匀增强，血管纹理清晰；②随着病情进展，除回声增强外，远场可出现不同程度的声衰减；③重症者可出现不同程度腹水，但与病毒性肝炎肝硬化所致腹水在肝形态、包膜及内部回声完全不同，容易鉴别；④妊娠急性脂肪肝最大的特点是声像图随病情快速进展，亦有不同程度的变化，此点与一般脂肪肝不同，超声随诊观察其变化有着重要的临床意义；⑤超声引导下自动活检是一种可依赖的微创、简便易行的获取病理的重要手段。迄今，产科与我科多年的科研合作已经在重度先兆子痫和HELLP综合征及AFLP的诊断方面取得不少经验。

E医师（产科） 妊娠急性脂肪肝是妊娠特发而且有致死性的严重并发症。在1980年前，AFLP被认为是罕见的，发病率低，大约为1/1 000 000，母儿病死率高达85%。伴随着对此病认识的不断提高，国内外有关此病的研究报道在不断增加，近年报道的发病率为1/6 000～1/10 000，孕产妇死亡率降到了0～18%，围产死亡率降到15%～23%。由于此病的确切病因尚不清楚，至今还无有效的治疗方法，及早诊断和及时终止妊娠是取得良好预后的关键。最近我们及国外学者的研究证明线粒体脂肪酸氧化缺陷与AFLP的发病有关。长链3-羟酰基辅酶A脱氢酶(LCHAD)为线粒体内调节长链脂肪酸氧化的复合酶之一，G1528C突变是LCHAD基因常见的基因突变，当杂合子孕妇怀有纯合子胎儿时约70%的孕妇发生AFLP。此外，因为本病好发于多胎妊娠，14.5%的报告病例都与双胎有关，有学者认为是由于孕妇体内性激素的改变抑制了线粒体脂肪酸氧化，游离脂肪酸和代谢产物的毒性作用可能导致了AFLP的发生。

本病的病理特点是肝的微滴性脂肪浸润。以往认为，一经发现，AFLP就已经进入很严重的阶段，现在知道AFLP的临床表现形式变化很大，也存在轻度的AFLP。虽然在疾病的早期阶段有症状不明显者，但疲乏、不适和头痛见于大多数病人。绝大多数患者起病迅猛，70%的病人有恶心和呕吐，50%～80%的病人有右上腹痛或上腹痛，1～2周后出现渐进性黄疸，但很少伴有瘙痒。如果能在疾病的早期阶段或肝外并发症发生之前及时阻断病程，期望预后良好。组织学诊断的金标准是取用新鲜的肝组织经油红O脂肪特殊染色可见肝细胞内的微滴性脂肪浸润。研究显示肝的超声、CT、MRI等影像学检查在诊断AFLP方面虽然有一定的帮助但敏感性还是很差。有报道超声的诊断率仅为25%～50%，CT为45%～50%，MRI为0%。

妊娠期肝损害包括病毒性肝炎、HELLP综合征、先兆子痫引发的肝损害、妊娠肝内胆汁淤积症、妊娠剧吐、药物或酒精引起的肝损害，其他尚有Budd-Chiari综合征（闭塞性肝静脉炎综合征）、自身免疫性肝炎及血栓性微血管病。需要与AFLP鉴别诊断的疾病主要有妊娠肝内胆汁淤积症，临床以瘙痒、黄疸为特征，胆红素水平很少超过5mg/dl，转氨酶正常或略有增高，血清胆汁酸升高，严重病例可因Vit K缺乏而导致产后出血。与AFLP不同的是本病很少有腹痛、恶心、呕吐、肝衰竭和DIC，瘙痒很少见于AFLP。急性病毒性肝炎是妊娠期黄疸的最常见原因，由于AFLP与急性病毒性肝炎存在相似的临床表现和共同的实验室检查改变（包括转氨酶、胆红素和凝血酶原时间），两者的鉴别有一定的困难。但急性病毒性肝炎转氨酶明显高于AFLP，常在1000IU以上（范围400IU～4000IU）。尿酸水平在AFLP明显升高但在急性病毒性肝炎很少升高。诊断急性病毒性肝炎不仅需要病史，还要有病毒血清学检查，到目前为止已经有许多血清学指标有助于病毒性肝炎的诊断，在某些病例肝活检是唯一可靠的鉴别方法。AFLP常常伴有先兆子痫，我们和国外都有研究揭示在先兆子痫、HELLP综合征及AFLP均可见到肝的微滴性脂肪浸润，认为AFLP是先兆子痫的不同表现类型，是先兆子痫、HELLP综合征的最严重的表现形式或阶段。其他如酒精、药物诱发的肝损害可有明确的病史，均不难与AFLP相鉴别。

AFLP通常发生在晚期妊娠，现已有较多的有关此病发生于中期妊娠及产后的报道。AFLP为自限性疾病，如果能早期诊断并及时终止妊娠，给以有效的支持疗法和预防并发症，可获治愈。本例很可能发生在妊娠晚期，并在产后有所加重。诊断明确，B超提示了进行性改变的肝脏影像学特征，肝组织的油红O脂肪特殊染色及HE染色显示了肝脂肪变的病理学改变。因妊娠已经终止，并给以相应的支持疗法和预防并发症的处理，病情很快得到控制，此例围产结局则不无遗憾，提高各级医师对此病的再认识显得尤为重要。

杨 孜 李 蓉

病例 30　双胎妊娠合并重度肝损害

目前妊娠合并肝损害的患者较多，部分患者病情危重且死亡率高。为了总结妊娠期肝损害的治疗经验，现将临床病例讨论报告如下。

病历摘要（第一部分）

患者，女，28 岁，因“宫内妊娠 35^{+2} 周、妊 2 产 0，恶心、纳差、腹泻，肝功能异常”入院。患者平时月经规律，LMP：2001 年 9 月 14 日，EDC：2002 年 6 月 21 日。孕 40 余天时出现早孕反应，建立围产期保健手册，但未定期进行系统产前检查。自述孕 4 月余出现胎动，约孕 30 周时开始出现下肢轻度水肿，未感其他不适，也未到医院就诊。于入院前 10 天（2002 年 5 月）左右无明显诱因开始出现恶心、纳差、腹泻，到我院消化科就诊，并对症治疗，未见明显好转。两周后肝功能化验提示：丙氨酸氨基转移酶（ALT）69U/L、血总胆红素（TBIL）127μmol/L、直接胆红素（DBIL）105 μmol/L、间接胆红素（IBIL）21.9 μmol/L。到产科检查，发现 BP 130/90mmHg、尿蛋白（+）、双巩膜轻度黄染。B 超检查提示双胎，一头一臀位，以“宫内妊娠 35^{+2} 周，双胎妊娠；轻度妊娠高血压综合征；黄疸原因待查”急诊收入院。

患者初潮 14 岁，周期 9/30 天。24 岁结婚，1999 年流产一次。2 年前患有甲状腺桥本症，予以甲状腺素片治疗后好转。孕期一直服用甲状腺素片 50mg/d，否认其他病史。丈夫 30 岁，身体健康。

入院查体：T 36.5℃，P 88 次/分，R 20 次/分，BP 130/90 mmHg；患者自由体位，神志清除，合作，语言清晰；全身皮肤及双侧结膜轻度黄染，双侧甲状腺未及明显异常，心肺均未闻及异常，双下肢及下腹壁轻度水肿。产科检查：宫高 47cm，腹围 103cm，双胎，LSP/ROA，胎心 145bpm/min，骨盆各径线未及异常。尿常规示：尿蛋白（+），B 超提示宫内妊娠、双胎，一头位、一臀位。

入院后当日，发现患者黄疸进行性加深，一个胎儿出现胎心减速 120bpm。经吸氧，左侧卧位，静滴 5%葡萄糖液 500ml 加维生素 C 后，均未见明显好转，另一胎儿相继出现胎心减速。患者足踝部开始出现出血点，注射部位出现瘀斑，急查肝功能回报：ALT 81 U/L，TBIL 188μmol/L，Cr 181 μmol/L，PLT 8.3×10^9/L，血糖 5.9 mmol/L。凝血功能检查：（血浆）凝血酶原时间（PT）、PT 比值（PT-R）、活化部分凝血活酶时间（APTT）、凝血酶凝固时间（TT）均明显延长，降解纤维蛋白原片段（DFbg）降低。给予保肝、保肾治疗的同时，急查 DIC 全套化验，并于入院当晚在全麻下行剖宫产，手术中见子宫收缩尚好，缝合子宫及逐层关腹，在缝合筋膜层后，皮下出现组织广泛渗血，呈不凝固状态，手术完毕。此时急查的 DIC 全套已回报：（血浆）硫酸鱼精蛋白副凝试验（3P）（+），（血清）纤维蛋白降解产物（FDP）（+），D-二聚体（D-dimer）（+），弥漫性血管内凝血（DIC）诊断成立。立即输入冰冻血浆 400ml，纤维蛋白 2g；计算尿量每小时少于 25ml，立即给速尿 40mg。术后再查肝肾功能及其他生化指标均无明显改善。患者于术后当晚水肿逐渐加重，出现少尿和腹水。化验检查提示：WBC 26.1×10^9/L，HGB 63g/L，PLT 65×10^9/L，尿检示尿蛋白（+），尿胆原（UBG）32μmol/L，尿胆红素（BIL）（++），ATL 42U/L，TBIL 166.7μmol/L，DBIL 134.1μmol/L，IBIL 32.6μmol/L，ALB 45g/L，TP 22.1g/L，BUN 12.41mmol/L，肌酐（Cr）241μmol/L，血糖 2.93mmol/L，总胆汁酸（TBA）53.4μmol/L，3P（+）；甲功六项报：游离三碘甲状腺原氨酸（FT_3）1.65pmol/L，游离甲状腺素（FT_4）10.73pmol/L，促甲状腺激素（FSH）0.28μIU/ml，TSH 30.339μIU/ml。B超检查提示轻度脂肪肝、胆囊水肿、腹水、肝肾包膜下积液，考虑为妊娠期急性脂肪肝、多脏器衰竭，转重症监护病房（ICU）治疗。5月25日血氨为83μmol/L，患者出现肝性昏迷，故请全院会诊讨论。

剖宫产获得两个活男性新生儿，体重分别为2440g和2360g，Apagar评分1分钟2分，5分钟3分，20分钟后分别评6分和9分，即转新生儿监护病房（NICU）治疗。

并根据讨论意见行人工肝治疗，同时保肝、护肾、抗炎、降氨、纠正电解质平衡等对症治疗后，患者痊愈出院。现此患者健康，两个男孩健在。

临床讨论与分析

A医师（消化科） 患者孕晚期，5月12日和20日前后两次来消化科就诊，就诊原因是腹泻，当时针对腹泻对症治疗，病情时好时坏，因5月16日出现黄疸，随即血清学检查肝功能，发现总胆红素127μmol/L，直接胆红素105μmol/L。20日再复查时，TBIL 173μmol/L，较前明显上升。胆红素是人类胆色素的主要成分，是血红蛋白和其他含铁卟啉蛋白质中卟啉部分正常代谢产物，如果产生过多或肝脏的排泄功能受损，则血浆胆红素升高，出现黄疸。该患者胆红素以直接胆红素升高为主，为肝细胞损伤所至，病情发展较迅速。妊娠期急性脂肪肝为少见病。此病原因不明，可能与营养不良有关，多胎占一定比例，此外也有人认为妊娠期激素变化引起脂肪代谢异常或病毒感染也可能与本病有关。常发生于妊娠晚期。多见于初产妇。起病急，有明显无力、恶心、呕吐。病情急剧进展恶化，发生肝功能衰竭及弥漫性血管内凝血，易误诊为重症肝炎。不同点在于本病起病时无发烧，肝昏迷程度、肝缩小、ALT及胆红素升高均不如重症肝炎严重。从该患者病情表现及肝功能检查结果看，诊断为AFLP的支持点较多，AFLP的早期有恶心、呕吐、食欲不振、乏力等不适，并有上腹痛及进行性黄疸，但该患者表现为不明原因的腹泻，也许是一种少见的病例。AFLP主要与病毒性肝炎、药物性肝炎、HELLP综合征相鉴别。该患者妊娠高血压综合征较轻，应该属于AFLP并发症。患者的病毒标记物均未查过，现在尚不能完全排除病毒性肝炎。病毒性肝炎治疗应该以保肝、护肝、促肝细胞生长的药物为主。AFLP死亡率高，现患者正进入肝昏迷期，预后较差，可以在胃管内滴入乳果糖及新霉素，减少氨的生成。可否进行人工肝治疗，也许有好转的可能。

B医师（妇产科） 患者为双胎妊娠35^{+2}周，妊娠高血压综合征，急性肝损害。根据目前患者情况及检查结果来看，其黄疸的原因有待确定。黄疸根据其发病机理可分为四种：(1) 溶血性黄疸：重度妊娠高血压综合征并发HELLP综合征，但该患者的血液检查结果不支持血红细胞溶解。AFLP时凝血酶原时间、部分凝血活酶时间、纤维蛋白原和血小板计数均不正常。当HELLP综合征时，则除血小板低外其他各项正常。(2) 肝细胞性黄疸：患者乙肝三对检查，除HbsAb（＋）外，其余均为阴性，其他肝炎标记物甲、丙、丁、戊均未回报，是否为病毒性肝炎尚无定论。病毒性肝炎时肝酶升高较明显，同时病毒性肝炎中发生DIC很少见。此患者检查似不支持。(3) 阻塞性黄疸：如肝内阻塞则为产科的妊娠期肝内胆汁淤积症（ICP)。但该患者无瘙痒的表现，肝功检查无胆汁酸的升高，而且ICP，则终止妊娠后即应好转，该患者表现也不支持。(4) 药物性肝炎：患者除因甲状腺桥本症每天口服甲状腺素片 50mg 外，无其他长期口服用药物的病史，不至于引起药物型肝炎。该患者在晚期妊娠出现纳差、腹泻，曾有恶心，病情发展迅速，短时间内出现 DIC 和急性肾衰竭。血清学检查，肝酶轻度升高伴血清 TBIL 的升高，以 DBIL 升高为主，加之凝血指标异常和外周血白细胞增多、低血糖表现，以及 B 超检查结果，均支持 AFLP 诊断。

AFLP 是发生在孕晚期的一种少见的严重疾病，孕产妇死亡率高达 80%以上，预后极差。其围产儿死亡率也极高，我们及时进行了剖宫产，解除了患者的负担，挽救了两个早产男婴。现患者进入了肝昏迷期，病情急剧恶化，急需制定合理的治疗方案。

C 医师（妇产科）　现在已确定为肝性昏迷，根据病史、症状及体征，产前检查 TORCH 为正常，乙肝表面抗原阴性，其他甲、丙、丁、戊检查结果待报，但诊断为妊娠合并急性脂肪肝的可能性极大。该诊断支持点：①AFLP 发病常常在平均孕 36 周，14%发生在双胎，男女婴性别比约为 3∶1。该患者孕 35^{+2} 周、双胎，均为男婴。②AFLP 时凝血酶原时间、部分凝血活酶时间、纤维蛋白原、血小板计数均不正常，而 HELLP 综合征除血小板外，其他各项均正常。③DIC 在病毒性肝炎很少见，因此不支持病毒性肝炎。④血清转氨酶升高的幅度不大，也支持 AFLP。该患者肾功损害出现较早。⑤AFLP 的病例约 25%出现低血糖，低血糖的出现提示肝衰的加重。AFLP 较凶险，死亡率高。目前 B 超检查提示肝缩小，腹水多，是肝脏实质性病变所致。总的来说，预后较差。对疾病给予及时恰当的治疗很重要。目前应当纠正低蛋白血症，利于伤口的愈合，避免出现伤口裂开。目前用罗氏芬抗感染已足够，如加用肠道抗生素更好，可控制血氨的生成。

D 医师（传染科）　该患者在诊断上有几个可能，①重症肝炎？特别在妊娠晚期的黄疸型肝炎易发展为重症肝炎，死亡率高达80%。②肝性脑病。③急性脂肪肝？现患者的轻度妊高征和DIC已经控制，肝脏问题主要与病毒性肝炎相鉴别。其病毒标志物检查虽然未回报，目前考虑重症肝炎的可能性大。诊断依据：①肝性脑病，表现为患者计数能力差，定向力差，②短时间内黄疸迅速上升，③注射部位有淤血，④肝肾综合征，⑤低蛋白血症，⑥B超示肝缩小。妊娠急性脂肪肝的病例不多，了解得不多，目前尚不能确定。在治疗上以控制肝细胞坏死，促肝细胞生成为主，可使用肝细胞生成素80～120mg/d。治疗肝性脑病，给予低血氨药物，同时防治感染，包括肠道感染和全身感染。防治DIC及肝肾综合征，若现在电解质紊乱会加重肝性脑病，要注意及时监测和纠正电解质紊乱，纠正高胆红素血症，尽量给新鲜血浆，并给降黄素、思美泰及门冬氨酸钾镁，合理补充白蛋白，应保证每日补充白蛋白30g，纠正低蛋白血症。

E医师（内分泌科） 患者为年轻女性，两年前患甲状腺桥本症。这是慢性淋巴性甲状腺炎，是一种自身免疫性疾病。其表现主要是甲状腺功能低下。该患者孕期每天服用甲状腺素片50mg。从术后检查的甲状腺功能六项上看，提示短期内每天服用的甲状腺素药量不足。患者术后化验结果，也提示一过性甲状腺功能下降，因此需增加甲状腺素服用剂量，由原来每日50mg增加至第一天100mg，后隔日70mg/d，然后根据复查甲状腺功能结果调节剂量。甲状腺疾病的治疗对目前疾病的转归是有帮助的。

F医师（神经内科） 从神经内科角度看，其中毒性脑病的病因可能来源于三个方面：①肝性脑病；②高胆红素血症直接损害脑组织；③甲状腺功能低下。为进一步明确诊断，应做脑电图检查和MRI颅脑扫描，但患者病情重，难以配合，可以暂时不做。目前应以治疗原发病为主，减轻脑水肿，补充白蛋白及激素治疗，可用速尿，因肾功能不好，不用甘露醇；及时纠正电解质平衡，保持循环血量，防止上矢状窦血栓形成。现无抽搐，抗惊厥药可暂时不用。

G医师（肝病科） 该患者在妊娠晚期发病，妇产科及时发现病情变化，处理得当，承担了巨大的风险，及时成功地抢救出了双胞胎儿，术后对DIC及肾衰处理得当，病情基本控制，为下一步的治疗奠定了基础。目前诊断：①高胆红素血症；②肝性脑病；③肝肾功能异常；④凝血功能异常。妊娠期黄疸常见于几种情况：①妊娠期特发性黄疸；②妊娠并发重症肝炎；③妊娠期急性脂肪肝；④其他的妊娠并发症。根据该患者的病史、症状及体征考虑为后两种情况可能大，预后差，其中尿胆红素阳性又与妊娠合并重症肝炎相符合，病情较复杂。若为急性妊娠脂肪肝则死亡率高，治疗上无更好的办法；若为重症肝炎则还有一线希望。有时妊娠合并重症肝炎不一定由病毒引起，可以由免疫机制异常引起。该患者病程十余天，介于暴发性肝炎与亚急性肝炎之间。目前在治疗上基本同意保肝、降氨、纠正低钾及低钠血症，可以考虑人工肝治疗。人工肝治疗进行得越早，预后也越好，其成功率也越高，晚则预后差。根据以往的经验，一些肝昏迷的患者经人工肝治疗后马上苏醒，挽救了生命。

H医师（肝病科） 了解了病史及前段病情治疗情况。关于以后的治疗，同意前位医生的意见。考虑到患者可能有慢性肝炎存在，既往有甲状腺桥本症，现出现大量腹水和胸水，而急性肝炎产生大量腹水的少见，多见于慢性肝炎、肝硬化，故急性肝炎可能性不大。现肝炎病毒标记物检查结果已报回，均为阴性，排除了病毒性肝炎。妊娠期慢性活动性肝炎是常见的，不一定由病毒引起，可因自身免疫因素造成。自身免疫性肝炎多见于女性。关于的腹水来源，主要可由体内细胞外液渗出形成。腹水分为渗出液和漏出液，此患者可能为渗出液。综合患者情况，诊断

AFLP 的支持点较多，在个别点又倾向于重症肝炎。由于对以往病史不清，现患者病情复杂、危重，未能进行肝穿，抽腹水化验检查有助于诊断。在抽腹水检查的同时，可注入抗生素。也可以考虑使用激素，并加新鲜血浆和白蛋白交替使用。另外如家属同意，可加人工肝治疗，并要尽早实施。以往的经验表明，如患者进入肝昏迷Ⅲ期后再实施人工肝治疗效果差。如能尽早使用人工肝治疗，则可提高患者生存的希望。在此同时，加用丙种球蛋白可提高免疫力。

病历摘要（第二部分）

根据专家会诊讨论意见，立即对患者行人工肝治疗，同时保护肝、肾功能治疗，抗炎治疗，降氨、纠正电解质平衡等对症治疗。在保肝，保肾，降氨，纠正低血钠、低血钾，抗感染和补充白蛋白等治疗的同时，及时进行了人工肝血浆置换术，术中血流速度 60～70ml/min，血浆分离度 30％，常规使用速避凝和肝素钠抗凝，10％葡萄糖酸钙及地塞米松抗过敏治疗，手术历时 4 小时后结束，术后第 5 天患者清醒，患者状况逐渐好转，第 17 天痊愈出院。随访母儿均健在。

张静嫒　吴瑞芳

病例31　妊娠合并糖尿病并发酮症酸中毒

病历摘要

患者，女，23岁，主因“停经29周，出现乏力4天，胸闷、心慌及胎动减少1天”于2004年3月11日由外院转入我院。患者平素月经规律，LMP：2003年8月18日，EDC：2004年5月25日，早、中孕期经过顺利，定期外院检查，未发现异常。患者自述停经4个月时，曾查空腹血糖（fasting plasma glucose，FPG）正常。入院前4天，无明显诱因出现乏力，经休息无明显好转。入院前一天感胸闷、心慌以及胎动减少，外院就诊血压正常，心率快达126次/分，急查血糖（plasma glucose，PG）36mmol/L，尿酮体强阳性，给予胰岛素静脉点滴，效果不明显，复查测PG 30mmol/L，急诊转入我院。患者初潮13岁，月经周期（4～5）/30天，21岁结婚，妊1产0。既往体健，四年前曾外伤后眼底出血。否认糖尿病、高血压及肾病等病史。奶奶及父亲均患有糖尿病。

入院查体：BP 100/60mmHg，R 30次/分，P 120次/分，身高162cm，体重52kg。神志清，可平卧。心肺无异常，腹部膨隆、软、无压痛，肝脾未触及，双下肢无水肿。产科检查：宫高23cm，腹围84cm，头先露，胎心124次/分。

辅助检查：血常规无异常，PG 29mmol/L，HbA_{1c} 14.3%，血TG 3.16mmol/L，HDL 1.65mmol/L，LDL 2.12mmol/L，CH 4.82mmol/L。肝功能正常，血BUN 8.14mmol/L，肌酐正常，肌酐清除率42.3ml/min。血气检查：pH 7.2mmol/L，HCO_3^-降低，

尿酮体强阳性，尿蛋白阴性。心电图：窦性心动过速。眼底检查：正常。B超检查：未见明显胎儿结构畸形，羊水中等。

入院诊断： 宫内孕 29 周，妊 1 产 0，妊娠期糖尿病合并酮症酸中毒。

该患者入院后即应用短效胰岛素 4～6U/h，持续静滴，纠正酮症酸中毒，同时纠正脱水及水电解质失衡，经处理，在患者入院 24 小时后尿酮体转阴性，积极控制孕妇血糖接近正常，行产前监护了解胎儿宫内状况，严密观察，于孕 37 周自然分娩一男婴，出生体重3300g。产后复查空腹血糖，持续 ＞7.0mmol/L，诊断为糖尿病，产后哺乳期继续应用胰岛素。出院后，转入内分泌科随诊，继续治疗糖尿病。

临床讨论与分析

妊娠合并糖尿病（gestational diabetes mellitus，GDM）是妊娠期最常见的内科合并症之一。近年来，国内学者对 GDM 认识的提高及重视了妊娠期糖尿病的筛查，使得该病检出率明显提高，目前尚缺乏来自全国范围内关于 GDM 发生率资料报道。尽管随着人们对诊断、孕期处理及监测水平等方面水平的提高，母、儿结局已得到明显改善。但在许多未开展孕期糖尿病筛查的地区，以致妊娠期出现了母、儿严重并发症，如糖尿病并发酮症酸中毒（diabetic ketoacidosis，DKA），糖尿病才得以诊断，现结合病例进行相关讨论。

妊娠合并糖尿病包括孕前患有糖尿病者（糖尿病合并妊娠）以及妊娠期糖尿病（GDM）。GDM 是指妊娠期发生或首次发现的不同程度的糖耐量异常，约占 80%～90%。尽管妊娠合并糖尿病会导致母、儿并发症的增加，随着人们对诊断、孕期处理及监测水平等方面水平的提高，母、儿结局已得到明显改善。我院曾总结发现 GDM 者仅子痫前期、巨大儿以及新生儿红细胞增多症高于同期糖代谢正常孕妇，其他母、儿并发症均无增加。该结果进一步提示，孕期及时对 GDM 进行筛查、诊断，加强 GDM 者的规范化管理，母、儿预后较好。但是，如果糖尿病孕期未能得到及时诊断与处理时，一些严重并发症如 DKA 等仍有可能发生，就像上述病例。DKA 一旦发生将对孕妇和胎儿构成严重的危害，胎儿死亡率极高，但通过妊娠合并糖尿病的及时诊断和规范化治疗，可预防 DKA 的发生。

妊娠合并 DKA 的特点、诊断与处理：DKA 是糖尿病的一种严重急性并发症。妊娠期 DKA 的发生率较低，邓庆珊等总结 1981 年 1 月～2004 年 12 月的 24 年间，北京大学第一医院共 10 例 DKA，占同期妊娠糖尿病的 0.9%。主要见于Ⅰ型糖尿病和新发现的糖尿病孕妇，报告的 10 例病人中 3 例产前诊断糖尿病 (DM)，7 例孕期首次发现血糖升高，在产后随访中除 1 例失访，6 例最终被诊断为 DM，无 1 例发生在 GDM 和妊娠期糖耐量受损的孕妇中。妊娠期并发 DKA 的主要原因在于高血糖及胰岛素相对或绝对缺乏，导致体内血糖不能被利用，体内脂肪分解增加，酮体产生增多。由于孕期代谢变化特点如胎盘分泌胎盘泌乳素等激素具有明显促进脂肪分解的作用，使得糖尿病孕妇更易并发酮症酸中毒，有时血糖仅轻度升高 8.33～16.66 mmol/L (150～300mg/ml) 就能并发 DKA。由于 DKA 病程发展较快，临床表现易与其他疾病混淆，一旦延误诊治，可以危及孕产妇和围产儿。孕妇因脱水导致低血容量及电解质紊乱，严重时诱导昏迷甚至死亡。酮症酸中毒发生在早孕期具有致畸作用，中、晚孕期将加重胎儿慢性缺氧、酸中毒，并且还可导致胎儿水电解质紊乱，严重时引起胎死宫内，我院 10 例妊娠并发 DKA 者，4 例发生胎死宫内。胎儿缺氧程度与代谢紊乱程度有关，随着酸中毒纠正，胎儿缺氧得以缓解。另外，可危害胎儿神经系统发育。

任何引起或加重胰岛素绝对或相对不足的因素，均可成为 DKA 的诱因。包括 DKA 发病前糖尿病未能及时得到诊断与处理，致使孕期血糖不能有效控制而发展到DKA。妊娠期及早诊断糖尿病和采取有效治疗保持孕期血糖正常是预防DKA发生的关键；其次，随着孕周的增长，孕妇体内对抗胰岛素的激素增加，机体对胰岛素抵抗在孕26～34周达到高峰，此时段是DKA的高发期。对于孕前已患有DM者，此时需要调整胰岛素的用量来控制血糖。在使用胰岛素治疗中，应使患者自己对糖尿病的发生、发展及后果有清楚的认识，了解长期坚持控制血糖的重要性，不可随便停药或减量。其他诱因，如机体在感染和应激状态下分泌的肾上腺糖皮质激素、胰高血糖素和肾上腺素是胰岛素的拮抗激素，造成胰岛素相对不足；使用糖皮质激素可以促使肝糖原异生，抑制肌肉对糖的摄入，增加机体对胰岛素的抵抗；使用葡萄糖直接增加血糖浓度，这些情况下血糖升高，如果不调整胰岛素用量，血糖会进一步上升，可诱发DKA。Beatrice和Bedalov都报导过使用糖皮质激素治疗先兆早产引起DKA的病例，认为在使用这类药物时应同时调整胰岛素的用量来避免发生DKA。先兆子痫影响生理缓冲系统代偿功能，也能诱发DKA。当有两个或两个以上的诱因同时存在时，酮症酸中毒发生的可能性更大。

在北京大学第一医院报告的病例中没有孕妇死亡，围产儿死亡率达40%。而在同期分娩的血糖异常组中围产儿死亡率仅为1.5%，可见DKA仍是糖尿病妊娠中造成胎儿死亡的重要因素。原因可能是在酮症酸中毒时，母体的低血容量使子宫血流灌注减少；高血糖、酮体通过胎盘进入胎儿造成胎儿耗氧增多，血氧含量下降，引起胎儿酸中毒，胎心改变；母体的高血糖、低钾使胎儿同样高血糖、低钾，导致胎儿心肌功能抑制，直接影响胎儿有效血循环。Montoto等调查糖尿病孕妇合并DKA时，胎死宫内与血糖高、较大孕周、胰岛素需要量大及病程太长相关。本组4例围产儿死亡中3例死于DKA治疗前，仅1例死于治疗中。4例胎死宫内的病例中，3例处于高血糖状态（25.2～29.1mmol/L），

1例血糖仅10.2mmol/L，但灭酮治疗疗效不佳，酮体持续存在，5天后胎死宫内。出现新生儿窒息的病例中，同样有酮体反复出现。其余5例围产儿，由于对母体酮症酸中毒积极纠正后孕足月分娩，胎儿均存活。因此及早控制孕妇血糖及酮体是改善围产儿预后的关键。因此做好孕期检查，尽早诊断妊娠期糖尿病并及时控制血糖，避免各种诱因，可能对减少DKA的发生和降低围产儿死亡率有一定的临床意义。关于其结束妊娠时机和分娩方式，在控制病情后，如胎儿监护没异常时，可以等到足月结束妊娠。分娩方式根据分娩时情况而定，有手术指征则手术，否则可以试产，自阴道分娩。

加强孕期管理，详细询问病史，常规进行血糖筛查，可尽早发现GDM孕妇。严密的血糖监测能有效防止DKA的发生。在确诊为GDM后，及时对所有糖尿病孕妇进行指导，让患者了解控制血糖的重要性，配合治疗。动态观察孕期血糖的变化，随孕周增长及时调整胰岛素用量。在治疗孕期其他合并症时慎重选择药物，避免病情加重发展。在治疗GDM时，注意可诱发DKA的各种并发症和合并症，如先兆子痫、感染等，在积极治疗这些疾病的同时也要及时调整胰岛素用量。

杨慧霞

病例32　妊娠合并心衰

病历摘要

患者，女，31岁，已婚。主因“停经33周，妊2产1，水肿1^+月，咳嗽、喘憋、不能平卧1周”急诊入院。患者平素月经规律，核对孕周无误，未行常规产前检查。1^+月前无明显诱因出现双下肢水肿，逐渐加重伴少尿，不伴头痛、头晕及视物不清，未就诊。近一周逐渐出现咳嗽，咳白色泡沫样痰，不能平卧，就诊于当地医院，查血压180/130mmHg，尿蛋白＋＋＋。B超提示胎儿如孕29周大小，考虑“重度妊高征”。患者既往体健，否认高血压及肾病史。患者曾足月顺娩一女婴，体重4000g，现健在。

入院查体：T 37.2℃，P 112次/分，R 22次/分，BP 220/160mmHg。一般情况较差，不能平卧。胸部检查，心界稍大，心率112次/分，律齐，各瓣膜区未闻及杂音；双肺底可闻及多量中小湿啰音。产科情况：下腹膨隆，宫高27cm，腹围90cm。子宫无宫缩。胎儿头位，先露浮，胎心140次/分。骨盆正常。肛查宫颈管长2cm，质软，宫口未开，先露高，S－3。估计胎儿体重1300g。化验及心电图检查无异常。B超检查提示：头位，活胎。初步诊断：①宫内孕33周，妊2产1，头位，未产；②重度妊高征；③急性左心衰；④肺水肿；⑤胎儿生长受限。

入院后给予强心、利尿、解痉、镇静（吗啡）、降压（硝普钠）治疗，并急请心内科会诊。入院后完善化验，血常规正常，尿蛋白500mg/dl，凝血功能正常，肝肾功能正常。心肌酶谱：

LDH 337 IU/L、HBDH 296 IU/L、CK 150IU/L；两项低于正常，TP 53g/L。经积极治疗后，患者病情控制，能平卧，双肺喘鸣音明显减少。为防止病情加重及再次出现心衰的可能，决定剖宫产终止妊娠。于入院后 12 小时在腰麻及硬膜外联合麻醉下行子宫下段剖宫产术，顺娩一女婴 1100g，无窒息。手术顺利，术中血压平稳 140/90mmHg 左右，心率 80 次/分，呼吸 20 次/分。术中出血 200ml，尿量 200ml。术毕安返外科监护病房。第 6 天拆线，伤口愈合好，出院。新生儿转入儿科监护病房。

出院诊断：①宫内孕 33^{+1}周，妊 2 产 2，头位，已产；②重度妊高征；③急性左心衰；④肺水肿；⑤低蛋白血症；⑥胎儿生长受限，早产活婴女 1100g。

临床讨论与分析

妊娠合并心脏病是产科常见的合并症，同时也是导致孕产妇死亡的四大原因之一，居第三位，其中心衰是其死亡的主要原因。正确处理妊娠合并心脏病有十分重要的意义。

一、妊娠期心力衰竭的原因

本例患者心力衰竭的具体原因为重度妊高征所引起。自妊娠起直到产后，由于血液学变化，均可增加心脏负担。妊娠期自妊娠 6～8 周循环血量开始增加，到妊娠 32～34 周达到高峰，约比孕前增加 30%～45%，平均增加 1500ml，维持此水平直至分娩。在整个妊娠期间，为维持母儿代谢的需要，也为适应增加的血容量，孕妇出现心搏出量增加、心率加快；同时，随着妊娠子宫的增大，横膈上升，使心脏向左上移位，大血管扭曲，机械性地增加心脏负担。在妊娠 32～34 周，心脏负担最重。在分娩期第一产程中，随每次宫缩均有 500ml 的血液自子宫进入母体循环，回心血量增加，心脏负担加重；第二产程时，除子宫收缩外，产妇需要屏气用力，使周围循环阻力及肺循环阻力均增大；第三产程时，胎儿胎盘娩出，子宫血窦内的血液大量进入体循环，使回心血量骤增；同时，由于腹压骤降，大量血液流向内脏，回心血量骤减，这种血流动力学的急剧变化使心脏负担增加。产褥期早期，尤其是72小时内，产妇体内组织中潴留的大量液体回到体循环，使血容量再度增加。综上所述，妊娠期心脏负担最重的时期包括三个时期：妊娠32～34周，分娩期，产褥期的最初3天内。

引起孕产妇心力衰竭的原因有以下几方面。一方面，因妊娠合并心脏病，如：风心病、先心病等在妊娠期间病情加重引起心衰；另一方面，往往因妊娠期特发的一些疾病，如妊娠高血压综合征、围产期心肌病等，在心脏负担过重、代偿失常的情况下，可发生心力衰竭。发生心力衰竭时，往往有贫血、感染、过度疲劳、涨奶等诱因诱发引起。

妊娠高血压综合征患者发生心力衰竭的原因：①妊高征时全身小动脉痉挛、血压升高，周围血流阻力增大，增加心脏负荷；②妊高征冠状动脉有痉挛，使心肌供血不足，严重时心肌缺血、水肿、点状出血、坏死，使心肌收缩力减弱；③妊高征时水钠潴留、血液黏稠度增高，增加心脏负担。因心肌本身已有上述病变，收缩能力已有减弱，不能代偿增加的负荷，因而易发生急性左心衰竭。

二、诊断与鉴别诊断

根据以下表现，可诊断早期心力衰竭：①轻微活动后即感心悸、胸闷、气短；②休息时心率每分钟超过110次，呼吸每分钟超过20次；③夜间常因胸闷而需坐起。肺底出现少量持续性湿啰音，咳嗽后不消失。

典型心力衰竭可根据以下表现诊断：①左心衰竭：劳累后或夜间阵发性呼吸困难，端坐呼吸，咳嗽，咳白色或粉红色泡沫样痰。查体：青紫，呼吸次数增加，心率加快，初期肺内可闻及哮鸣音，后出现肺底湿啰音，可逐渐发展为满肺大、中、小水泡音；同时伴心脏病体征。②右心衰竭：食欲不振，上腹部胀痛，恶心，尿少。查体：颈静脉充盈，肝增大，下肢水肿；同时伴心脏病体征。③全心衰竭：左心和右心衰竭症状同时出现。

其鉴别诊断主要需与肺部疾病，如肺部感染、肺栓塞鉴别。

三、治疗

治疗原则①去除诱因，减轻心脏负担；②增加心肌收缩力，防止因心力衰竭而造成的器官灌注不足；③抗感染；④严格控制输液的速度及量。妊高征性心衰是在重度妊高征基础上发生的急性左心衰竭，属于低排高阻型。治疗的关键是降低血压，扩张周围血管，再辅以强心、利尿治疗。治疗措施：①取低盐、低脂、高蛋白饮食；②体位：采取半卧位，以增加下肢的静脉压，减少回心血量；③强心：首选洋地黄制剂，属 FDA 分类 B 级，直接作用于心肌，增强心肌收缩力，可用西地兰 0.4mg 静脉小壶给药；④利尿：减少血容量，减轻心脏负担。该种治疗的缺点是：患者体重虽可降低，但尿蛋白无改善；电解质失衡；胎儿血小板减少；长期使用可导致新生儿体重降低；孕妇血液浓缩，血容量减少，胎盘血流量减少；克尿噻类药物可致子宫肌收缩受抑，产程延长。

1. 利尿：治疗选择的利尿药：①速尿，属于 FDA 分类 C 级，其作用于亨利襻升支，对近曲小管也有作用。药物特点是作用快，有较强的排钠、排钾作用。用药剂量每次 20～60mg。②双氢克尿塞，属 FDA 分类 D 级；氨苯蝶啶，属 FDA 分类 C 级等。

2. 降压：降压药物使用原则，应以不影响心排出量、肾血流量及胎盘灌注为原则。其选择的药物：

（1）肼苯达嗪（apresoline），属 FDA 分类 B 级。作用机理，

通过阻断α-受体使周围血管扩张而致血压下降。优点是降压作用快而显著，心排出量增多，肾、脑血流增加。缺点是可使心率加快，伴有恶心、心悸等不适症状。用药剂量12.5～25mg，肌注；或12.5～25mg加入到250～250GS中，静脉滴注。

(2) 柳胺苄心定（labetalol），属FDA分类C级，为水杨酸氨衍生物，对α、β肾上腺能受体均有竞争性拮抗作用。其优点是可引起血管阻力下降，肾血流增加，但子宫-胎盘血流无减少，降压效果较明显；另外，可促进胎儿肺成熟，减少早产儿的肺透明膜病变的发生，并有减少消耗血小板和增加前列环素水平等作用。用药剂量50～100mg。

(3) 心痛定（nifedipine），属FDA分类C级，是钙离子慢通道拮抗剂。其可阻止细胞外钙离子穿透细胞膜进入细胞内，并抑制细胞内在肌浆网的钙离子释放进入细胞质。肌原纤维ATP酶存在于细胞质内，阻止了钙离子进入细胞质，继而阻止ATP酶的激活与ATP的解裂，中断了平滑肌收缩所需的能量来源，结果使全身血管扩张、血压下降，缓解临床症状。用药剂量，qd 10mg口服。当心痛定与硫酸镁合用时，应注意两种药物间的协同作用，心痛定有加重硫酸镁毒副作用的可能。

(4) 硝普钠（sodium nitroprusside），属FDA分类C级，主要作用于血管平滑肌，使动静脉松弛，降低周围血管阻力，降低心脏舒张末期压力，使血压迅速下降并改善心功能，心排出量增加。缺点是可迅速通过胎盘进入胎儿循环，导致胎儿血内浓度高于母体，另因硝普钠代谢产物（氰化物）可与红细胞的硫氢基结合而产生毒性作用，所以必须在严密观察下使用，并应在应用后24小时内结束分娩，以保证胎儿安全。使用时要注意避光。用药剂量：硝普钠10mg加入5%葡萄糖液100ml中，静脉点滴速度0.1μg/(kg·min)，使用中需严密观察血压变化，及时调整滴数，最大用量应<10mg/(kg·min)。(5) 酚妥拉明，属FDA分类C级，为α肾上腺能受体阻滞剂。用量10～20mg加入5%

葡萄糖液 160～200ml 中静脉点滴，静点浓度及速度 0.1mg/(ml·min)，应用时须密切观察血压变化。特别需要注意的是，原则上禁用血管紧张素转换酶抑制剂，如巯甲丙脯酸（开博通，captopril）、依那普利（enalapril）。因为这两种药物可以减少胎盘的血流灌注，动物试验发现可导致胎儿死亡，还可以导致 IUGR、羊水过少、新生儿无尿、新生儿低血压和持续性动脉导管未闭等。

3. 解痉： 首选 $MgSO_4$，使用中应注意硫酸镁不是降压药，因其有预防和控制子痫的作用，适用于子痫前期和子痫的患者。用药方法，25% $MgSO_4$ 20ml 加入至 5%葡萄糖液 250ml，以1～2g/h 速度静脉点滴，每日 2～3 次，必要时早 6 时及晚 8 时再加 50% $MgSO_4$ 7ml 深部肌肉注射。根据病情，每日 $MgSO_4$ 用量在 17～22g，一般＜25g/d。

应用硫酸镁时的注意事项：①控制子痫的有效血清镁浓度为 1.7～3mmol/L；②当血清镁浓度达到 3mmol/L 可能出现膝腱反射消失、呼吸抑制等中毒症状；③呼吸＞16 次/分；膝腱反射存在；尿量＞25ml/h 或＞600ml/24h 时，应用硫酸镁是安全的；④硫酸镁的解毒方法：10%葡萄糖酸钙静脉推注。

4. 镇静： 可保证患者的休息和睡眠，为避免蓄积中毒宜交替使用，每种药物不宜超过 3～7 天。应用药物：①安定，属 FDA 分类 C 级，有镇静、抗惊厥、催眠、肌肉松弛等作用。药物剂量 5mg，10mg。②鲁米那，属 FDA 分类 B 级，药物剂量 30mg。③吗啡，属 FDA 分类 C 级，应用于控制子痫抽搐，10～15mg，皮下注射，应用后可立即止抽。缺点是可抑制呼吸，增加颅内压，应用时因予以注意。

四、预后

心力衰竭如果能够及早诊断、合理用药、控制诱发因素、适时终止妊娠并能选择适当的分娩方式可有效降低母婴死亡率。

本例经验与教训：该患者孕期未做正规产前检查，未进行系统保健，以至于孕晚期发生严重的妊娠高血压综合征，并发低蛋白血症加重了心脏负担，最终因不能代偿而发生了心衰。

对于患心脏病的育龄妇女，应该在准备妊娠前由内科医师及产科医师共同评价其心功能，以确定是否适合妊娠；而对于孕前未患心脏病的女性，也应加强宣教，加强妇女孕期保健，可早期发现异常情况并及时纠正，以减少心力衰竭等严重的妊娠合并症，保证母婴的安全。

孙伟杰

病例 33　妊娠合并艾森曼格综合征

艾森曼格综合征（Eisenmenger syndromc）有狭义和广义两个概念，狭义指一种复合的先天性心血管畸形，包括室间隔缺损、主动脉转位、右心室肥大及正常或扩大的肺动脉，患者有紫绀，与法洛四联症的不同仅在于无肺动脉狭窄。广义指凡有间隔缺损，伴有肺动脉高压，产生右向左分流或双向分流而出现紫绀的先天性心脏病。

妊娠合并艾森曼格综合征的孕产妇死亡率高达 50%，属于妊娠禁忌。由于此类患者较多首诊于基层，患者又长期耐受缺氧，主要表现为紫绀而无明显喘憋等心衰症状，不同于其他类型的心脏病，如果对其病理生理不了解，临床医生常常会低估其严重程度而延误处理，导致严重后果，因此正确诊断和处理是至关重要的。下面是通过两例具体病例的报告讨论妊娠合并艾森曼格综合征对母儿的危害和诊断处理。

病历摘要

病例 1：患者，女，25 岁，主因“停经 34^{+4} 周，发现血压升高 4 周，规律下腹痛 5^{+} 小时”于 2002 年 12 月 25 日 22 点 30 分经急诊收入院。该患者怀孕期间，定期在基层医院产前检查，早、中孕期平顺，可平卧，但时有口唇紫绀，基础血压 110/80mmHg，四周前发现血压升高，最高达 150/95mmHg，检查尿蛋白（++），下肢浮肿（+），一直未予治疗。2 周前出现咳嗽，无咳痰，无发热，无喘憋，可平卧。曾在外院多家医院临时就诊。

患者有紫绀体征多年，婚检发现“心前区有杂音”，行超声心动检查确诊为“先天性心脏病，室间隔缺损，室间隔与主动脉前壁缺损约 1.6cm，膜周部右向左分流为主，中度肺动脉高压，即艾森曼格综合征”，建议婚后不宜妊娠。

入院查体：患者符合紫绀型先天性心脏病特点，口唇及甲床均青紫，杵状指，但能平卧，双侧颈静脉无怒张，血压为 130/90mmHg，双下肢水肿（+）。产科方面已进入产程活跃期，宫缩 30 秒/(3～4) 分钟，宫口开大 3^{+} cm。入院后快速完善各项检查，包括血气分析、床旁胸片、血尿常规和生化检查。床旁胸片报告：左下肺中外带可见片状阴影，心影明显增大，肺动脉段突出明显。血气分析结果：pH 7.364，PO_2 29.1mmHg，PCO_2 27.1mmHg，SaO_2 52.4%，BE－7.8，示代谢性酸中毒、呼吸性碱中毒和重度低氧血症，血常规提示血液浓缩，尿蛋白 500mg/dl，凝血功能正常。

入院后 1 小时 22 分后宫口开全，S+3，会阴侧切术后胎儿即娩出，立即腹部加砂袋，1 分钟后胎盘胎膜完整娩出，同时病人出现烦躁、憋气、呼吸困难，于产后 15 分钟后抢救无效死亡，因家属不同意，未行尸检。

病例 2：患者，女，34 岁。主诉“停经 32^{+2} 周，妊 2 产 0，2 天前产前检查发现胎儿明显小于孕周”。患者自诉平时月经规律，LMP 2001 年 2 月 25 日，EDC 2001 年 12 月 2 日。患者停经 40 余天有早孕反应，查尿妊免（+）；停经 4 月余自觉有胎动至今；患者停经 20 周时行 B 超检查，提示胎儿符合孕周大小；停经 26 周时再次 B 超检查，示胎儿符合 24 周大小；停经 28 周行糖筛查血糖 9.27mmol/L，后行 OGTT 试验为阴性，其他检查均正常。入院前一日患者到门诊定期检查，B 超检查发现胎儿小于孕周近 4 周，以胎儿生长受限收入院。停经以来无畏寒、发热、腹痛，无有害物质及放射线接触史，体重增加 9 公斤，孕期无明显活动后心悸、气促及憋气。宫高腹围曲线在正常范围内。有先天性心脏病史，室间隔基底部缺损，幼儿时心功能欠佳，儿童时期可参加体育运动及体力劳动，能胜任一般运动和劳动，无高血压、糖尿病、肺炎等病史。个人史和家族史无特殊。月经婚育史：13 岁初潮，月经周期 5/26 天，量中等，无痛经史，1996 年人工流产一次。

入院查体：T 36.8℃，P 92 次/分，BP 115/70mmHg，R 20 次/分。一般情况好，全身皮肤黏膜无黄染，唇甲无明显紫绀，双肺呼吸音清，未及干湿啰音，心前区无隆起，心界不大，HR 92 次/分，心尖部可闻及Ⅰ～Ⅱ级收缩期杂音。腹膨隆，肝脾未及。双下肢不肿。产科情况：宫高 25.5cm，腹围 86.5cm，10 分钟宫缩无，子宫较敏感，偶有假宫缩，头位，未入盆，FHR 138bpm。骨盆测量：TO＝7.5cm，耻骨弓 85°，两侧骨盆稍内聚，其余径线正常。辅助检查：血常规 HGB 143g/L，RBC 4.54×10^{12}/L，WBC 7.8×10^{9}/L，PLT 129×10^{9}/L。B 超检查 LSA 胎盘位于子宫后壁，Ⅰ°，AC 21.5cm；胃泡直径 1.20cm，FL 5.58cm，脐带绕颈一周，双肾区大致正常；MCA：RI 0.862，PI 2.05，S/D 7.24，LPA RI 0.758，PI 1.26，S/D 4.13。胎儿小于孕周 3～4 周，羊水中等。超声心动图（妊娠 24^{+6}周）：右室大，余房室腔正常，室间隔底部缺损（0.6cm），室壁及各瓣膜正常。反流面积 0.62cm²，二尖瓣关闭不全，肺动脉反流面积 2.34cm²。

入院诊断：（1）宫内孕 32^{+2} 周，妊 2 产 0，头位未产；（2）胎儿生长受限；（3）先天性心脏病，室间隔缺损，心功能Ⅰ级。患者平素月经规律，停经一月余有早孕反应，尿妊免（＋），停经 4 月余有胎动，核对孕周无误，此诊断成立。该患者孕 20 周时超声检查，胎儿符合妊娠周数，核对孕周无误。虽然宫高在正常范围，但此后胎儿生长发育逐渐落后，26 周后 B 超提示胎儿小于孕龄 2 周，30 周时小于孕龄 3～4 周，明显表现为胎儿生长受限。患者有先天性心脏病史，超声心动图检查明确诊断，室间隔基底部缺损伴二尖瓣关闭不全。但患者可参加一般体育及体力活动，孕期无活动后气促，夜间无憋气，故心功能尚属Ⅰ级。

患者入院后予静脉营养、吸氧、左侧卧位等治疗。患者于2001年11月2日（35^{+4}周）出现口唇及甲床紫绀，行血气分析示：PaO_2 46mmHg，PCO_2 26.1mmHg，pH 7.42，提示呼吸性碱中毒合并代谢性酸中毒和低氧血症。心内外科会诊考虑：心功能不全，肺动脉高压，艾森曼格综合征。予心电监护及面罩吸氧。复查血气：PaO_2 61.3mmHg，PCO_2 25.6mmHg；诊断宫内孕35^{+4}周，妊2产0，初产，臀位，胎儿宫内生长受限，先天性心脏病，室间隔缺损，肺动脉高压，心功能Ⅱ级，紫绀。在联合麻醉下急诊行子宫下段剖宫产术，以LSA位娩出一活婴，体重1750g，Apagar评分1分钟、5分钟均10分。手术顺利，出血150ml。术毕入外科监护室，持续面罩吸氧，静脉补液，保持出入量及电解质平衡，并予抗炎治疗，患者恢复好，于术后15天出院。

出院诊断：①宫内孕35^{+4}周，妊2产1，LSA，已产；②初产臀位，混合臀位；③胎儿生长受限；④早产，低体重出生儿；⑤先天性心脏病：室间隔缺损；肺动脉高压；心功能Ⅱ级；⑥早产，活婴，女，1750克。

临床讨论与分析

一、艾森曼格综合征的病理生理和临床表现

艾森曼格综合征的病理解剖为原有的室间隔缺损、房间隔缺损或未闭的动脉导管均扩大，右心房和右心室增大，肺动脉总干和主要分支扩大，而小动脉有闭塞性病变。其病理生理基础是由于间隔缺损早期回心血大量左向右分流导致肺循环血流量增加，

肺动脉压升高。持续的肺动脉高压使肺小动脉内膜增厚、纤维化，发生阻塞性肺动脉高压。从而出现双向分流或右向左分流，临床出现紫绀。当肺动脉高压形成后，右心室负荷加重，形成右心室肥厚劳损。临床表现为轻至中度紫绀，劳累后加重。气急、乏力、头晕，严重者可发生右心衰竭。有些病人于劳累后突然死亡。患者寿命一般不超过50岁。

患者临床体征为紫绀和杵状指（趾）。肺动脉瓣区可闻及收缩期吹风样、喷射性杂音，第二心音亢进并可分裂，有时可听到肺动脉瓣相对性关闭不全所产生的肺动脉瓣区吹风样舒张期杂音。X线检查：左、右心室均扩大，而以右心室扩大为明显，肺动脉凸出，肺门血管影粗大，周围肺野血管影细。心电图和心向量图检查：以右心室肥大与劳损的变化为主，可能同时有右心室或左心室肥大的变化。超声心动图检查可明确诊断，同时可了解右向左分流的水平，并可与其他紫绀型先心病相鉴别。

由于艾森曼格综合征手术效果不佳，目前多采用保守治疗，预后较差。

二、妊娠结局

本病合并妊娠，预后极差，常可发生严重心力衰竭、感染性心内膜炎及栓塞。由于艾森曼格综合征属妊娠禁忌，有关妊娠合并艾森曼格综合征的文献报道较少，多为个例报道或综合多个医疗的病例进行回顾性的分析。

国内文献共报道3例。一例产后10天突然死亡，临床诊断为肺栓塞，另一例产后4天呼吸困难、紫绀加重、烦躁不安，予高压氧舱吸氧、人工呼吸机加压给氧，抢救无效死亡。还有一例报道为足月分娩孕产妇存活。作者单位除这一例死亡外，另一例存活，还有一例在严密监测下孕产妇及新生儿存活。

Weiss 等（Switzerland，1996）回顾分析了1978～1996年的73例妊娠合并艾森曼格综合征患者的妊娠结局，并与妊娠合并原发性肺动脉高压、继发性肺动脉高压患者进行比较。妊娠合并艾森曼格综合征患者的孕产妇死亡率为36%，围产儿死亡率为13%。认为既往妊娠史、确诊和住院时间、手术分娩和肺动脉舒张压是影响母亲预后的高危因素。Yentis 等（UK，1998）回顾分析了1991～1995年的妊娠合并艾森曼格综合征患者的妊娠结局。调查全国225个有NICU的产科单位，共15例患者，妊娠合并艾森曼格综合征患者的孕产妇死亡率为40%，围产儿死亡率为8%，足月产儿仅为15%。孕产妇死亡率仍很高，与过去的50年比较无差异。艾森曼格综合征对胎儿的影响主要是缺氧导致的胎儿生长受限和早产，国内报道的这几例新生儿全部存活，多数为早产儿。

三、妊娠合并艾森曼格综合征的处理原则

妊娠合并艾森曼格综合征母儿预后很差。尽管近年来随着产科、心内科和麻醉科技术的进步，成功妊娠分娩的病例数也有报道，但孕产妇死亡率和围产儿死亡率仍维持在很高的水平。由于文献报道病例数较少，积累的经验有限。因此艾森曼格综合征患者不宜妊娠，一旦妊娠应尽早行人流术终止妊娠。如果患者坚决要求继续妊娠，产科医生应与心内科、麻醉科医生密切合作，尽最大努力保证母儿的生命安全。妊娠合并艾森曼格综合征患者常死于妊娠晚期、分娩时及产后2周，因此在以上几个时期对产妇的监护特别重要。

有关妊娠合并艾森曼格综合征患者，终止妊娠时机的选择，不能单凭心功能状态，应注意血气分析、肺动脉压的监测。关于该病的分娩方式，文献报道二十世纪七八十年代阴道分娩母儿成活的病例数较多，但近些年随着产科、心内科和麻醉科技术的进步，剖宫产分娩成功的例数也在增加。但因例数较少，尚待积累更多的临床经验。

1990年 Elkavam 提出对艾森曼格综合征的几项原则同样适

用于当前：

1. 艾森曼格综合征患者不宜妊娠：一旦妊娠应行人流终止妊娠；

2. 如果患者拒绝终止妊娠，应采取最有效的措施保障母儿的生命安全。具体建议包括：

（1）妊娠期间的任何时候如果出现症状或血流动力学不稳定的状况应住院治疗。

（2）有关医疗部门（包括产科、心内科和麻醉科）应密切合作以取得最好的结果。

（3）鼓励患者长时间的卧床休息，吸氧有利于减轻肺血管的阻力和减少分流，建议使用高浓度的氧气。

（4）应定期监测血气以便了解分流是否增加，产程中、分娩时和产褥期应反复监测血气。

（5）如果发生充血性心力衰竭应使用洋地黄制剂和利尿剂。

（6）妊娠期间应行胎儿监护，如超声检查胎儿的生长发育状况，NST、OCT 等了解胎儿在宫内的安危。

（7）警惕早产，患者有引起早产的宫缩迹象应住院治疗。

（8）产程观察和分娩应在重症监护室（ ICU ）进行。

（9）选择性的低位产钳助产，因可缩短第二产程而优于正常自然分娩。

（10）有剖宫产指征者制定周密计划择期剖宫产。

（11）产后至少住院两周，常规抗生素预防心内膜炎。

四、基层或全科医师在转诊中的注意事项

本文中提到的病例避孕失败后，未予及时终止妊娠，基层应建册保健。伴发妊高征后，患者未能积极系统治疗，而合并妊高征会加重心肌缺氧及心脏负担。患者临产后才急诊收入三级医院，虽积极治疗、完善各项检查、及时会诊，因产程进展极快，入院后迅速分娩，出现呼吸循环衰竭，抢救无效而死亡。

对于紫绀型心脏病合并妊娠者，首诊的基层医师决不可以掉以轻心，对于诊断明确者告之不宜妊娠，建议转入上级医院；诊断不明确者亦应转入上级医院明确诊断；对于坚持妊娠者，明确危险度，尽早转入三级医院进行系统监护和恰当的处理；对于医从性差者，应进行追踪，建立高危卡，必要时通知上级行政部门。

如有条件者，在转诊前应注意：①与心内科医师共同全面评价患者的严重程度或危急程度；②完善转诊前的处理，如血气分析等；③记录清楚诊治过程；④选择适宜的转运方式；⑤提前与所要转入的医院联络，做好接诊准备工作，避免猝不及防的转入。

时春艳　蒋国庆　杨慧霞

病例 34　HELLP 综合征

HELLP 综合征属产科的特殊表现之一，可以有各种变化。分为完全性和部分性两种。完全性是指血小板降低、肝酶异常、溶血这三项同时发生，而部分性是指三项中仅有两项发生。临床上对完全性较易诊断，不完全性 HELLP 综合征，由于认识不足，常常漏诊，并可发展成为完全性 HELLP 综合征，危及母儿健康。

病历摘要

病例 1：患者 20 岁，妊 2 产 1，孕 37^{+6} 周，发现“尿蛋白 1 个月，下肢水肿半个月，加重伴贫血 5 天”转入我院。患者自诉平素月经规律，LMP：2003 年 11 月 17 日，EDC：2004 年 8 月 24 日。核对孕周无误。定期在当地县医院产前保健，近 1 个月查尿蛋白微量，血压正常，无自觉症状，未治疗。半个月前双下肢水肿，休息后略缓解。5 天前双下肢水肿加重，波及膝上及腹壁。查体，血压 150/100mmHg，尿蛋白微量，血红蛋白 63g/L，血小板 50×10^9/L。外院考虑轻度先兆子痫、贫血，予以降压、铁剂、叶酸及 VitC 等治疗贫血，输注浓缩红细胞（具体用量不详）。患者 1 天前胃区持续疼痛，今日略有缓解，转入我院。

入院查体：T 37.4℃，P 84 次/分，R 20 次/分，BP 140/90mmHg。贫血貌，自主体位，心肺（-）。腹壁及双下肢水肿。产科检查：宫高 33cm，腹围 112cm，无宫缩，头浮，FHR 146bpm。骨盆测量正常。阴道检查：颈管长 1cm，中位，质软，宫口未开，S－2。化验：血红蛋白 78g/L，血小板 53×10^9/L，尿蛋白 30mg/dl。入院诊断：妊娠期高血压，轻度贫血，血小板减少。

入院后立即予以降压、镇静等治疗，完善各项化验检查。第二天化验结果示红细胞形态大致正常，网织红细胞百分比 9.61%，乳酸脱氢酶（LDH）809 U/L，谷丙转氨酶（ALT）29 U/L，总胆红素（TBIL）17.4 μmol/L，直接胆红素（DBIL）6.3 μmol/L。肾功及凝血功能正常。24 小时尿蛋白定量结果为 0.02g。考虑部分性 HELLP 综合征诊断明确，予以输注浓缩红细胞 400ml、冰冻血浆 200ml、血小板 200ml、地塞米松 20mg 后入产房行催产素引产。引产 5 小时后宫口开大 1cm，出现胎儿窘迫，故行子宫下段剖宫产术终止妊娠。娩一男婴，3100 克，Apgar 评分 1 分钟及 5 分钟均 10 分。术中子宫收缩好，出血 200ml。产后第 1 天 BP 105/60mmHg，尿蛋白 25mg/dl，血小板 96×10^9/L，HGB 82g/L，ALT 19U/L，AST 28U/L，TBIL 与 DBIL 正常，LDH 633U/L，输血浆 200ml，地塞米松 20mg。产后第 2 天血小板 137×10^9/L，HGB 85g/L。产后第 3 天血小板 163×10^9/L，HGB 93g/L，LDH 455U/L。产后第 5 天 LDH 351U/L，伤口拆线Ⅱ/甲愈合，如期出院。

出院诊断：①宫内孕 38 周，妊 2 产 2，LOT，已产；②重度先兆子痫；③HELLP 综合征，部分性；④轻度贫血；⑤胎儿窘迫。

病例 2：患者 28 岁，妊 2 产 1，孕 30^{+1}周，因“双下肢水肿 2 周，血压升高 4 天，胃痛 2 天，呕吐 1 夜”入院。自诉平时月经规律，LMP：2003 年 12 月 1 日，EDC：2004 年 9 月 8 日。未定期产前检查。停经 28 周时 B 超示胎儿大小符合孕周。2 周前下肢浮肿，很快波及大腿。4 天前血压升高至 160/110mmHg，当时无自觉症状，未治疗。2 天前胃部出现烧灼感，夜间呕吐多次，呕吐物为胃内容物。否认慢性病史。入院查体：T 36.6℃，P 80 次/分，R 20 次/分，BP 160/110mmHg，心肺（-）。双下肢水肿（＋＋＋）。产科检查：宫高 32cm，腹围 107cm，无宫缩，头位，胎心 142bpm。骨盆正常。化验：尿蛋白 300mg/dl，HGB 146g/L，PLT 158×10^9/L，红细胞形态正常。ALT 47U/L，LDH 300U/L，胆红素、肾功及凝血功能均正常。B 超提示胎儿如孕 28 周大小。入院诊断：重度先兆子痫，肝功异常？入院后予以解痉、降压、镇静、降颅压、地塞米松促肺成熟等治疗。入院后第二天查 BP（150～160）/(100～105）mmHg，尿蛋白 500mg/dl，PLT 142×10^9/L，LDH 724U/L，ALT 54U/L，凝血酶原时间（PT）9.7 秒，纤维蛋白原（FIB）4.87g/L，24 小时尿蛋白定量 0.98g。入院后第三天患者出现腹胀、腹痛、呕吐，血压波动（160～170)/(110～120)mmHg，急查化验结果 PLT 34×10^9/L，HGB 142g/L，ALT 1108U/L，AST 222U/L，LDH 2339U/L，PT、APTT、FIB 正常，D-二聚体 4.29mg/L，FDP 80mg/L，24 小时尿蛋白定量 14.52g。考虑 HELLP 综合征，不除外肝被膜下出血，故急诊行剖宫产术终止妊娠，娩出一女婴，900 克，Apgar 评分 1 分钟及 5 分钟均 10 分。术中见胎盘边缘有 2cm×5cm 陈旧性压迹，子宫表面小面积卒中，部分小肠肠管发紫，考虑为胎盘早剥、上消化道出血。术中子宫收缩好，出血 200ml。术后 BP 170/140mmHg，尿蛋白≥500mg/dl，予以硝普钠降压、胃肠减压、解痉、镇静等治疗，输血浆、血小板，地塞米松 20mg，产后第 1 天 BP (140～150)/(100～110)mmHg，尿蛋白≥500mg/dl，PLT 90×10^9/L，HGB 130g/L，ALT 296U/L，AST 176U/L，LDH 494 U/L，凝血功能正常。产后第 2 天 PLT 157×10^9/L，HGB 134g/L，ALT 157U/L，AST 67U/L，胆红素正常。产后第 3 天 PLT 183×10^9/L，ALT 88U/L。产后第 5 天 PLT 217×10^9/L，ALT 42U/L，产后第 7 天伤口拆线，Ⅱ/甲愈合，出院。

出院诊断：①宫内孕 30^{+4} 周，孕 1 产 1，左骶前位，已产；②重度先兆子痫；③HELLP 综合征；④胎盘早剥；⑤上消化道出血；⑥DIC；⑦早产；⑧FGR；⑨初产臀位。

病例3：患者30岁，妊3产2，孕34^{+4}周，因“血压升高1个月，胎心减慢1天”收入院。自诉平素月经规律，LMP：2002年5月3日，EDC：2003年2月10日。核对孕周无误。未定期产前检查，1个月前查血压150/90mmHg，未处理。1天前血压160/120mmHg，诉头痛头晕，无视物不清，无恶心呕吐。外院予以硫酸镁、甘露醇等治疗，发现胎心减慢，基线110次/分，转入我院。既往体健，6年前顺娩一女婴。入院查体：T 36.6℃，P 88次/分，R 19次/分，BP 150/120mmHg，心肺(-)。双下肢水肿（-）。产科检查：宫高28cm，腹围98cm，无宫缩，头位，胎心140bpm。骨盆正常。化验：尿蛋白（-），HGB 112g/L，PLT 99×10^9/L，红细胞形态正常。ALT 9U/L，胆红素、肾功能及凝血功能均正常。入院后予以解痉、降压、镇静、促肺成熟等治疗。入院后血压控制平稳，无自觉症状，胎心监护正常。入院后第三天主诉剑下区持续性疼痛，心慌憋气，查体T 38.5℃，P 86次/分，BP 135/105mmHg，子宫张力大，弛缓差，宫缩35秒/3分。阴道检查：宫颈管1.5cm，S-2，无阴道出血。PLT 65×10^9/L，24小时尿蛋白定量0.48克。因怀疑胎盘早剥，急诊行子宫下段剖宫产术，娩一男婴2150克，Apgar评分1分钟8分，5分钟10分，术中见羊水清，无早剥。术后查HGB 98g/L，PLT 35×10^9/L，红细胞形态大小不等。LDH 684U/L，ALT 146U/L，TBIL 29μmol/L，DBIL 11.3μmol/L，凝血功能正常。考虑HELLP综合征，输血400ml，地塞米松20mg。3小时后复查PLT 20×10^9/L，B超示肝脏大小结构形态无异常，腹水少量。输血小板200ml，血浆200ml。术后第1天BP 120/90mmHg，尿蛋白25mg/dl，HGB 101g/L，PLT 61×10^9/L，红细胞形态大致正常。ALT 114U/L，凝血功能正常。术后第2天PLT 74×10^9/L，ALT 96U/L，TBIL和DBIL正常。术后第3天PLT 99×10^9/L，ALT 58U/L，术后第5天PLT 106×10^9/L，ALT 26U/L，LDH 162U/L。术后第6

天伤口拆线，Ⅱ/甲愈合，出院。

出院诊断：①宫内孕 35 周，妊 3 产 3，左枕前位，已产；②重度先兆子痫；③HELLP 综合征；④早产。

临床讨论与分析

从以上三个病例中可以看出 HELLP 综合征临床表现的多样化，有病情轻者，也有病情重者；有产前发病者，也有产后发病者。如果对该病没有充分的认识，极易误诊或漏诊，从而延误治疗。以下我们就各病例特点进行讨论。

病例 1： 妊娠期高血压，因贫血伴血小板降低误诊为血液病；LDH 明显升高，网织红升高，提示溶血；肝功能正常，为部分性 HELLP。产后血小板与 LDH 的迅速恢复也支持这一诊断。

1. HELLP 综合征属重度先兆子痫的特殊表现之一，但从血压和尿蛋白定量方面，不一定达到重度先兆子痫的标准。有 10%～20%的妊娠期高血压和轻度先兆子痫同时伴有 HELLP 综合征，尤其是部分性 HELLP，而对于这部分患者，HELLP 的诊断常常被漏掉。

2. LDH 是溶血的早期敏感指标，当 LDH 明显升高时才会出现外周血涂片的红细胞形态学的改变。其他指标如网织红、胆红素的改变也都出现较晚。因此，对于先兆子痫患者，发现血小板降低，应立即化验肝功和 LDH，以便早期明确 HELLP 的诊断。

3. HELLP 综合征分为完全性和部分性。完全性是指血小板降低、肝酶异常、溶血这三项同时发生，而部分性是指三项中仅有两项发生。对于部分性 HELLP 综合征的患者，临床上常常漏诊。但部分性如不加处理，会迅速发展为完全性，如病例 2。而如果诊断处理及时，预后会很好，由于病情原本不重，终止妊娠后恢复也很快。

4. 贫血是妊娠期的常见并发症，但当血红蛋白降低同时伴有血小板减少时，临床上常常考虑血液病，而忽视了 HELLP 的发生。

5. 部分性 HELLP 的治疗：由于病情较轻，对于孕周≤34 周者，可先予以糖皮质激素促进胎肺成熟，以提高围产儿存活率。在期待治疗期间，需要严密监测孕妇的病情变化及胎儿情况。而对于胎儿已成熟者，则应立即终止妊娠，以预防病情加重。分娩方式的选择与孕周、胎儿宫内情况、病情严重程度及宫颈成熟度有关。病情较轻，短期内可阴道分娩者，可适当引产。

病例 2：该病例特点为病情发展迅猛，以上消化道症状为主，血压始终控制不满意，3 天内 24 小时尿蛋白定量由 0.98g 升至 14.52g，肝功 ALT 由 47 U/L 升高至 1108 U/L，PLT 由 158×10^9/L 下降至 34×10^9/L，LDH 由 300U/L 升至 2339U/L，并发胎盘早剥、上消化道出血、DIC。

1. HELLP 综合征患者的病情变化快，易出现 DIC、胎盘早剥、急性肾衰、肺水肿、肝被膜下出血及视网膜剥离等并发症，属危重急症，孕产妇死亡率 1.1%。常见的围产儿并发症有胎儿发育受限（FGR）、呼吸窘迫综合征（RDS）、感染、动脉导管未闭、坏死性肠炎等。围产儿死亡率达 5.6%～36.7%。我院报道的围产儿死亡率为 16.1%。因此临床上对 HELLP 要高度重视。随着先兆子痫病情的进展，也应密切监测各项化验指标。

2. 60%的 HELLP 患者会出现消化道症状，主要表现为右上腹疼痛、恶心呕吐，此外还可有血尿、牙龈出血、消化道出血等出血症状。

3. 对于重症患者，及时终止妊娠，应用地塞米松激素治疗，输新鲜全血或血小板，HELLP 病情一般在终止妊娠后 3～5 天可恢复。

4. 完全性 HELLP 综合征患者发病孕周早、病情重，故一旦确诊，须立即终止妊娠，且多以剖宫产终止妊娠。我院报道完全性 HELLP 分娩孕周平均为 32 周，剖宫产率达 95%。

病例 3：为产后 HELLP。产前患者为重度先兆子痫，血小板稍低，无溶血及肝功异常。产后当天血小板急剧下降，并肝功异常及溶血，用地塞米松治疗后产后第一天病情即开始恢复，产后第三天 HELLP 症状消失。

1. 产后 HELLP 约占 HELLP 综合征的 30%，其发病时间可从产后数小时至产后数天不等，但一般均于产后 48 小时内发病。80%的患者在分娩前有典型的先兆子痫的表现，但 20%的患者产前没有先兆子痫的表现。因此对产后出现血小板减少的患者应注意肝功和溶血指标的变化，对先兆子痫患者更应密切观察病情变化，警惕产后 HELLP 的发生。

2. 产后 HELLP 综合征发生的病生理因素目前尚不清楚，但是与产前 HELLP 对各脏器所造成的损害是一样严重的，且更易合并肺水肿和肾衰。由于产后 HELLP 常在出现了明显且严重的临床症状时才被发现，因此相比于产前 HELLP 可能更加危险。

3. 多项研究表明，糖皮质激素在治疗 HELLP 综合征中起着重要作用。目前国际上推荐剂量为地塞米松 10mg q12h 静脉应用，或倍他米松 12mg qd 肌注，产前可连用 1～3 天，直至分娩，可促进血小板生成，降低肝酶和 LDH 值，防止病情恶化，减少合并症的发生，延长期待治疗的时间，为促胎肺成熟争取了时间。产后 HELLP 患者可以此剂量应用至病情好转，平均 3 天，可使病程缩短，病情恢复迅速，减少感染及出血等并发症，减少监护及更多的干预治疗。

孙　瑜

病例35　妊娠合并流行性出血热

流行性出血热是一组以发热、出血及肾损害为主要临床表现的急性传染病，妊娠合并流行性出血热较为少见。

病历摘要（第一部分）

患者，女，23岁，主因“妊娠38^{+5}周，发热3天，胎动消失2天，憋气7小时”于2004年8月27日入院。患者平素月经规律，13岁初潮，月经周期5/30天，LMP：2003年11月22日，EDC：2004年8月29日。患者停经后无明显早孕反应，孕4个月有胎动。孕期于其居住地的二级妇幼保健医院定期产前检查。首次产前检查为早孕期，血压正常，血RPR、HIV及HBV病原学五项和HCV抗体检查均阴性。患者孕25周时肝肾功能、心电图检查均正常，B超检查显示BPD 6.4cm，FL 4.3cm，提示宫内孕相当于25周，未见明显畸形。此后每次定期产前检查均提示血压正常，尿蛋白阴性。骨盆测量正常。

1周前（2004年8月20日）孕38周时产前检查，血压、胎心、血、尿常规等均正常。三天前（2004年8月24日）突然出现无明显诱因的高热，体温达39～40℃，仅伴有头痛，但无鼻塞、流涕、咳嗽、咳痰，也无胸闷心悸、尿频、尿痛及腹痛、腹泻等症状，并感胎动减少。患者到进行产前检查的医院就诊，被告知去综合医院进行检查。患者当天即到附近一家二级综合医院就诊，除咽部稍红外，心肺未见异常，诊为“上感”，给予口服退热药物及板蓝根冲剂治疗。患者仍持续高热，体温波动于39～40℃间，头痛未减，自觉胎动消失。于2004年8月26日再次就诊于另一家部队综合医院，检查体温 39.6℃，咽部稍红，扁桃体不大，双肺呼吸音清，无产科检查记录。查血常规 WBC $6.0\times10^9/L$，中性粒细胞 81.2%，血小板为 $35\times10^9/L$。仍考虑为上呼吸道感染，给予口服退热药物和口服抗生素后返家。8 月 26 日夜间患者无明显诱因出现间断下腹痛 2～3 次，同时出现持续憋气、心悸，休息后无好转，于 8 月 27 日凌晨就诊于其产科检查医院，测血压 110/57mmHg，脉搏 120 次/分，心肺听诊未及明显异常，未闻及胎心。考虑“心肌炎”不除外，转入我院。患者自发病以来食欲差，自觉尿少，但具体描述不清。既往体健，妊 2 产 0，2003 年自然流产一次。河北省人，贩菜为生，随父母长期住在北京西部郊区，居室为地下室。否认疫区居住史和疫水接触史。

2004 年 8 月 27 日晨 7：55am 时患者被平车推送入我科病房，当即检查：T 37.5℃，BP 90/60 mmHg，脉搏触诊不清，呼吸 30 次/分，浅快。一般情况差，患者表情淡漠，应答切题，查体合作，皮肤灰暗，无黄染、出血点及皮疹，四肢厥冷。双瞳孔等大正圆，直径 2mm，球结膜充血水肿。心率 130 次/分，律齐，未闻杂音。双肺呼吸音清晰，未闻及干湿啰音。腹软膨隆，肝脾肋下未及，肝区无叩痛。宫高 35cm，腹围 102cm，有中等强度宫缩，间隔 2 分钟，持续 20 秒，宫缩间歇期子宫张力稍高，宫体无压痛，胎位触诊不清，未闻及胎心。双下肢无水肿。考虑患者病情危重，感染中毒性休克和 DIC 可能。立即开放两条静脉通路快速补液，抗生素皮试试验，并取血配血及新鲜血浆、进行血常规、凝血功能和 D-二聚体、FDP、3P 试验以及肝肾功能和电解质检查。立即进行心电监测和心电图检查，血氧饱和度 98%。导尿仅见 2ml 尿液，查尿蛋白定性（++++），持续留置导尿显示无尿。下达病危通知，向患者及家属交待病情危重。同时急请内科医师会诊，8：00am 内科医师到场。阴道检查：分泌物不多无味，做宫颈分泌物培养，宫颈消失 50%，宫口未开，因子宫肌张力偏大，胎盘早剥不除外，行人工破膜，羊水为墨绿色黏稠，量少，无血迹，无异味。B超提示宫内孕头位，未见胎心胎动，子宫前壁胎盘，位置不低，厚2.4cm。8∶05am时血压90/60 mmHg。眼底检查示小动脉痉挛，动静脉比例1∶2，无水肿、出血及渗出。青霉素皮试阴性，给予头孢曲松钠（罗氏芬）静脉点滴抗感染治疗。8∶15am血压50/14mmHg，予多巴胺静点维持血压。患者呕吐少量咖啡色物，考虑为应激性溃疡，予胃复安及冰生理盐水加肾上腺素灌胃。立即请内科三线医师到场。眼科会诊示眼底小动脉痉挛，无水肿、出血及渗出。8∶17am腹部B超提示肝、胆、胰、脾、肾未见明显异常，无腹腔游离液。胸片示两肺心膈未见异常。血压维持在95/43mmHg～108/42mmHg。8∶30am血常规报告WBC 32.0×10^9/L，RBC 5.397×10^{12}/L，HGB 16g/L，HCT 51.57％，PLT 23.9×10^9/L，中性粒细胞90％，淋巴细胞8％。尿常规：蛋白（＋＋＋），尿比重1.025，RBC 0～1/HP，WBC 0～1/HP，尿酮体（-）。考虑感染中毒性休克存在，虽然子宫张力大但不支持胎盘早剥，流行性出血热不除外，即刻取血送国家疾病控制中心（CDC）做流行性出血热特异性抗体（HFRS IgG）检测。上报医院立即组织包括心内科、呼吸内科、消化科、肾内科、血液科、麻醉科、危重医学科在内的全院孕产妇抢救小组会诊。行锁骨下静脉穿刺继续补液扩容纠酸、输注血小板、纤维蛋白原和凝血酶原复合物等抗休克和纠正DIC的治疗措施。

9∶00am实验室检查陆续报告结果。凝血功能：PT 41s（正常11～15s），对照12.6 s，APTT 168.7s（正常26～36s），FIB 132mg/dl（正常200～400mg/dl）。生化指标：ALT 1115IU/L，ALB 32g/L，TBIL 42μmol/L，AST 4135 IU/L，CK 2438IU/L，CK-MB 105IU/L，LDH 6288IU/L，BUN 7.1mmol/L，K^+ 6.02mmol/L，Cr 440μmol/L，TCO_2 7mmol/L。血气分析pH 6.966，PCO_2 11.1mmHg，PO_2 138.3mmHg，SO_2 96.9％。

9：30am 报告 3P 实验阳性，FDP 320μg/ml（正常 0～5μg/ml），D-二聚体 5.6μg/ml（正常 0～0.3μg/ml）。胃管引流液为咖啡色胃内容物。

临床讨论及分析

A 医师（妇产科） 目前患者病情危重，处于休克、DIC 状态，原因尚不清楚。产科可能导致 DIC 的疾病有：重度先兆子痫及胎盘早剥、妊娠期急性脂肪肝、HELLP 综合征、宫内感染及胎死宫内等。（1）该患者定期进行产前检查，血压正常，尿蛋白阴性，无先兆子痫症状。现在虽然尿蛋白阳性且眼底动脉痉挛，但休克时也可以有如此表现；虽子宫张力较大，血压低，但是子宫局部无压痛，无血性羊水，B 超检查为前壁胎盘，未见明显回声改变，故先兆子痫及胎盘早剥可以除外。（2）妊娠期急性脂肪肝（AFLP）和 HELLP 综合征均可引起凝血障碍、DIC 及肝功异常，AFLP 也可急性发病伴发热，但多伴有重度先兆子痫。该患者无先兆子痫症状，且以发热为主，无恶心、呕吐等其他消化系统症状，消化道出血发生在休克后，不支持 AFLP 和 HELLP 综合征。（3）宫内感染可导致胎死宫内，两者均可引发凝血障碍和 DIC。患者虽有高热，但子宫无压痛，羊水无异味，无产科感染征象。胎死宫内时间较长可以致凝血障碍，该患者可能发生胎死宫内 2 天余，但不足以引起 DIC。

该患者以发热起病，感染中毒性休克存在。目前，无临床证据支持由产科疾患导致的高热和感染中毒性休克及 DIC。高热也可以导致胎死宫内。该患者可能存在宫外感染因素，并导致了感染中毒性休克。

B 医师（心内科） 患者为足月妊娠，7 天前孕前检查情况及化验均正常。3 天前急性起病，以发热、头痛为主，近 2 日胎动消失。检查患者，皮肤颜色差，说明循环状态不佳，但无出血点。DIC 诊断明确，目前已进入低凝期。考虑患者目前主要问题为感染中毒性休克。感染的原因可能有：(1) 心肌病：患者血压低，呼吸快，心率快，经快速补液治疗后心音有力、血压升高，不支持此诊断。(2) 流行性出血热：患者以发热起病，随继出现肝肾功能损害和休克、DIC，应考虑此诊断。已经送血做流行性出血热特异性抗体检测，确诊需要等待化验结果报告。(3) 呼吸道感染：患者无咳嗽，胸片正常，故无证据支持。(4) 宫内感染不能除外。目前诊断：感染中毒性休克，DIC。目前处理：抗休克，纠正酸中毒，控制 DIC。

C 医师（呼吸科） 考虑目前诊断：(1) 感染；(2) 感染中毒性休克；(3) DIC。感染原因可来源于呼吸道、宫内、泌尿系统、胆道、皮肤等。检查病人，双肺呼吸音清，胸片正常，不支持呼吸系统感染导致的如此严重的感染中毒性休克。目前患者各项生化指标升高均与严重感染有关，休克可造成肾衰、酸中毒。感染和败血症都可导致 DIC。目前处理是应用以抗金葡菌为主的广谱抗生素控制感染；抗休克以保证微循环灌注；纠正酸中毒和抗 DIC 治疗。

D 医师（血液科） DIC 低凝期诊断明确，在有关 DIC 的处理方面，目前不适宜使用肝素，可应用凝血因子和纤维蛋白原等，并根据化验结果调整用药剂量。

E 医师（肾内科） 同意以上内科医师的意见及处理原则，目前尚无泌尿系感染证据。如果休克仍无法控制并发生肾衰，可以行血液透析治疗。

F 医师（危重医学科） 感染性疾病诊断基本明确，以细菌性感染为可能之首要原因。考虑以产科宫内感染可能性大。目前抗休克治疗为补液，在补液基础上纠正酸中毒。应考虑引流感染灶即手术取出胎儿，术后转入ICU病房。如若不能手术，可转入ICU病房控制休克。关于DIC的处理是应用冰冻血浆，补充凝血因子和纤维蛋白原，扩容。

G医师（麻醉科） 目前患者感染性休克、DIC严重，存在酸中毒和明显的循环衰竭，不适宜手术。应该积极改善微循环，纠正酸中毒，控制DIC，创造手术时机。

H医师（消化科） 感染、胎死宫内均可导致DIC，目前感染原因尚不清楚。患者只有发热而无皮疹、出血等，与流行性出血热的多种症候不符合，故暂不考虑此诊断。目前处理是抗感染；纠正微循环可应用多巴胺和654－2等；纠正酸中毒可应用碳酸氢钠，同时检测血气；可以应用少量激素抗休克；纠正DIC可以考虑加用低分子量肝素，如速碧林。呕血可能为应激性溃疡，可给予质子泵抑制剂。应考虑尽快终止妊娠。

B医师（妇产科） 目前引起感染中毒性休克、DIC的原因尚不清楚。产科可能导致DIC的疾病有：（1）胎盘早剥：该患者无先兆子痫病史，无外伤等可导致胎盘早剥的诱因。虽子宫张力较大，但是子宫局部无压痛，无血性羊水，B超检查结果亦不支持。（2）羊水栓塞：一般无发热，而此病人为发热起病，故不支持羊水栓塞的诊断。（3）宫内感染：该患者有高热、感染中毒性休克及胎死宫内，不能除外严重的宫内感染。但没有产科感染的诱因，如阴道宫颈炎症、胎膜早破及性生活等。如果能除外了其他系统的感染而考虑宫内感染，则应去除感染灶，尽早终止妊娠。

A医师（妇产科） 目前患者感染中毒性休克诊断是肯定的，已经发生严重DIC、酸中毒、肾衰竭和肝功能损害，呼吸循环均不稳定，不适宜手术操作，应尽快转入ICU病房严密监护。不论是何种原因所致，目前的处理原则就是对症治疗：积极抗休克给予支持疗法，纠正酸中毒和DIC，待病情稳定后方可考虑手术。目前低分子量肝素在产科也应用较多，但目前病因尚不完全清楚，病情危重，且在围手术期不建议应用肝素。

病历摘要（第二部分）

经过全院会诊，于11：00am时将病人转入ICU病房。12：40pm时患者略烦躁，皮肤穿刺点有渗血。T 35.5℃，BP 90/60mmHg，P 135次/分，R 36次/分，浅快，仍然有规律宫缩，宫口开大2cm。予以呼吸机辅助呼吸。2：30pm流行性出血热特异性抗体检验报告：HFRS IgG 1：80为（＋）；HFRS IgM（＋），立即请传染病医院会诊：明确诊断为肾综合征型急性流行性出血热（危重型），病死率极高，接近100%，已经无转院之必要。4：00pm患者昏迷，BP 135/87mmHg，P 159次/分，一直无尿，给予血液透析。5：00pm宫颈口开全，行穿颅术娩出一女胎，体重3600g，因出血多，手取胎盘，胎盘胎膜完整。产后子宫出血3500ml，缩宫素治疗无效，行子宫腔填纱，出血止。继续给予支持疗法，但患者一直处于昏迷状态，24小时后取出宫纱，无阴道出血。病人于2004年8月31日10：57am因流行性出血热、感染中毒性休克、DIC及多器官衰竭死亡。宫颈分泌物、宫腔及胎盘黏膜培养无菌生长。

临床讨论与分析

流行性出血热是一组以发热、出血及肾损害为主要临床表现的急性传染病，妊娠合并流行性出血热较为少见，围产期死亡率和孕产妇病死率均高，尤其是发生肾衰者，死亡率几近100%。病原体是汉坦病毒，传染源的宿主动物主要为啮齿类动物。此患者居住地卫生条件差，有鼠类出没，虽不是流行地区和流行季节，仍有发病机会。本病临床一般分为5期，发热期、低血压休克期、少尿期、多尿期、恢复期。初期症状酷似重感冒，发热，体温可在39℃或以上，伴有头痛、腰痛、眼眶痛（三痛）。热退病重，呈酒醉貌，肾脏损害可有血小板减少及蛋白尿。该患者在发热3天体温下降后病情加重。早期诊治是降低本病病死率的关键。该患者在发热期辗转于几家医院间，若能提高对本病的认识，有不失治疗时机之可能。特异性IgM阳性或双份血清IgG抗体4倍增高即可确诊本病，还可通过检测抗原、病毒RNA进行病原学诊断。治疗以支持疗法和对症疗法为主，处理好休克、多脏器功能衰竭、出血三关，按各期特点进行不同处理。

杨　孜　王伽略

病例 36 妊娠晚期合并髂骨骨髓炎

病历摘要（第一部分）

患者，女，27 岁，主因“妊娠 32^{+6} 周，左下肢疼痛 1 个月，伴阵发性下腹痛 1 周及发热 1 天”于 2004 年 1 月 7 日 16 时急诊入院。LMP：2003 年 5 月 16 日，周期（2～4）/30 天，EDC：2004 年 2 月 23 日，未规律产前检查。于妊娠 28 周开始出现左下肢疼痛及水肿，活动时加重，并伴行走困难，未予以诊治。又于 1 周前出现下腹阵发性钝痛，以左下腹明显，不伴恶心及呕吐，但休息后腹痛减轻。由于腹痛，1 周前到某部队医院就诊，诊为“宫内孕 30 周，前置胎盘，羊水偏少”给予住院治疗。产妇自述入院后曾给予抗生素抗感染，硫酸镁保胎治疗（具体情况不详）。住院一周，治疗效果不明显。又在 1 天前出现发热（体温不详），要求出院，急诊转入我院。既往体健，8 年前自然分娩一女婴，健存。人流一次。

门诊查体：T 38.5℃，P 126 次/分，R 20 次/分，BP 125/80mmHg 一般情况好，全身皮肤及巩膜无黄染，全身浅表淋巴结未及，心肺腹部无异常。产科检查：宫高 32cm，腹围 90cm，左枕前位，儿头浮，胎心 150 次/分，30 分钟内仅及两次中强宫缩，每次持续 25 秒。左大腿屈曲，外展姿势，活动受限。左下肢水肿（+++），右下肢水肿（+）。产科门诊 B 超提示宫颈左侧探及一个 14cm×10cm×8cm 不规则的低回声包块，胎盘位于左侧壁，其下缘位置偏低。由于上述包块影响胎盘与宫颈间距离，探不清，AFI 3.6cm。

入院诊断：宫内孕 32^{+6} 周，妊 3 产 1，左枕前位，盆腔包块性质待查（左侧），发热待查，羊水过少。

住院后再检查发现左下肢皮肤呈花斑样改变，压痛明显，查血常规，除血红蛋白 98.6g/L 外其余正常，拍胸片正常。由于左下肢局部水肿，皮肤颜色改变，即请血管外科会诊。发现左下肢周径较右侧下肢同部位周径长 4cm。立即彩超检查，未发现下肢深静脉血栓。同时发现左侧近腹股沟处有手术瘢痕，并追问病史，自述 8 岁时患骨髓炎，行切开引流，诉“治愈”，后未复发，故准备请骨科会诊。病人入院当晚至次晨体温在 35.5～35.9℃之间，P 120 次/分，BP 110/60 mmHg，一般情况尚可，不像感染中毒所致体温不升，即行腹部 B 超，提示左髂骨前方可见一个 14cm×10cm 的低回声包块，与髂骨关系密切。

第一次全院会诊讨论

A 医师（产科）　患者 32 岁，宫内孕约 33 周，盆腔包块性质待查，根据入院后症状、体征及辅助检查，该产妇下肢肿胀、行动困难及下腹痛不像产科原因所致，故组织全院会诊，以明确诊断和下一步处理。

B 医师（外科）　患者一般情况尚可，腹部无腹膜刺激症状，基本可以除外外科急腹症。但盆腔包块为脓肿可能性大，由细菌或结核引起尚难肯定，该包块是否在腹膜外不能肯定，X 线检查有鉴别诊断意义，但孕妇不宜做。包块性质需经穿刺方能明确。

C 医师（呼吸科）　该患者体温虽有异常，但根据病人症状及体征均不支持肺栓塞，听诊无肺动脉瓣第二心音亢进，在未吸氧情况下血氧饱和度 97%～98%。

D 医师（骨科）　患者盆腔包块存在，至于性质还不能肯定，结合患者有骨髓炎病史，且第一次手术史不详，因此首先要考虑感染复发骨髓炎往往终生带菌；另外患者髋关节呈保护性屈曲，局部有压痛，腹股沟韧带处亦有压痛，而发热仅1天，这些症状和体征不支持骨髓化脓性感染，但还要除外其他部位的化脓性感染；其次是结核感染，但腰椎无症状，故不支持；再次，髋关节本身的病变可能引起盆腔包块，但发生几率低，所以需行MRI进一步明确。

A医师（产科） 综上所述，为明确诊断，应行CT检查，但对妊娠晚期孕妇不宜。可再请超声科主任医师做腹部超声检查，腹部彩超提示左髂关节和髂骨内侧含液性包块：脓肿可能。

E医师（骨科） 建议行盆腔髋关节核磁检查，再决定下一步处理。

病历摘要（第二部分）

全院会诊讨论后，患者急诊行MRI检查。提示：左髂窝盆腔及左下肢异常信号：脓肿可能，左髋关节积液，左髂骨慢性骨髓炎后遗改变？

骨科专家组讨论后提出意见：根据症状、体征及B超和MRI等检查，盆腔脓肿诊断成立。原发灶是否为骨科疾病所致，需做CT鉴别。且骨科治疗原则是病灶及脓肿一并清除，如产科目前病情不允许，可先行脓肿穿刺引流，日后处理骨科原发病，所以目前可以先在B超下穿刺引流，缓解症状，使用有效抗生素，疗程不宜短于2周。

会诊后，B超医生即在B超下穿刺引流，抽出525ml淡绿色黏稠脓液，镜检脓细胞满视野，当即置负压吸引器引流，将脓液送培养＋药敏，报告为金黄色葡萄球菌。次日体温降至正常，并继续负压引流及支持治疗和抗感染治疗。经过4周保守治疗后，产妇一般情况明显好转，体温正常，能下地活动，体力逐渐恢复。此时已近37周，应考虑以何种方式终止妊娠，故行骨盆测量：盆腔脓肿突向阴道左侧壁，质硬，使左侧坐骨棘触不到，右侧坐骨棘不突，坐骨棘间径容3指，阴道分娩困难，拟定于37周行剖宫产分娩。

第二次全院会诊讨论

A医师（产科） 经过脓肿穿刺引流、支持治疗和足量抗生素治疗后，病情稳定，现已妊娠37周，骨产道存在梗阻，应择期剖宫产分娩，术前应不再行脓肿穿刺，避免增加感染的机会。

B医师（产科） 术前应请骨科和外科再次会诊病人，做好台上会诊准备；术中尽量避开盆腔包块，避免脓肿破裂，流入腹腔，引起严重并发症；术中动作轻柔，将盆腔与腹膜用纱布隔开；进腹腔后先做髂窝处分泌物培养及宫腔分泌物培养；术后胎盘胎膜送病理及新生儿行皮肤鼻咽部耳分泌物等培养。

E副主任医师（骨科） 术中尽量避免接触包块，待剖宫产术后恢复良好，再行骨科处理。如术中包块影响操作需进行脓肿切除术，可能手术范围很大。

病历摘要（第三部分）

根据专家会诊意见，经充分准备，行剖宫产术。术中见盆腔无明显粘连，做各处分泌物培养后，切开子宫下段，胎儿胎盘娩出后，用稀碘伏溶液擦洗宫腔，缝合子宫。探查双侧附件外观正常。左侧盆腔包块上起于左髂嵴，下至左髂窝，宽度由宫旁至盆壁，厚度由髂窝至后腹膜，直径约8cm，质硬，左髂窝局部表面粗糙，未见脓性分泌物，用稀碘伏、生理盐水冲洗腹腔，右下腹置乳胶管引流，关腹，手术完毕。术中取宫腔和髂窝分泌物及新生儿分泌物培养均为阴性；胎盘胎膜病理未见著变，新生儿出生体重2400g，术后体温正常，于术后4天母子平安出院。

电话追踪产妇，于产后50天来院复查：产妇回家后，不发热，左腿活动如常，恶露已停。盆腔检查：阴道通畅，阴道左侧壁稍硬，未触及包块，宫颈轻糜，子宫前位，正常大小，质中，活动，右侧（-），左侧盆壁松软，未触及包块。建议患者到骨科门诊复查。次日患者到骨科门诊：谓左下肢活动好，左髋关节无不适感，但左小腿内侧偶有麻木感。检查：左侧髋关节各方向活动正常，无压痛，“4”字征阴性，左小腿内侧针刺感觉下降。行B超检查，未发现异常。行骨盆正位片＋左髂关节正位片检查提示：左侧髂耻缘骨质增厚，密度增高，左髋关节囊稍肿，髋关节骨性结构正常。骨科副主任医师考虑脓肿已经吸收机化，局部无不适症状，暂无特殊处理。

最后诊断：宫内孕37周，妊3产2，左枕前位已娩，慢性化脓性骨髓炎急性发作，小于孕龄儿，出生低体重儿。

临床讨论及分析

妊娠合并骨髓炎非常罕见，国外文献仅有零星个案报道。

化脓性骨髓炎是由化脓性细菌引起的骨骼感染，包括骨髓、骨质、骨膜。本病多发生于儿童，常见致病菌为金黄色葡萄球菌。本例患者系儿童时期患急性化脓性骨髓炎，一直自诉未复发，此次妊娠晚期可能免疫功能下降致使此慢性骨髓炎急性发作，经过及时的诊断及治疗病情控制。

患者入院前已住某部队三级医院一周，并做了下肢X线检查（未见异常），说明该病诊断有一定的困难。而患者无规律产检，又急诊转入我院，故对病史缺乏全面了解，入院后经过仔细查体及询问病史，方发现患者既往有骨髓炎病史，经过产科及全院各科会诊，以及B超检查，终于在入院后两天作出正确的诊断，使患者得到及时正确地处理，获得良好的结局。所以在此例中我们认识到仔细询问病史及体检对疾病的诊断是十分重要的，对每位医务工作者十分必要，尤其年轻医生更为重要。孕期检查受很多条件限制，此例能在如此短的时间内作出诊断及治疗，与B超医生精湛的技术分不开，与全院相关科室协作分不开，说明遇到疑难重症尽早组织会诊是十分必要的。

虽然慢性化脓性骨髓炎急性发作在骨科不属罕见病，但合并妊娠罕见，此例如不能及早发现，而突向生殖道的脓肿发生破裂，引起上行感染，可能危及母子安全，预后将十分可怕。所以对产科医生来说，要不断更新知识，提高对各种合并症的认识及了解，便于早期请相关科室会诊，使我们对罕见的合并症做到早诊断及早治疗，使母子能平安度过分娩期及产褥期。

该病由于孕期检查手段有限，不易诊断。B超检查因对胎儿无创而应用最为广泛，本例经一位资深的超声科大夫检查，对明确诊断起到了关键的作用。

李诗兰　魏　瑗

病例37　妊娠合并原田病

病历摘要

患者，女，27岁，妊1产0，平素月经规律6/30天，LMP：2002年1月12日，EDC：2002年10月19日。定期在外院产前检查，早中孕期均顺利，孕31周无明显诱因突然出现双眼视力明显下降约一周，至仅存光感，同时伴有耳鸣，脱发及白发。在北京某大医院诊为原田病，给予泼尼松口服治疗，起始剂量为60mg qd×14天，之后每周减量5mg，后维持在20mg qd×3个月至足月分娩，产后逐渐减量至5mg qd。经治疗患者孕末期视力恢复到妊娠前视力水平，左眼矫正视力0.7，右眼矫正视力0.9，孕期平顺，无其他妊娠合并症。孕40^{+2}周选择性剖宫产娩出一男婴，3600g，新生儿查体无畸形，产褥期无感染，产后如期出院。产后14个月随访，视力左眼矫正视力1.0，右眼矫正视力1.0，脱发及白发症状已基本消失，但耳鸣无明显好转。

临床讨论与分析

原田病（Vogt－Koyanag－Harada disease）是一种累及全身多个系统的炎症性疾病，主要发生在亚洲人、西班牙人、美洲土著人。原体病的发病率在世界各地存在较大的差异。日本的报道显示，原田病的发病率占所有葡萄膜炎的6.8%～9.2%，多见于20～50岁的有色人种，女性多见，妊娠期该病发病率未见增高。美国葡萄膜炎协会在1978年采用下述标准诊断原田病：首先患者无眼部外伤史或手术史；第二，至少有以下4种体征：

（1）双侧慢性虹膜睫状体炎，（2）后葡萄膜炎，（3）神经体征，（4）皮肤改变：脱发、白发或白化。针对我院本例妊娠合并原田病，并结合文献分析如下：

1. 妊娠对原田病的影响：在妊娠期细胞免疫通常是被抑制的，但是免疫因素或妊娠对于原田病的影响还不明确。一般认为，妊娠妇女的免疫反应与未孕妇女是不同的。例如妊娠妇女虽然外周血的淋巴细胞数量没有改变，但是T细胞的数量降低，IgG和IgM的数量增加，细胞免疫在妊娠中也被抑制。妊娠的继续要求母体必须耐受与母体相排斥的胎儿组织。一般认为，自身免疫疾病的慢性炎症在妊娠期会较非孕期减轻。通常认为原田病的治疗方法为大剂量的类固醇激素，但是近来这种治疗方法在临床上被重新评估。Yamamoto等发现使用非激素类抗炎药物和使用大剂量系统类固醇治疗的预后是相似的，所以我们很难决定在妊娠期疾病的消退是药物治疗的结果还是由于妊娠本身。

2. 妊娠合并原田病病例荟萃分析：妊娠合并原田病少见，Pub Medline自1960年至今仅报道了12例（见表1）。

表1　妊娠合并原田病个案报道

年代	作者	例数	妊娠时限	治疗方案	妊娠结果	原田病
1980	Fredman	2	5个月 7个月	全身糖皮质激素	正常分娩	治愈
1986	Sato	1	10周	局部糖皮质激素	正常	治愈
1991	Yamagami	1	7个月	全身糖皮质激素	正常分娩	治愈
1995	Nohara	1	12周	严密观察	正常分娩	治愈
1995	Wstase	1	26周	全身糖皮质激素	正常分娩	治愈
1999	Taguchi	1	3个月	局部糖皮质激素	正常分娩	治愈
2000	Motoaki	1	16周	全身糖皮质激素	正常分娩	治愈
2001	Nobuyuki	3	19周 28周 17周	全身糖皮质激素 全身糖皮质激素 局部糖皮质激素	正常分娩	治愈
2002	李苏镇	1	早孕期	未予治疗	正常分娩	继发性青光眼

其中，李苏镇报道的病例为患者5年前曾患原田病，孕期再次复发。此外，Synder 和 Tessler 在 1980 年报道在分娩前系统性类固醇激素治疗中止后，在分娩后症状复发；也有学者报道在中止类固醇治疗后怀孕，症状较前明显减轻，而在妊娠结束后症状复发，这可能与妊娠中止后胎盘甾体激素分泌停止和免疫抑制消失有关，故系统性类固醇激素在分娩前减量应慎重。

3. 原田病及类固醇激素治疗对妊娠的影响： 原田病的治疗原则是通过早期、突击量全身使用糖皮质激素以抑制急性眼内膜炎症，然后根据临床反应在3～6个月之间缓慢降低药物剂量。目前，对于原田病的糖皮质激素治疗的具体用药、剂量和时限尚无统一意见。大多数原田病经过糖皮质激素治疗后在1个月内炎症反应显著降低，在6个月内得到不同程度的改善。

文献报道，妊娠合并原田病的大剂量类固醇激素治疗对于胚胎和胎儿的影响尚存在分歧。日本学者曾报道的一例合并原田病的孕妇给予系统性类固醇激素治疗后，分娩的新生儿具有耳前赘生物、皮脂样囊肿，但认为新生儿畸形似乎与遗传的关系更为密切，与该病的关系不能确定；Steahly 报道两例在接受系统性甾体激素治疗后妊娠的患者一例早产儿，无畸形，另一例发生自然流产。目前为止，这是唯一的一例与流产相关的报道。也有研究报道患原田病孕妇新生儿为低出生体重儿。基于孕期系统性类固醇治疗可导致低出生体重儿，故可认为低出生体重儿可能是系统性类固醇治疗的后果。虽然小剂量的系统性类固醇治疗不会导致先天性肾上腺功能失常，但是给予孕妇大剂量的类固醇治疗会导致新生儿的肾上腺功能失常。因母体泼尼松经过胎盘被11－β脱氢酶代谢，胎儿的血泼尼松浓度仅为母体的10%，故建议使用泼尼松治疗。系统性类固醇治疗对于小鼠和兔子可引起腭裂和心脏畸形，但未见系统性类固醇治疗导致人类胚胎腭裂和心脏畸形的相关报道。一般认为，免疫功能与原田病炎症的严重性和妊娠阶段密切相关，在妊娠早、中期通常原田病病情较轻，应密切观察疾病的自然发展过程，此时也是影响胚胎发育和器官形成的高度敏感期，故文献多推荐在妊娠 18 周后使用类固醇类激素治疗。

综合文献所述，妊娠阶段、炎症的严重性和糖皮质激素治疗与原田病的预后密切相关，故妊娠合并原田病的治疗方案的选择应根据炎症的严重程度、妊娠阶段加以选择。原田病和大剂量的系统类固醇治疗可能不会增加流产和先天畸形的几率，但因此类病例报道的数量很少，需在今后进行进一步研究。

孙　笑　杨慧霞

病例 38　妊娠合并升主动脉夹层瘤

病历摘要

患者，女，29 岁，因“宫内妊娠 20 周，妊 1 产 0，合并主动脉夹层行主动脉置换术后 38 天，自觉胸痛、头晕及耳鸣 4 天”收入院。患者平素月经规律，LMP：2000 年 5 月 30 日，EDC：2001 年 3 月 6 日，闭经 40 天出现早孕反应，早孕期正常；孕 4 个月自觉胎动，孕 20 周时出现胸部持续性疼痛伴有恶心。患者在外院就诊，给予抗炎、止痛治疗后在我院超声心动图检查提示：无名动脉夹层形成，内膜剥脱向近端、远端发展。家属坚决要求保胎，并同意手术治疗主动脉夹层。患者以升主动脉夹层（Ⅰ）、宫内妊娠 14 周急诊收入心外科，给予降压、镇静治疗，疗效不明显。经会诊决定转入心外科手术治疗。经充分术前准备，于 2000 年 9 月 1 日（妊 14^{+5} 周）急诊在全身麻醉、低温体外循环下行升主动脉人工血管置换术，手术顺利。术中及术后胎心监护正常，患者恢复好，术后 20 天后出院。出院后定期产前检查，并服用硝苯地平（心痛定）、拉贝洛尔（柳胺苄心定）降压治疗，继续妊娠。4 天来患者自觉胸痛、头晕伴耳鸣，收住我院产科。检查：血压 135/60mmHg，宫高 18cm，腹围 91cm，胎心率 140 次，空腹血糖 81 mmol/L，葡萄糖耐量检查 2、3 点血糖异常。彩色超声检查显示，胎儿发育迟缓；超声心动图示：升主动脉置换术后，降主动脉及腹主动脉夹层不除外；主动脉瓣关闭不全（轻～中度）。给予美托洛尔（贝他乐克）、硝苯地平降压治疗，但胸痛、头晕伴耳鸣症状无明显改善，本人和家属坚决要求结束分娩。于 2000 年 10 月 11 日（妊 20^{+2} 周）在连续硬膜外麻醉下行剖宫取胎加双侧输卵管绝育术。术中取出 1 男婴，无自主呼吸，身长 25cm，体重 630g，外观无异常。手术顺利，术后血压 130/80 mmHg，胸痛、头晕症状消失，恢复好，术后 7 天后出院。产后 42 天复查，患者恢复良好，目前仍在随访中。

临床讨论与分析

主动脉夹层（aortic dissection）是一种具有致命危险性的主动脉疾病。该病年发病率在（5～10)/100 万，男女比例为3∶1。

1. 动脉夹层的病因、临床表现与治疗

主动脉夹层发生与高血压、主动脉壁疾患、Marfan 综合征、Tumer 综合征、梅毒及妊娠有关。根据主动脉夹层的分类，A 型为升主动脉夹层，B 型为仅限于左锁骨下动脉开口远端夹层。临床主要表现为前胸部、肩胛区、上腹部等部位突发性剧痛。

当升主动脉受累时，可出现主动脉瓣关闭不全、心力衰竭等；夹层受压或阻塞可累及主动脉分支，常导致相应部位或脏器的急性缺血表现；继发外膜破裂致心包填塞或大出血而死亡。胸部 X 线检查可提供诊断线索，超声心动图为主要诊断方法，其确诊依赖于 CT、磁共振成像（MRE）或经食管超声。及早诊断和积极处理是降低死亡率、改善预后的关键。

对高度可疑主动脉夹层患者，在明确诊断前应严密检测。任何类型的主动脉夹层均需控制血压、降低动脉压上升速率及给予必要的镇痛治疗。A 型主动脉夹层发生主动脉破裂等并发症的危险性较高。目前主张一旦确诊，应及时行手术治疗。B 型主动脉夹层发生主动脉破裂的危险性较低，可通过降低主动脉张力的药物控制病情，如 β 受体阻滞剂、硝普钠等。介入性血管治疗技术应用于主动脉夹层治疗也取得了较满意的效果。

2. 主动脉夹层对母婴的影响

目前，主动脉夹层患者 5 年和 10 年总体生存率大约为 80% 和 40%。疾病早期阶段严重并发症，如重度高血压、大出血、主动脉瓣重度反流和心、脑、肾等脏器缺血性损伤均可威胁患者生命。疾病晚期导致死亡的主要因素来自受累主动脉和相关的心血管疾病。

孕期由于内分泌改变，可致动脉壁结构发生改变，加之孕期循环系统变化，将诱发或加重主动脉夹层，严重者可出现主动脉破裂。早孕期可发生流产，中晚孕期由于高血压的影响，可使胎盘血液供应下降，发生胎儿发育迟缓，胎死宫内等。

3. 主动脉夹层患者的围产期处理

妊娠期对不明原因的胸痛及高血压应考虑到有主动脉夹层可能，应进行超声心动图检查。确诊后，妊娠期间应进行药物治疗，并注意控制血压，定期超声心动图检查，必要时进行外科手术治疗，尤其在出现进行性主动脉瘤样扩张或各种并发症时需及时终止妊娠，并接受外科治疗。阴道分娩多用于无明显心血管异常的患者，且应放宽阴道手术产指征，缩短第二产程，剖宫产术可能是较好的分娩方式，因目前病例少，有待进一步积累临床资料证实。产后 6～8 周内血液动力改变较大，也应注意并发症的防治。

李小平　王山米

病例39　中期妊娠胎盘植入子宫下段

病历摘要

患者，女，43岁，已婚，宫内妊娠18周，妊4产1，要求终止妊娠入院。入院前因停经37天，尿hCG（+），在某医院检查，要求药物终止妊娠，发现已为中期妊娠，遂来我院就诊。患者闭经后，无明显早孕反应，近4个月中有不规则阴道出血，淋漓不断，一周来自觉胎动。B超检查（外院）：宫内胎儿BPD 4.3cm，FL 3.3cm，胎儿头位，胎心136次/分，胎盘位于子宫后壁。准备中期引产收入院。

患者平素月经规律，月经周期7/25天，月经量中等，无痛经。妊4产1，人工流产2次，18年前足月顺产1男婴，健在。患者既往体健，否认心、肝、肾及糖尿病病史；无药物过敏史。入院前5个月曾在外院宫腔镜下行黏膜下肌瘤摘除手术，手术顺利，恢复好。病理报告：黏膜下子宫肌瘤。术后未避孕。

入院体检：T 36℃，BP 105/60mmHg，腹软无压痛，心肺(-)，肝脾（-）。妇科检查：外阴已产型，阴道畅，宫颈光滑，宫底平脐，FHR 140次/分，双附件（-）。按常规做中期引产前的各项化验准备，未发现异常。入院第二日行雷夫奴尔羊膜腔内注射引产。因3次穿刺均未抽出羊水，亦无出血，改为药物引产。当晚顿服米非司酮200mg，36小时后阴道后穹窿放置米索600μg。服用米非司酮后无明显反应和不适，放置米索后半小时自觉下腹胀，渐出现阵发性腹痛，并开始有阴道出血，逐渐增多似月经样。放置一个半小时后有大便感，去厕所时流出较多血块，立即让患者平卧，开放静脉，取膀胱截石位，消毒后阴道检查，见宫口开大约2～3cm，宫口有海绵状物阻塞，考虑胎盘低置或前置胎盘可能性大，立即配血，送患者到手术室开放静脉下行钳夹术。术时检查宫底脐下一指，宫口开大3～4cm，可及胎盘并触及胎儿下肢，破膜后流出羊水清亮；以臀牵引娩出一女死婴，约20cm长。钳夹胎盘困难，似有粘连，予以刮宫，刮出破碎胎盘组织。术中一直较多活动出血，宫颈旁注射缩宫素及麦角新碱，子宫收缩尚好，但仍有多量活动出血。检查阴道与宫颈均无裂伤。揉压宫体，盐灸脐部，阴道仍出血不止，估计术中及术后出血共计约2000ml。血压继续下降、心率加快，急输血，为挽救患者生命，决定立即行子宫切除术，手术过程顺利。检查切除之离体子宫标本，剖开宫腔，见子宫下段右侧壁有粗糙胎盘样组织附着，深达肌层。术后病理报告证实为胎盘植入。术后患者恢复顺利，平安出院。

临床讨论与分析

1. 胎盘植入的流行病学

正常情况下胎盘附着于子宫体的前壁、后壁、侧壁及宫底。孕中期胎盘占据宫壁一半的面积，因此期间胎盘接近或覆盖内口的机会较多，不诊断为前置胎盘，称胎盘前置状态，对其将来发生前置胎盘的发生率无确切了解。以后，随孕期增加，孕晚期子宫下段逐渐形成及伸展，胎盘位置会随之上移，而成为正常位置胎盘。如果胎盘不能随之上移，则会发展为低置胎盘或前置胎盘。前置胎盘的发生率有增高趋势，国内报告20世纪80年代为0.22%～0.27%；1992年报道为0.24%～1.57%，其中妊娠早、中期有出血史者占72.7%。人工流产、刮宫、剖宫产、各种宫腔手术及子宫内膜炎等都是引起子宫内膜损伤和缺陷，促使发生胎盘低置或前置的因素，并有可能发生胎盘植入。

2. 诊断与鉴别诊断

B 超检查是诊断胎盘位置最好的检测方法，特别是经阴道 B 超检查，能清楚地辨认胎盘与宫颈内口的关系，尤其是中期妊娠与晚期妊娠比较，此时因胎儿相对小，羊水多，能更清楚辨别胎盘位置。

本例应诊断为中期妊娠引产出血，部分性前置胎盘，胎盘植入，应与下列情形进行鉴别。

(1) 子宫收缩不良：子宫收缩不良引起的出血一般发生在产后，并且常为间歇性出血。本例在胎儿娩出前即发生大出血，并且为持续状态，即使在子宫收缩良好状态下仍活动性出血，应排除子宫收缩不良所致。

(2) 软产道裂伤：软产道裂伤出血为持续性，依裂伤程度出血可多可少。中期妊娠引产软产道裂伤多发生于宫颈阴道段，因宫颈坚韧，宫口开张困难，子宫收缩过强所致。本例出血较早发生。仔细检查阴道与宫颈均无裂伤。

与足月妊娠分娩一样，中期妊娠引产出血的原因同样可因软产道裂伤及胎盘残留所致。本例子宫出血呈持续状，与子宫收缩好坏无关，因此可以排除宫缩不良引起的出血；也可排除组织损伤性的出血；结合阴道活动性出血，考虑有胎盘植入的可能。

3. 治疗

中期妊娠伴有胎盘前置状态时，其引产方式依胎盘前置程度而定。仅为低置状态无特别处理；部分前置，可按常规引产方式处理，妊娠周数小，可行钳夹术；也可继续妊娠，待胎盘位置上移后再行引产；若为完全性前置胎盘，应以小剖宫产处理。无论哪种引产方式都应作好预防和抢救出血的准备。胎盘娩出后同足月分娩后一样，应仔细检查胎盘的完整性，如不完整，应即行钳刮术。仍不能刮净，活动性出血不止，应高度可疑为胎盘植入，如大量失血危及患者生命，应果断采取手术切除子宫。

4. 预后

及早诊断，选择正确的引产方法，预后好。但对于完全性前置胎盘，术后因子宫胎盘种植处收缩不良或因伴有胎盘植入可能出血不止，有切除子宫以止血的可能。

经验与教训

1. 诊断：人工流产、刮宫、剖宫产、各种宫腔手术及子宫内膜炎等都是引起子宫内膜损伤和缺陷，导致胎盘低置或前置的因素。患者有孕前 5 个月曾在宫腔镜下行子宫黏膜下肌瘤切除病史，未能引起足够重视。此次妊娠 4 个多月期间一直断续阴道出血，无明显停经史，提示可能有胎盘种植异常，也未能予以重视。另外本例 B 超是在基层医院做的，报告胎盘位于后壁，引产前未予复查。这些导致胎盘位置异常的因素未能在引产前发现。引产用药后半小时即出血似月经量，并很快增多，胎盘堵塞于宫颈口，及时作出了胎盘种植异常的诊断。子宫剖面显示胎盘部分植入子宫下段右侧，说明胎盘附着部位异常。引产前 B 超检查未能正确诊断，可能由于未能仔细观察胎盘位置，或由于经验不足所致。因此，孕中期引产前的 B 超检查十分必要，其重要目的之一就是确定胎盘位置，有助于选择最合适的引产方法。如果对于宫腔镜手术史及孕期多次阴道出血史予以重视，可能会更早发现胎盘异常，这样处理会更主动些，可以更多地减少患者的损失。

2. 治疗：本例及时予以助产和刮宫手术并适时做了子宫切除手术。患者已 43 岁，近期作过子宫肌瘤摘除手术，此次短时间大量出血，切除子宫应是最合适的止血和抢救生命的方法，并且得到了根治，避免遗留再发生子宫出血的隐患。

本病例提示妊娠中期引产之前必须行 B 超检查，仔细观察胎盘位置。有特殊病史者，如本例近期宫腔镜手术史，应提示给超声医师，有助于正确诊断。无论选择何种方式引产，都应作好抢救的准备。

左文莉

病例 40 剖宫产术后再次妊娠，阴道分娩后子宫自发破裂

病历摘要

患者，女，30 岁，已婚。主因“停经 29 周，阴道流水 20 天”入院。患者平素月经规律，自述本次怀孕核对孕周无误，未行产前检查。20 天前无明显诱因阴道流水，色清，量较多，无腹痛及发热，未就诊。3 天前就诊于当地医院，B 超检查提示羊水减少，转来我院，考虑“宫内妊娠 29 周，可疑胎膜早破”急诊收入院。患者既往体健，否认急慢性病史。患者月经初潮 15 岁，月经周期 (4～5)/28 天，妊 2 产 1，6 年前，因“初产臀位”在当地医院行“子宫下段剖宫产术”分娩一女婴，体重 3000g，现健在。自述手术尚顺利，术后无明显发热及腹痛等。

入院查体： T 36.8℃，P 92 次/分，R 20 次/分，BP 110/70mmHg。一般情况好，心肺 (-)。产科情况：下腹膨隆，宫高 21cm，腹围 102cm。宫缩 20 秒/15 分钟。胎儿臀位，先露浮，胎心 140 次/分。消毒后行阴道检查：阴道下 1/3 处可见一阴道纵隔，弹性好。后穹窿处可见液体，清亮，无异味，pH 试纸变色，证实为羊水。测量骨盆正常。宫颈管长 2cm，质软，中位，宫口未开，先露臀，S－3。化验及其他辅助检查：化验及心电图检查无异常。B 超检查提示：臀位，活胎。初步诊断：(1) 宫内孕 29 周，臀位，未产；(2) 胎膜早破；(3) 剖宫产史。

诊治经过：入院后按胎膜早破常规处理，绝对卧床，会阴垫无菌垫，地塞米松肌肉注射，5mg q12h×2d。入院 2 天后临产，

经2小时50分宫口开全，先露S+3，行阴道纵隔切开术。胎儿娩出。第三产程中，阴道活动性出血，决定手取胎盘。手入宫腔探查发现胎盘位于宫底右前壁，部分剥离，子宫下段前壁有裂口，长4cm，手取胎盘，对合不完全，考虑子宫破裂（剖宫产瘢痕破裂），缝合切开之纵隔。决定开腹手术修补裂口。术中探察：腹腔内无血迹，可见双子宫，双侧附件分别附着在左右子宫，外观正常。左侧子宫妊娠，膀胱返折腹膜处略膨隆，其后方可见一血肿直径4cm；打开膀胱返折腹膜，见原切口瘢痕裂开，长4cm，清除血块，自裂口内探察宫腔，取出胎盘小叶一块；做宫腔培养，甲硝唑250ml冲洗宫腔后，下推膀胱，修补裂口，关腹顺利。术中出血300ml，加上产后出血共700ml，输血400ml。术毕患者安全返回病房。术后经抗炎治疗，体温正常，6天拆线，伤口愈合好，出院。宫腔培养结果无细菌生长。

最后诊断：（1）宫内孕29^{+2}周，妊2产2，臀位，已产；（2）子宫破裂；（3）产后出血；（4）双子宫；（5）阴道纵隔；（6）胎膜早破；（7）剖宫产史；早产女活婴1200g，送儿科抢救。

临床讨论与分析

一、流行病学

子宫破裂发生率为分娩总数的1/1000～1/16 000。有剖宫产史者再次妊娠，阴道分娩子宫破裂发生率约为1%。

二、诊断与鉴别诊断

1. 先兆子宫破裂的诊断：无瘢痕子宫在破裂前往往存在先兆子宫破裂阶段，而对于先兆子宫破裂的诊断关键是识别病理性缩复环。梗阻性难产时，胎先露部下降受阻，强有力的阵缩使子宫下段逐渐变薄而宫体更加增厚变短，两者间形成明显的环状凹陷，随产程进展，此凹陷会逐渐上升达脐平甚至脐上，称病理性缩复环。此时子宫下段膨隆，压痛明显，产妇表现为烦躁不安，痛苦呼叫；并可出现血尿及胎心异常。

2. 子宫破裂的诊断：具有子宫破裂高危因素的病史，临床表现根据子宫有无瘢痕及瘢痕的位置有所不同。子宫下段剖宫产切口瘢痕裂开常缺乏明显的症状体征，也有仅在第二次剖宫产术中或再次妊娠阴道分娩后常规进行软产道检查时发现。本例患者为双子宫，有生育史，两次妊娠均为同侧。但此次仅妊娠 29 周即出现子宫瘢痕处自发破裂，实属少见。提示我们对有剖宫史者，有宫缩后应注意密切观察，防止子宫破裂。

3. 鉴别诊断：须与胎盘早期剥离，难产并发感染等鉴别。

三、治疗

1. 先兆子宫破裂：一旦发现，立即停用缩宫素，或给以宫缩抑制剂；同时准备剖宫产终止妊娠。

2. 子宫破裂：治疗原则在纠正休克、防治感染的同时行开腹探查。根据子宫破裂的程度与部位，手术距离破裂发生的时间长短以及有无严重的感染而决定采取不同的手术方式。

子宫破裂的手术治疗：（1）子宫破裂时间在 12 小时以内，裂口边缘整齐，无明显感染，需保留生育功能者，可考虑修补缝合破口。（2）破裂口较大，或撕裂不整齐，且有感染可能者，考虑子宫次全切除术。（3）子宫裂口不仅在下段，且自下段延至宫颈者，考虑做子宫全切术。（4）前次下段剖宫产瘢痕裂开，产妇已有活婴，应行裂口缝合术，同时建议行输卵管绝育术。（5）在阔韧带内有巨大血肿存在时，应打开阔韧带，游离输尿管及膀胱，充分止血。（6）开腹探查时除注意子宫破裂的部位外，应仔细检查膀胱、输尿管、宫颈和阴道，如发现有裂伤，应同时行这些脏器的修补术。（7）个别被忽视的病例，产程长、感染严重，为抢救产妇生命，应尽量缩短手术时间，手术应尽量简单、迅速、达到止血目的。术前、术后应用大剂量有效抗生素防治感染。

四、预后

孕产妇死亡率12%，围产儿死亡率90%。准确识别先兆子宫破裂而及时剖宫产终止妊娠，母儿预后良好；早期诊断，早期治疗，产妇预后良好；诊断或处理不及时，危及母儿生命。

经验与教训

本例患者处理的关键第一是分娩方式的选择，第二是子宫破裂的及早发现。

本患者有剖宫产史，第一次剖宫产的指征是初产臀位，手术方式是子宫下段横切口剖宫产术，手术过程尚顺利，术后无明显发热及腹痛等，提示前次剖宫产瘢痕愈合良好。本次虽仍为臀位，但胎儿胎龄仅为29周，体重仅为1200g，不存在剖宫产指征。患者在分娩过程中未行任何干预措施，子宫破裂为瘢痕破裂。

患者在分娩过程中无明显的自觉症状，阴道出血不多，不易发现子宫破裂，但在第三产程因阴道出血，手取胎盘探查宫腔时发现子宫破裂。提示我们，有剖宫产史的孕妇，再次妊娠阴道分娩后常规探查宫腔是必要的。

孙伟杰　孔　彦

病例41　产后出血合并产后子痫

病历摘要

患者，女，27岁，因“产后20小时，阴道大出血17小时”于2000年1月11日6∶30am急诊转入我院。

患者平素月经规律，LMP：1999年4月22日，EDC：2000年1月29日。患者既往体健，月经规律。孕期每月检查一次，孕30周BP 130/110 mmHg，尿蛋白（-），复查血压正常，未予以处理。2000年1月10日晨5∶00am因胎膜早破入当地医院，当时 BP 160/100 mmHg，尿蛋白（+），HGB 124g/L。于10∶20am因“胎儿宫内窘迫”产钳助产娩出一女活婴3300g。20分钟后胎盘胎膜完整自然娩出。检查软产道未见裂伤，常规缝合侧切伤口，缩宫素20 IU静脉小壶注入，宫缩好，出血250ml。产后1小时BP 150/90 mmHg。产后2小时50分钟，患者因阴道出血量多，血压测不到。查宫底脐下一指，给予缩宫素20 IU肌注，并间断静脉推注缩宫素20 IU共计4次，立止血1KU，大量输液4000ml，输血共计1600ml，给予安络血、VitK各20mg，6-氨基己酸12g，氢化可的松200mg，氟美松20mg，甲氰咪呱0.8g，西地兰0.4g，10%葡萄糖酸钙10ml，效果不佳，产后12小时出血量估计3000ml，患者神志淡漠。化验检查结果：HGB 69g/L，PLT 169×10^9/L，出血时间2分钟，凝血时间5分钟，黄疸指数14U。产后20小时急转入我院。

入院查体：T 36.5℃，P 102次/分，R 36次/分，BP 90/60mmHg，神智清，欠合作，皮肤黄染，黏膜及睑结膜苍白，呈贫血貌。腹胀，宫底脐下一指，收缩好，阴道有少许血水流出，会阴缝合伤口无明显红肿，全身无明显瘀斑。尿量 20～30ml/h。辅助检查：血常规 WBC 28.8×10^9/L，HGB 66g/L，PLT 57×10^9/L，尿蛋白 0.3g/L，BUN 2.7mmol/L，GLU 7.64mmol/L，CRE 213μmol/L，凝血全项：PT 16.3s，FIB 167mg/dl，APTT 55.5s，FDP 5～20μg/ml，D-二聚体 500～1000ng/ml。

入院诊断： 1. 产后出血，DIC（消耗性低凝期?）。2. 先兆子痫（中度）? 3. 失血性休克。4. 中度贫血。5. HELLP 综合征? 6. 羊水栓塞待除外。

诊治经过及结果： 患者入院后，即刻进行以下处理：

（1）行锁骨下静脉穿刺，测定中心静脉压；取腔静脉血送病理检查；输入浓缩红细胞 400ml 及其他液体 2000ml。根据中心静脉压和血压调整液体入量。（2）在开放静脉条件下，行阴道检查：患者烦躁，不能配合。当时查会阴伤口无血肿及渗血，阴道左侧后壁黏膜少许呈紫蓝色，宫颈完整，刮宫腔一周，仅有少许凝血块，肛查无异常。（3）补充凝血因子：纤维蛋白原 1.5g，凝血酶原复合物 600U。（4）给予安灭菌 4.8mg，预防感染。（5）催产素加强宫缩。（6）肌酐及肝太乐 0.8g，iv，保肝治疗。（7）进一步完善各种化验：AST 113 U/L，ALT 32 U/L，DBIL 102.7μmmol/L，LDH 1270 U/L，BUN 3.72 mmol/L，CRE 168 μmol/L。心电图提示窦性心动过速，眼底检查正常。

其他辅助检查：（1）外周红细胞形态检查，红细胞中心浅染，大小不等，部分细胞呈缗钱状排列，红细胞碎片易见。（2）腔静脉血病理检查：离心后涂片未找到羊水有形成分。

入院后 5 小时尿量 500ml。经以上处理阴道出血量不多，血压 90/55 mmHg，心率 120 次/分，病情稳定，送回病房。继续输血浆 400ml，新鲜血 400ml。

入院后 9 小时患者出现烦躁头痛，血压升至 160/100 mmHg，尿量 25 ml/h，转入外科重症监护病房。入院后 15 小时查 HGB 46 g/L，并逐渐下降到 28 g/L，PLT 33 $\times 10^9$/L，凝血检查无明显好转，阴道持续流血，有血凝块，平均失血速度 100～150ml/h。入院后 22 小时在全麻下行子宫全切术。麻醉充分后，再次行软产道检查：发现阴道侧切伤口向上延及穹窿，有活动性出血，缝合止血。术中血压波动在（150～160)/(90～100）mmHg，出血 50ml。术后回 SICU，接呼吸机保证供氧。患者神智清楚，但夜间躁动明显，给镇静剂可以控制；腹胀，移动性浊音（+）；阴道排出少量血水，尿量 40～60 ml/h，BUN 9.57 mmol/L，CRE 282 μmol/L，ALT 14 U/L、AST 80 U/L、胆红素 115.9 μmol/L 持续升高。考虑急性肾衰竭，给予保肝、利尿、限制入量等治疗。

入院后第 5 天，患者突然抽搐 3 次，每次 3～5 分钟，查血压 170～155/100 mmHg，双瞳孔等大等圆，对光反射存在，压眶反射存在，双巴氏症（-），双膝腱反射活跃。镁离子浓度 0.22 mol/L，首次应用负荷量 25% $MgSO_4$ 16ml（4g）静推，之后静点 60ml（15g），停输液后 5 小时再肌注 20ml（5g），并予鲁米纳 0.1g q6h。次日患者未再出现抽搐，呼之能应答，血压(150～160)/(90～110）mmHg，尿量增多，可达（5000～8000) ml/d。20 小时共输 $MgSO_4$ 24g，之后继续应用 $MgSO_4$ 20g/d，共 2 天。

入院后第 7 天停用 $MgSO_4$，眼科会诊左侧视网膜局部剥脱。行左眼球侧注射德宝松一支。于入院后第 8 天患者突然出现意识障碍、昏睡、反应差，右侧肢体活动障碍，检查压眶反射（+），瞳孔左侧 3.0 mm，右侧 2.5 mm，对光反射存在，右侧肢体肌力 0～I 级，左侧肢体能活动，血压 140/90 mmHg，心率 60～80 次/分。CT 检查：脑内多发性出血，左额顶叶较多。给予止血药等保守治疗。复查 AST 92 U/L，BUN 27.15 mmol/L，CRE 305 μmol/L，TBIL 203.8 μmol/L，DBIL 112.8 μmol/L，LDH 1375 U/L。HGB 68 g/L，PLT 68 $\times 10^9$/L，FIB 477mg/

dl，APTT 41.7 μg/ml，FDP <5μg/L，D-二聚体<250ng/ml。

入院后第9天4：00am患者意识消失，呼之不应，压眶反射(-)，对光反射消失，考虑“脑疝”，立即给予甘露醇250ml，快速静脉滴注，氟美松30mg及速尿20mg，病情没有改善，家属放弃进一步抢救及治疗，停止呼吸机后2h后死亡。

出院诊断：产后子痫、产后出血、失血性休克、继发贫血、DIC、HELLP综合征、急性肾衰竭、视网膜剥脱、多发性脑出血、脑疝。

临床讨论与分析

A医师（产科）　该患者临床特点：①患者合并先兆子痫（中度），并产钳助娩，具有产后出血的高危因素。②该患者入院后，宫底脐下一指，子宫收缩好，同时行刮宫术。排除了子宫收缩乏力及胎盘因素导致的出血。③胎儿胎盘娩出后，迟缓性出血，继发失血性休克。临床检验PLT下降、APTT延长、FIB下降及D-二聚体阳性，说明存在凝血功能障碍，但临床表现患者全身无瘀斑，且阴道出血有血凝块，故凝血功能障碍继发于失血性休克的可能性大。迟发羊水栓塞待排除。在积极治疗后，阴道仍有活动性出血。在麻醉下，充分暴露阴道后再次检查，发现出血原因是软产道损伤，免于误切子宫。软产道出血的特点：为胎儿娩出后有缓慢、间断的活动性出血。其原因可以解释为小动脉破裂时出血往往呈鲜红，血压下降致小动脉收缩，出血可暂时停止；一旦血压上升，小动脉开放，出血再次发生。如此出血反复发生，致血压反复下降。不认真、仔细、全面检查软产道，常不易发现。

B医师（产科）　先兆子痫（中度），产后4天抽搐，首先考虑是子痫。妊高征的主要病理变化可引起脑部小动脉短时间内的痉挛，引起脑组织点状或局限、斑状出血，若痉挛未解除，时间延长则造成微血管内血栓形成及脑组织软化，到一定程度血管破裂大面积出血。国内外资料显示，PIH 主要的死亡原因是脑出血、颅内血肿、脑梗死。子痫死亡病例的尸解中 80%有脑出血，最常见的部位是双顶叶、枕叶的皮质、皮质下区；其次为基底节、矢状窦。子痫脑内病变的发生率占 50%，先兆子痫为 20%。临床症状与出血、梗死部位密切相关。诊断根据临床表现、腰穿、CT（对出血的诊断可达 100%）、MRI，颅脑超声和眼底检查可协助诊断。产后子痫一般在产后 24 小时或 72 小时多见。该产妇产后 4 天出现抽搐伴有血压增高，眼底视网膜脱落，产后 7 天出现肢体障碍，CT 示颅内出血。本病例在抽搐时做 CT 检查，有可能早发现、早鉴别、早治疗，改善预后。

C 医师（消化科） 正常妊娠时白蛋白降低，FIB、血脂、碱性磷酸酶升高，转氨酶、PT、胆红素正常。对于 HELLP 综合征，有人认为是先兆子痫、子痫的合并症，也有人认为是先兆子痫的早期表现，还有人认为是 DIC 的早期表现。HELLP 与 DIC 是多种疾病的病理过程，只要出现肝酶升高、血小板下降、溶血三项指标就可以诊断。HELLP 综合征发生在产前占 70%，产后占 30%。其病理表现：①门脉周围有出血及灶性坏死；②有纤维蛋白的沉积；③肝细胞内有脂肪囊泡。HELLP 综合征应与急性脂肪肝相鉴别。前者 PLT 降低，FIB 正常或升高，PT 正常，FDP 正常，血糖正常，肌酐、尿酸升高，血氨正常；后者 PLT 可能正常或降低，FIB 下降，PT 延长，FDP 延长，血糖下降，肌酐、尿酸及血氨升高。

D 医师（ICU） 本例病情发展可分两个阶段。第一阶段产科出血：失血后重要的处理是保证循环血量。因为全血中有抗凝剂，6 小时内的新鲜血中有凝血因子存活，但 3 天至 1 周血中只有凝血因子Ⅰ、Ⅱ、Ⅶ、Ⅹ。而新鲜冰冻血浆保留血浆中的蛋白成分、凝血因子，相比之下更适于使用。一般主张血小板在4万以下才考虑补充新鲜冰冻血浆，按10～20ml/kg给予。但因其只能维持18～24小时，故一般在术前给予。只有在组织出现氧合障碍时才补充红细胞。在循环血量充足的前提下，立即止血非常重要。止血药物包括血管收缩剂；血小板激活剂，如止血敏、立止血；促凝药物；抑制纤溶药物，如止血芳酸、止血环酸、抑肽酶。前者中，立止血含类凝血酶及类凝血激酶；后者能激活内外源性凝血系统，对于PLT减少的患者如肝功能差、急性出血、长期营养不良是不适用的。因此病人在院外的有些处理是不恰当的。第二阶段：多脏器衰竭。是否是由于DIC引起的尚需讨论。该患者入院后经腔静脉穿刺取血未找到羊水成分，除外羊水栓塞。查体全身无出血倾向，阴道出血有凝血块。发现软产道裂伤缝合后血止，之后凝血系统的检查渐好转，故诊断DIC比较牵强，更倾向于HELLP综合征。

E医师（肾内科）　急性肾衰是指在短时间内肾功能急剧恶化伴或不伴尿少。有人主张当尿素氮（BUN）24小时内升高1mg以上，肌酐（CRE）升高50 μmol/L以上可以诊断。该患者达到上述诊断标准，因此肾衰诊断成立。引起肾衰的原因有肾前性、肾性及肾后性。此患者原来无肾小球疾病，妊娠合并妊高征，分娩时出现失血性休克，均可造成肾脏的损害，属肾前性，但不是死亡原因。在整个治疗过程中，若能始终保证血容量，加大利尿剂的使用，必要时小剂量多巴胺扩张肾血管或者使用前列腺素扩张肾脏局部微血管，使肾小管再生，可恢复正常功能。若CRE继续升高还可以考虑肾透析治疗。

F医师（神经内科）　患者入院后9小时就曾出现烦躁，产后5天出现三次抽搐，产后7天出现昏睡，查体右侧鼻唇沟浅，口角左偏，均提示左侧皮质、脑干受损。右肢体肌张力低，腱反射低下，巴氏症（+），提示皮质脊髓束受损，以上两者结合起来看是左侧脑部病变。从CT片子上可以看到左顶叶有大片高密度灶，也有散在新鲜出血灶。临床与CT结果是符合的。脑出血的诊断是明确的，但脑出血发生的准确时间不明确。

G医师（放射科） 脑缺血梗死以后引起脑水肿，才能在CT上表现出脑密度的改变。一般来说12～24小时以后在CT上可看出脑梗死，但在此前虽（-）也不能除外。该病人从片子上看主要是颅内出血，双额、顶叶白质和灰质可以看到高密度的改变，而脑钙化也表现为高密度改变。文献报道可以根据CT值来区分，脑出血最高不超过100ml，一般在80ml，脑钙化较高在120ml，但较小的脑钙化灶CT值测不到，只能结合其他片子随诊。脑梗死早期在CT上是阴性表现，可以通过核磁共振诊断，普通核磁在6小时内就可以发现病灶。

H医师（产科） 妊高征引起孕产妇死亡中脑血管病占第一位，全国资料（1989年报道）占42.86%。重度妊高征，尤其子痫是引起脑血管病变导致死亡的主要高危因素之一。平均动脉压>130mmHg的妊高征病人更易发生。美国的一篇文献中报道20年13万分娩人次中有20例产后脑卒中，脑梗死占13例，颅内出血5例，发作时间是产后3～35天，平均在产后第8天。表现是头晕头痛，视力模糊，缺乏特异性，与产后子痫不易区分。妊高征产后血压逐渐下降，但脑卒中的病人一般在妊娠终止后血压进一步上升，平均动脉压上升1.5～2倍。该病人是否为产后脑卒中值得考虑。

I医师（产科） 孕产妇死亡的第一位原因始终是产科出血，第二位是妊高征，多年来由妊高征造成的孕产妇死亡没有明显下降。由于妊高征病变涉及全身各脏器，个体差异大，病情复杂。该病例给我们的教训是：①产后应该认真、仔细、全面的检查软产道，一旦发生产后出血，应从四大原因逐一检查，尤其要重视侧切伤口的延裂，应充分暴露检查，及时准确地缝合。②产妇在中度妊高征病变的基础上，合并产后失血性休克，反复出血抢救持续 36 小时使病情变得复杂，出现多脏器功能的衰竭（肝、肾）及凝血功能异常改变。在综合性医院，利用重症监护病房的优势，加强多学科间的协作，进行综合治疗管理，成为产科抢救危重病人的坚强后盾，但终因病情复杂多变，未能挽救生命。③病人发生抽搐后大剂量的 $MgSO_4$ 使用了 2 天，停药后出现视网膜剥脱，说明妊高征病情尚未稳定。子痫常导致脑出血，而脑梗死或脑出血也可发生抽搐，应该及时做 CT 或核磁进行鉴别，必要时行动态观察，有可能早期发现脑病变，予以针对性治疗，改善病人的预后。

黄振宇　王山米

病例 42　中期妊娠合并肺动脉栓塞

病历摘要

患者，女，36 岁，妊 2 产 1，主因“宫内妊娠 25^{+4} 周，胸闷憋气 5 天”于 2002 年 3 月 14 日由外院急诊转入我院。平时月经规律，LMP：2001 年 9 月 17 日，EDC：2002 年 6 月 24 日，在外院定期产前检查无异常发现。此次入院 5 天前无明显诱因出现胸闷、憋气，夜间不能平卧，无咳嗽、咳痰，在外院查心电图示窦性心动过速，心率 202 次/分，予口服心律平对症治疗无好转，转入我院。既往健康，1989 年足月顺产一男婴。

入院检查： T 36.7℃，P 156 次/分，R 42 次/分，BP 90/60 mmHg，体重 78 kg。患者被平车推入病房。鼻管给氧，端坐呼吸，神志清楚，皮肤苍黄，指端紫绀；颈静脉无怒张。双肺呼吸音清，双肺底未闻及干、湿性啰音，无胸膜摩擦音。心率 156 次/分，律齐，心音有力，各瓣膜听诊区未闻及病理性杂音；腹部膨隆，双下肢水肿（+）。产科检查：宫高 29cm，腹围 103cm，胎儿头位，子宫壁软，无宫缩，胎心率 168 次/分，律齐，未做骨盆测量及肛查。凝血功能检查：活化部分凝血活酶时间（APTT）60.2s，凝血酶原时间（PT）17.6s，纤维蛋白原（FIB）4 g/L，D－二聚体 500～1000mg/L。心电图示窦性心动过速，心率 162 次/分，Ⅱ度Ⅱ型不完全房室传导阻滞，QT 延长，频发室早。血红蛋白 113 g/L，尿蛋白 310 g/L。入院诊断：(1) 宫内妊娠 25^{+4} 周，妊 2 产 1，胎头位；(2) 胸闷憋气原因待查：①围产期心肌病？②肺动脉栓塞？

入院后高度怀疑肺动脉栓塞，行锁骨下静脉穿刺，血压测不到，予多巴胺 100mg 升压，立即在局部麻醉下行右心导管＋右心室、肺动脉造影术。术中测右心室压力为 60 mmHg，心导管检查结果：肺动脉栓塞，中度肺动脉高压，重度三尖瓣反流。用导管破碎血栓术后再次行左、右肺动脉造影，右心室造影示右心室内血栓影仍存在，左右下肺动脉血栓基本消失，再次测右心室压力比术前下降 10 mmHg。血气分析显示：pH 7.14，PCO_2 25.1 mmHg，PO_2 39.9 mmHg。继续呼吸、循环支持。手术当日静脉予普通肝素 25 000 U，按 600 U/h 速度滴注，每 4h 测一次 APTT，维持在 50～60 s 之间，39 h 后停用。次日改用低分子肝素皮下注射，华法林口服。患者 3 月 19 日夜间再次出现呼吸困难，喘憋加重，3 月 20 日超声心动示：(1) 左心及右心功能减低，室壁运动明显减弱，射血分数 30%；(2) 全心扩大，二尖瓣中度关闭不全，三尖瓣重度关闭不全；(3) 极少量心包积液；(4) 轻度肺动脉高压。B 超检查双下肢深静脉未见血栓。围产期心肌病诊断明确。继续抗凝治疗外，再予强心、利尿、抗感染、扩血管治疗。3 月 26 日停用抗凝治疗。3 月 27 日在硬膜外麻醉下行子宫下段剖宫产术＋双侧输卵管结扎术＋双侧子宫动脉上行支结扎术，术中出血 300 ml，娩出一男婴，体重 1200g，身长 37cm，Apgar 评分 1 分钟 4 分、5 分钟及 10 分钟均 7 分，在气管插管吸氧下转儿科。胎盘大小 15cm×15cm×2cm，重 350 g，子面见 5 个暗红色结节，最大直径 5cm，剖开见凝血块。病理检查：部分绒毛纤维素样坏死，底蜕膜处见片状出血坏死；胎盘、绒毛组织见片状及灶状出血和纤维素样坏死；脐带未见异常。术后当日予肝素 25 000 U，按 600 U/h 速度静脉滴注，24 h 后改用低分子肝素皮下注射，术后第 5 天加用华法林口服，并予回奶、抗炎等对症支持治疗。患者恢复好，无发热、无产后出血，产后 18 天出院。出院时复查超声心动示：左心扩大，主肺动脉、右肺动脉增宽。心电图示窦性心动过速，广泛 T 波低平。出院当日停用低分子肝素，华法林口服至产后 3 个月。

出院诊断：(1) 宫内妊娠 27^{+3}周，妊 2 产 2；(2) 围产期心肌病；(3) 肺动脉栓塞。

临床讨论与分析

一、妊娠期肺动脉栓塞

1. 流行病学： 妊娠期肺动脉栓塞发生率为 0.09‰～0.7‰，未经治疗的妊娠期肺栓塞死亡率高达 12.88%，而经治疗的妊娠期肺动脉栓塞死亡率为 0.7%。

2. 高危因素： 高凝状态的孕产妇、妊娠合并心脏病、产后术后合并感染等因素是发生肺动脉栓塞的高危因素；以下肢静脉血栓脱落所致肺动脉栓塞最为常见。肺动脉栓塞的临床表现因其病理生理特点而不够典型，常不易早期作出诊断。因此，对于有高危因素（高龄、肥胖、多产、吸烟、既往有栓塞病史等）的孕妇出现呼吸困难和心悸，要警惕肺动脉栓塞的可能。

3. 诊断： 肺动脉栓塞患者的呼吸困难多为突然发生，呼吸频率增快（≥20 次/分即有诊断意义，最高可达 40～50 次/分）；心电图表现为窦性心动过速；动脉血气分析对肺动脉栓塞诊断有参考价值，主要表现为 PO_2 下降，pH 上升，伴或不伴 PCO_2 下降；血浆 D-二聚体为交联纤维蛋白降解产物，用定量双抗体夹心酶联免疫吸附法检测，诊断急性肺栓塞的敏感性>99%。肺栓塞时，D-二聚体多大于 500μg/L，D-二聚体<500μg/L 可以除外急性肺栓塞。

4. 预后： 肺动脉栓塞患者的预后与临床诊断和处理是否及时密切相关。

二、围产期心肌病

1. 定义： 围产期心肌病指原无心脏病的妇女，在妊娠最后 3 个月至产后 6 个月内发生的类似扩张型心肌病样病变。

2. 诊断： 主要临床表现为心率及心律失常、心脏扩大、心功能衰竭和栓塞现象。围产期心肌病诊断主要依靠超声心动检查：二维超声表现为心腔扩大，以左心房、左心室扩大为主，少数患者为右心房、右心室同时扩大；主动脉内径正常，多数患者出现肺动脉高压，左室壁动度普遍减弱，二尖瓣开放幅度减低，左心室射血分数减低，少数患者有心包积液。但其超声表现缺乏特异性，诊断围产期心肌病仍需根据患者出现左心室或全心扩大，心功能减退，其表现不能用其他心脏病解释，具有明确围产史。围产期妇女一旦出现心功能不全表现，即应尽早行心脏超声检查，以明确诊断、尽早治疗。肺动脉栓塞是本病的常见并发症。

本例患者高龄，分娩第二胎，既往无慢性病。在孕 25 周发病，以极度呼吸困难为主要症状，心率极快，双肺底未闻啰音，血压渐进性下降，双下肢仅有轻度水肿，其心肺功能障碍不能用妊娠高血压综合征（妊高征）所致心功能衰竭解释，因此高度怀疑肺动脉栓塞。本例肺动脉栓塞发病孕周较早，起病隐袭，在转运途中病情加重，入院后即出现休克；经心内科医师会诊后，果断决定行肺动脉造影。肺动脉造影是诊断肺动脉栓塞的金标准。本例已处于休克状态，又是妊娠妇女，不适于溶栓治疗，恰是肺动脉造影的适应证。这样既能明确诊断，又能达到导管下直接碎栓的治疗目的，为成功抢救赢得了第一时间。本病例在肺动脉造影时已见到心室壁血栓，后经超声心动检查确诊为围产期心肌病，解释了本例发生肺动脉栓塞的原因是围产期心肌病附壁血栓脱落而致。

肺动脉栓塞的治疗首先是稳定生命体征，予呼吸和循环支持，给氧和必要的心肺复苏，必要时辅助通气。抗凝治疗是治疗肺动脉栓塞的有效措施。常用的药物有肝素和华法林：(1) 肝素：肝素不能通过胎盘，而且不在乳汁中分泌，因此妊娠和哺乳期使用肝素抗凝是安全的。肝素治疗首次剂量 5 000 U 入壶，以后改维持量，根据 APTT 调整剂量，维持 APTT 为对照的 1.5～2.5 倍。有效的肝素应用可持续整个妊娠期，在产前 24 h 停用，产后 4～6 h 重新开始抗凝治疗。(2) 华法林：口服能通过胎盘，孕早期可导致流产和胚胎疾病，孕中期服用可引起视神经萎缩、脑发育异常，故在妊娠前 3 个月和分娩前 6 周应停用而改用肝素。华法林在乳汁中出现的量少，故可在产后哺乳期使用。用法为 2～3mg 口服，用药 2～3 d。抗凝治疗至少应持续至产后 3 个月。妊娠为溶栓治疗的相对禁忌证，会致孕产妇发生大出血的危险，应慎重应用。围产期心肌病一旦出现心功能衰竭即应终止妊娠，妊娠期肺动脉栓塞的最佳分娩时机需结合临床考虑。在静脉肝素治疗 5～10 d 后终止妊娠较为稳妥。因长时间抗凝治疗可能诱发胎盘早剥，最佳方案应在孕妇病情允许条件下，尽量获得成熟的新生儿。本病例在病情控制稳定后，征求家属意见终止了妊娠。术后胎盘病理检查结果表明部分绒毛纤维素样坏死；绒毛、底蜕膜处见片状、灶状出血坏死，与病情危重导致胎盘绒毛内已出现出血、坏死、纤维素样病变有关，但也不能除外抗凝药物的影响，终止妊娠是及时的。本例提示我们应加强妊娠期肺动脉栓塞不典型症状的警惕性。对孕妇出现不明原因的呼吸困难、憋气、心动过速等症状，要警惕肺动脉栓塞的发生。在基层医院应以预防和及早发现为主，若出现症状再转诊，转诊过程有导致孕产妇死亡的可能，应在具备心肺功能支持的条件下进行，并随时监测病人血气相关数据。提高对肺动脉栓塞的早期诊断和早期治疗是降低孕产妇死亡率，改善预后的根本措施。

王山米　王大鹏

病例 43 子宫剖宫产瘢痕妊娠

病历摘要

患者，女，26 岁，因“阴道淋漓出血 50 余天，出血增多一天”急诊入院。患者于停经 32 天后阴道淋漓出血持续至今约两个月，未经任何诊治。出血不伴腹痛，入院前一天出血明显增多。患者平素月经规则 7/30 天，量中等，无痛经，LMP：3 个月前。妊 2 产 1，一年前足月剖宫产分娩一胎，目前未哺乳。4 年前人工流产 1 次。既往体健，无特殊病史，无药物过敏史。

入院体检：T 36.9℃，P 82 次/分，R 22 次/分，BP 90/55mmHg。神志清，面色苍白，心肺（-），腹软无压痛，肝脾未及。妇科检查：外阴（-），阴道畅，有少量血，无明显活动出血。宫颈光滑，无摇举痛。子宫中位，增大如孕 7 周，质软，无压痛。双附件未及异常。B 超检查显示：子宫前位，稍增大，外形不规则。宫内可见液性暗区 5.7cm×5.0cm×3.7cm，位于宫颈内口上方。暗区内可见 3.4cm×2.5cm 中等回声团块，其内未探及明显血流信号。子宫峡部扩张，结构不清，峡部前壁肌层连续性中断，呈不均质团块。宫颈上部结构不清，下部回声正常。双附件未探及异常。血常规 WBC 6.6×10^9/L，HGB 112g/L。尿 hCG（+）。

临床诊断：子宫峡部妊娠？宫颈妊娠？难免流产？

保守治疗方法：氨甲蝶呤（MTX），宫颈注射，密切注意阴道出血情况并监测血 hCG 水平及 B 超检查结果。决定适时采用清宫手术或开腹手术，同时向患者家属交代病情，子宫随时有大出血的可能，必要时为挽救患者生命有切除子宫的可能性。治疗期间患者情况稳定，无明显药物不良反应，阴道一直淋漓出血，但量不多，无腹痛。总共注射 MTX 4 次，每周 1 次，每次 50mg。

血 hCG 用药前为 1270 mIU/ml，治疗 1 周后为 523 mIU/ml，2 周后 393 mIU/ml，3 周后 199 mIU/ml，4 周后 143mIU/ml。

治疗 1 周后 B 超检查显示宫内囊区 6.6cm×4.0cm×3.1cm，其内不规则中等强光团内可探及少量“星点”状血流信号，报告宫内囊实性回声。2 周后在宫体下段至宫颈管处可及直径约 4cm 不规则囊区，周边可见十分丰富的血流信号。宫体上半部可见内膜回声，前壁下段有突起，内为网状结构，血流信号丰富，报告颈管妊娠。3 周时显示子宫下段至颈管扩张，内有直径约 4.3cm 不规则囊区，周边血流信号丰富，疑宫颈妊娠。4 周时为子宫下段至颈管左峡部向外突起约 6.0cm×4.3cm 不规则团块，内有不规则囊区，周边血流极丰富，提示子宫峡部妊娠。治疗 4 周后子宫峡部包块缩小不明显，但血 hCG 下降，近正常。患者带活血化淤中药出院，出院时血 hCG 为 98 mIU/ml，嘱门诊随访。出院诊断子宫峡部妊娠。

出院后仍持续少量阴道出血，4 天后血 hCG 为 64 mIU/ml，B 超显像显示子宫内不均质回声团上达宫底，下达宫颈管内，并见多个囊区。左侧宫壁下部为不均质回声团，直径约 5cm，内见明显血窦与丰富血流信号，正常肌层结构消失。

患者出院 18 天阴道大出血 2 小时急诊再次入院，呈贫血貌，BP 80/50mmHg，血 HGB 80g/L。立即开放静脉，输血、输液同时行急诊刮宫手术。盆腔检查子宫前位，如孕 10 周大小，阴道内有大量出血、血块及组织物。宫颈光滑，宫口松。探宫腔深 11cm，钳夹与吸刮出陈旧机化组织约 50g，术中出血约 100ml，陈旧血块约 300ml。术后阴道仍有活动出血，宫颈注射缩宫素 20U，按摩子宫并于宫腔内放置 Foley 双腔尿管，注入生理盐水

10ml，进行压迫止血。观察 3 天，出血逐渐减少，每日自尿管水囊中抽出 1～3 ml 生理盐水，第 3 天大便时，尿管自行脱落。术后 5 天复查 B 超显示子宫内膜 0.3cm，左前壁下段外突不均质团块直径仍为 5cm 左右，内有极少血流信号。术后 1 周出院。

出院诊断：难免流产，失血性休克，轻度贫血。

门诊继续随访，术后包块消失，月经恢复正常。

临床讨论与分析

一、流行病学

1978 年 Larsen 和 Solomen 首次报告剖宫产瘢痕妊娠(CSP)。这是一种极少见的特殊的异位妊娠。近几年发病有明显上升趋势，高于宫颈妊娠。国内外文献屡有报道。台湾 Seow 等 2004 年报告，有剖宫产（CS）史者为 0.13%（10/7980），有过异位妊娠及至少一次 CS 者为 5.05%（10/198），是总妊娠的 1/2656（10/26 596）。Jurkovic 等 2003 年报告为 1/1800 早孕妇女，其中 72%有≥2 次 CS 史。但是，因发生例数少目前尚不易作出明确统计。

二、诊断

临床表现可相似于正常宫内孕或因不正常出血而就诊。常见表现为：

- 闭经或不明确。
- 有或无早孕反应：恶心等。
- 阴道出血：无痛或轻微痛、轻微出血（持续或断续）、突然大量出血。
- 人流术时大出血，或术后持续出血，可突然大出血。
- 药流大出血或持续出血，可突然大出血。

· 药流失败刮宫大出血。中孕期引产出血或引产失败刮宫大出血。

妇科盆腔检查子宫增大、软，可能于子宫偏一侧有突起；峡部膨大或不明显；宫颈无异常或着色，或变短，或膨大，或堵塞血块。血 hCG 测定值可正常升高；或较停经时间水平低；若病程长，胚胎已停止发育正常也可无升高。

B 超检查是确定诊断的主要方法。凡遇经产妇有剖宫产史，结合特有的超声显像图像，不难作出诊断，彩色多普勒血流显像有助于明确诊断。超声显像特点：

（1）子宫正常大小或略增大，峡部增宽，甚或呈桶形。

（2）子宫腔内未见孕囊，可显示清楚的内膜线，或子宫腔下部可见孕囊，但孕囊与剖宫产瘢痕紧密相连。

（3）大多数情况下，于子宫峡部前壁肌层内见孕囊，无或有胎芽、胎心，胎停育较多见。有出血时可不见孕囊而为不规则、不均质、低回声团块，严重时团块向子宫腔及宫颈管延伸，宫颈似变短。

（4）瘢痕肌层连续性中断，肌层变薄，与膀胱壁间隔变窄，甚至仅为 0.1～0.2cm。孕囊或包块可突向膀胱。

（5）无明显出血时，宫腔与颈管内膜线连续；如无孕囊而为不均质团块，峡部结构不清，宫腔与颈管内膜无连续性。

（6）宫颈管结构清楚，但有出血时，颈管似变短。

（7）CDFI 显示孕囊周围或不均质团块周围有血流，流速增高，阻力指数（RI）降低，一般＜0.4～0.5。

三、鉴别诊断

1. 子宫峡部妊娠　绒毛种植在子宫峡部，SAC 向宫腔方向生长，超声显像子宫峡部肌层正常形态，孕囊常在宫颈内口处或宫腔较低位置；可能继续发育，但中晚期可流产、大出血、胎盘植入、子宫破裂等。阴道出血伴有轻微腹痛。

2. 宫颈妊娠 子宫内膜线清楚，宫腔无孕囊；孕囊在颈管内，子宫呈葫芦状，内口关闭。子宫峡部与肌层为正常结构。无痛性不规则出血或突然大出血，即使有出血，也很少越过内口进入宫腔。

3. 难免流产 子宫增大、宫内有孕囊，可能已剥离至宫腔下部，内口张开，峡部肌层结构正常，无明显膨大；出血多，可能有血块，伴有明显腹痛。孕囊排出后出血即明显减少，腹痛消失，B 超显像子宫恢复正常形态。

4. 不全流产 宫腔或颈管内有残留组织，不均质；峡部肌层结构正常，无膨大；有排出孕囊史。

5. 恶性葡萄胎、绒癌 有葡萄胎或流产、分娩史；血 hCG 水平异常升高，可持续升高或不降。有时不易鉴别，特别是发生在子宫峡部前壁时。恶性葡萄胎时，B 超显像宫腔内多呈蜂窝状、不均质回声，部分葡萄胎时尚可见到孕囊样结构。峡部无扩张和膨大。可疑绒癌时，有时需要随访 B 超和血 hCG 测定以及检查宫腔排出的组织与之鉴别。

6. 胎盘部位滋养细胞肿瘤 仅发生于胎盘种植部位，B 超显示子宫肌壁内呈低回声区，CDFI 血流信号丰富。宫腔应为正常显像。血 hCG 水平一般较低。当 CSP 胎停育未见孕囊时，有时可能与之混淆，应注意鉴别。

7. 子宫肌瘤变性或液化 无停经史，无早孕反应，hCG 正常，无不规则出血，观察包块无变化，CDFI 无包块周边血流。

8. 子宫壁损伤、阔韧带血肿 多为近期人工流产术后疑及。可能有困难手术史，但手术创伤很少出现大面积伤口局部淤血，应注意病史，并仔细鉴别。

9. 功血 多在 hCG 正常情况下误诊，但 CSP 时 hCG 极少不升高。功血时宫腔内无孕囊，子宫峡部结构应为正常，多为年龄较大妇女，有反复发作病史。

10. 输卵管妊娠 当 CSP 位置偏向瘢痕一侧，并向腹腔突起时，有时会疑及输卵管妊娠。仔细观察超声显像不难区别，腹腔镜检查可明确诊断。

四、治疗

原则：应以去除病灶，保留子宫，保存生育力为原则。

首先明确孕囊或包块的大小、位置、与子宫的关系，明确孕囊或包块与膀胱之间子宫肌层的厚度十分重要，特别是准备进行刮宫手术时。

1. 期待　适用于患者一般情况稳定者，一般不主张采用。

（1）孕囊向宫腔方向生长，与膀胱间的肌层不是太薄，同时强烈要求继续妊娠的患者，但应详细向患者交代此症继续妊娠可能发生的危害，如流产、早产、大出血、子宫破裂、子宫切除甚至可因抢救不及时导致死亡。

（2）孕囊或包块很小、血 hCG 水平正常或接近正常者。

（3）应定期随访 hCG 及包块的变化，并详细交代病情。

2. 药物　适用于各种类型的 CSP，但尚无统一的治疗方案。

（1）甲氨蝶呤（MTX）为主，使用剂量与途径不一。全身应用或局部应用，单独应用与/或联合应用。

（2）KCl 囊内注射（更适合同时合并宫内孕，要求保留者）。

（3）高张糖囊内注射。

（4）米非司酮口服。

（5）天花粉肌注或局部注射。

（6）其他化疗药物如 5－Fu，更生霉素等。

上述药物可单独使用，但各种药物联合应用、多途径使用可能治疗效果更好。但任何方法保守治疗期间都有可能发生大出血的可能，应有两手准备，不仅有效止血，并应尽量保留患者子宫，保存生育能力。

3. 手术

（1）单纯局部穿刺吸取囊液。

（2）D&C（刮宫）：有争议，绝对禁忌或适时进行。单纯或术后 MTX。应在有备血的情况下进行，或在子宫动脉栓塞后进行。盲目的刮宫术是危险的。

（3）负压吸宫：同 D&C。

（4）腹腔镜或开腹局部切开取囊及缝合术是比较有效，恢复快的治疗方法。

（5）子宫次全切除。

（6）全子宫切除，与子宫次全切除一样，只在万不得已的情况下进行。

（7）子宫动脉栓塞：单纯或术后 D&C，或术后 MTX。此方法肯定，能有效止血，术后一周内刮宫出血很少，术后恢复快。

（8）髂内动脉结扎，术后 MTX 或刮宫。

（9）子宫动脉上、下行支结扎（效果不理想）。

无论哪种方法治疗，均应进行随访，定期 B 超及血 hCG 测定至 hCG 正常、包块消失。

五、预后

临床误诊为正常妊娠、难免流产或不全流产而盲目刮宫者，常因难以控制的大出血而切除子宫。亦可因医疗条件限制，或救治不及时致患者死于出血性休克。因此，早期明确诊断，选择适合患者病情的治疗方法，并备有有效的抢救措施是避免大出血并保全子宫的重要所在。

经验与教训

1. 诊断：本例患者因同一疾病两次入院。

第一次入院入住计划生育病房。入院诊断为子宫峡部妊娠，也未除外宫颈妊娠及难免流产。出院诊断子宫剖宫产瘢痕妊娠。

因患者入院时阴道出血已将近两个月，B超显示宫腔下部至颈管内均有不规则中等及无回声区，较难判定是峡部妊娠亦或宫颈妊娠。治疗两周后B超显示前壁峡部有局限性突起包块，呈网状结构，并有丰富血流信号，结合患者1年前剖宫产史，考虑应为剖宫产瘢痕妊娠，诊断是正确的。

第二次急诊入院收住妇科病房，入院与出院均诊断为难免流产。出院前一天查房讨论结论为难免流产，峡部宫壁包块可能为子宫内膜异位症，诊断明显错误。说明对本病尚无认识，也不清楚与难免流产的鉴别。

一般情况下，子宫峡部妊娠时孕囊可向宫腔生长，因此有可能度过早期妊娠阶段而进入中期或晚期妊娠阶段。而剖宫产瘢痕妊娠孕囊种植在瘢痕处，即肌壁间，环境不利于孕囊生长，妊娠很难继续至中期阶段，若未能及早诊断，或盲目行人工流产手术或药物流产，常常导致子宫大量出血，危及患者生命。此患者剖宫产后10个月，阴道不规则出血2个月，未引起重视，以致大量阴道出血后急诊入院。由于出血时间较久，并有大血块堆积且向宫腔及颈管方向扩展，以致一时难以明确诊断。经MTX治疗后出血包块局限于峡部，促使诊断得以明确。但第二次入院时，因患者病情紧急，未进行任何术前检查，包括B超检查，即进行刮宫手术，并见绒毛，因此误诊为难免流产。患者未入住原计划生育病房，而住进了妇科病房，妇科医生对此患者第一次入院情况了解不够，也是导致误诊的原因之一，而且妇科医生对剖宫产瘢痕妊娠也缺乏足够的了解。以往剖宫产瘢痕妊娠极少见，但近年来随着剖宫产率的增高，本病的发生率明显增加，国内外医学杂志屡有报道，2003年以来我院即已收治了10例，使我们对剖宫产瘢痕妊娠的发生、诊断和治疗有了越来越清楚的认识。但对特殊病例的诊断有时仍可能出现困难，但只要随时想到这种异位妊娠的可能，就不至于误诊。凡遇子宫峡部妊娠的病例，只要有剖宫产史，就应首先考虑瘢痕妊娠的可能。

2. 治疗

剖宫产瘢痕妊娠是一种特殊的异位妊娠，发生在子宫内、肌壁间（确切地说应为瘢痕内）。如上述所列，选择的治疗方法很多，目前尚无明确统一的治疗方法，应根据患者病情选择适合的方法。

此病例第一次入院时已为胎停育，B超看不到孕囊，血hCG水平仅为1270mIU/ml，选择用MTX宫颈局部多次注射的保守治疗方法是适合的。治疗一个月，虽然包块未消失但hCG已接近正常（94mIU/ml），考虑出院门诊随访也是可以的。不幸的是出院18天再次阴道大出血，不得不急诊刮宫并采取其他辅助止血的措施。文献报道药物保守治疗后不一定必须做刮宫术，许多病例的包块会自然吸收消退，但确实也有一些保守治疗期间或治疗后再次大出血的病例。因此，只要峡部的包块未消失，就有再次出血的可能，特别是hCG水平仍未恢复正常时更应时刻注意，做好随访是非常必要的。

左文莉

病例44　腹腔妊娠30周胎儿存活

病历摘要

患者，女，27岁，因“停经28周，发现子宫肌瘤3个月”于1990年5月24日入院。LMP：1989年11月4日。停经40天出现早孕反应。停经2个月开始出现下腹疼痛，无阴道出血。停经3个月时在当地医院做B超检查，诊断为“妊娠合并子宫肌瘤”。未按期行产前检查，停经28周转来我院。既往月经规律。体检：T 36.2℃，P 92次/分，BP120/70mmHg，一般情况好，心肺正常，腹部膨隆。产科情况：宫高27cm，腹围90cm，胎心率136次/分。B超检查：胎位RSA，双顶径8.6cm，股骨长5.2cm，胎动好，胎盘位于肌瘤表面，呈弯月形，肌瘤位于子宫颈上方，约9.1cm×8.0cm×6.5cm，回声均匀。血红蛋白95g/L，白细胞9.5×10^9/L，血小板95×10^9/L，尿常规正常，肝肾功能正常。入院诊断：①宫内孕28周，妊2产1，RSA，未产；②子宫肌瘤；③轻度贫血。

患者住院2周后突然出现不明原因的全腹持续性疼痛，大汗淋漓，无呕吐，无阴道流血，检查血压为70/40mmHg，脉搏72次/分，腹部压痛（+），反跳痛（+），以右侧腹部为著，移动性浊音（±），血红蛋白90g/L，白细胞24.5×10^9/L，中性粒细胞分叶核89%，中性粒细胞杆状核4%，单核细胞3%，淋巴细胞4%。经外科会诊排除外科疾患。考虑不除外妊娠合并子宫肌瘤红色变性，决定保守治疗。经静脉点滴氨苄青霉素800U，输血200ml，患者血压回升到120/70mmHg，症状缓解。2天后患者再次出现全腹持续绞痛，血压 90/50mmHg，脉搏 132～160 次/分，胎心率 144 次/分。查体：右下腹腹肌紧张，全腹压痛（+），反跳痛（+），无宫缩，无阴道出血。B 超检查报告：宫内孕，斜头位，胎心率 148 次/分，胎动极少，胎盘位于子宫后壁下方及右侧壁，肌瘤位于子宫后壁宫颈处，未见明显胎盘早剥，未见明显腹水。急查血红蛋白 58g/L，白细胞 10.6×10^9/L。外科会诊不除外肠系膜静脉栓塞。经腹穿抽出 5ml 不凝血液，立即开腹探查。术中见胎儿位于腹腔内，腹腔内有游离血约 2000ml，其间有凝血块。由腹腔内取出一活男婴，体重为 1750g。探查子宫如孕 50 天大小，双侧附件正常；左宫角粗糙面上有活动出血，胎盘附着于左宫角及大网膜上，胎膜上有一长 12cm 破口。切除胎盘胎膜，并行左侧宫角楔形切除，缝合子宫。手术顺利，术中共出血 3000ml，输血 2600ml。术后 6 天伤口拆线，伤口愈合好，母婴平安出院。病理检查：胎膜破口处未见平滑肌组织，胎盘部分与子宫肌相连，蜕膜组织极薄。

出院诊断：腹腔妊娠 30 周，已产，妊 2 产 2。

临床讨论与分析

腹腔妊娠是指位于输卵管、卵巢、阔韧带以外的腹腔内妊娠，是一种罕见的异位妊娠。对母儿生命威胁极大，临床表现多样，极易误诊。若能及时诊断，正确处理，可降低母儿死亡率及并发症。

一、发病率

腹腔妊娠的发病率，美国估计为 10.9/10 万，在异位妊娠中为 9.2/1000。在 Parkland 医院，腹腔妊娠的发生率为 1∶25 000 次分娩。行人工辅助生育技术（ART）时，配子输卵管内移植、体外受精-胚胎移植（IVF－ET）及人工流产妇女腹腔妊娠的发生率均有增加，在子宫内膜异位症、结核病和宫内节育器妇女中，腹腔妊娠的发生率也增高。国内杨玉兰等报告，腹腔妊娠的发病率为1∶10 860次分娩，占异位妊娠的0.65%。魏军报告腹腔妊娠占异位妊娠的0.4%。

二、分类

腹腔妊娠分为原发性和继发性两种，后者多见。诊断原发性腹腔妊娠应具备以下条件：①两侧输卵管和卵巢无最近妊娠迹象；②无子宫腹膜瘘形成；③妊娠只存在于腹腔内，无继发于输卵管妊娠的可能。继发性腹腔妊娠常继发于输卵管妊娠流产或破裂后。

三、病因学

典型情况下腹腔妊娠的发生原因是生长的胎盘穿透输卵管后仍附着在输卵管上，但逐渐向上侵蚀，种植在临近的腹膜上。同时，胎儿逐渐在腹腔内生长，在这种情况下，胎盘附着在输卵管的大部分区域及子宫和阔韧带的后面。当输卵管妊娠破裂后，妊娠囊也可种植在腹腔内其他任何部位。

四、临床特征

腹腔妊娠缺乏典型的临床特征。腹腔妊娠患者常感觉不适，但通常不足以引起重视。有关的症状包括：恶心、呕吐、胀气、便秘、腹泻和腹痛。触诊常常发现胎位异常。与正常晚期妊娠子宫不同，腹部按揉后不会刺激引起宫缩。宫颈位置常因胎儿位置不同而发生改变，宫颈管可以扩张，但很少出现宫颈管消退。在妊娠团块较低部位常常可触及子宫轮廓。有时可在阴道穹窿处可触及胎头或小肢体。

任晓彗和樊尚荣对1980年以来国内文献报告的腹腔妊娠病例进行综合分析。以腹腔妊娠为主题词，共检出符合要求的相关文献57篇，包括腹腔妊娠病例78例，其中原发性腹腔妊娠17例，继发性53例，陈旧性8例。诊断腹腔妊娠的时间为停经21天～52周，平均诊断孕周为26周。患者年龄为31（22～62）岁，有不育史者7例。17例原发性腹腔妊娠者，8例在妊早期诊断，孕卵着床部位分别为大网膜2例、阔韧带1例、骶骨韧带3例及子宫直肠凹陷2例；9例为妊中期和妊晚期诊断，平均停经时间为35（18～48）周，胎盘附着部位：阔韧带1例、大网膜2例、肠管及胃1例、肠管及盆壁1例、盆壁1例、肠系膜1例及圆韧带2例。

腹部疼痛是腹腔妊娠最常见的症状。78例中，早期妊娠出现腹痛史者48例，占61.54%，出现下腹疼痛的时间为50天（停经21天～3个月）。53例妊娠超过妊中期，38例在妊中期以后曾有腹痛不适，占71.70%，出现下腹疼痛的时间为23周（停经12～38周）。胎位异常是腹腔妊娠最常见的体征，占62.96%（17/27例）。妊娠＞28周者27例，其中11例为横位，6例为臀位。

五、诊断

由于腹腔妊娠常发生在输卵管妊娠流产或破裂后，回顾病史会有提示作用。有关的病史包括：点滴或不规则阴道出血，一侧或双侧腹痛等。在任晓彗和樊尚荣的综述中，术前诊断为腹腔妊娠者24例，术前确诊率为34.29%。其中临床诊断为7例、B超检查诊断为16例、X线检查诊断1例。8例陈旧性腹腔妊娠无1例在术前诊断。常误诊为以下疾病：宫外孕（15例）、附件或盆腔肿物（12例，包括8例陈旧性腹腔妊娠）、引产失败（9例）、前置胎盘（3例）、子宫肌瘤（2例）、子宫破裂（1例）、胎盘早剥（1例）、胸水（1例）。

六、辅助检查

腹腔妊娠的辅助检查包括以下几种方法：

超声检查：常对腹腔妊娠不能提供明确诊断。在一些可疑病例，超声检查有诊断意义。腹腔妊娠有关的征象包括：胎头紧贴母体膀胱，两者之间无子宫组织。即使有经验的医师用很好的设备，超声检查的漏诊率仍高达 50%。Akhan 提出的超声诊断依据包括：可见胎儿与子宫是分离的；在胎儿与膀胱间不能见到子宫壁；胎儿身体紧贴母体腹壁；胎位异常（胎儿与子宫关系）、胎儿姿势异常（胎儿身体各部分之间的关系）和可见到子宫外胎盘组织。目前认为，超声检查不是诊断腹腔妊娠的决定性方法，可能会漏诊某些致命性情况。

MRI 检查对诊断腹腔妊娠的特异性高。如果超声检查怀疑，可选择 MRI 确诊腹腔妊娠。也有行 MRI 检查，将腹腔妊娠误诊为前置胎盘，将妊娠合并子宫肌瘤变性误诊为腹腔妊娠的报道。

CT 检查：CT 检查有助于对腹腔妊娠的诊断，但由于考虑 CT 放射线的作用，应用 CT 诊断腹腔妊娠的价值受到限制，但对胎儿已死亡者，可选择 CT 诊断腹腔妊娠。

OCT 检查：OCT 检查对诊断腹腔妊娠有帮助，如果用缩宫素不能引起子宫收缩，应怀疑存在腹腔妊娠。在多数情况下，腹腔妊娠为 OCT 阴性。有人曾报道一例腹腔妊娠 OCT 阴性，胎儿在一周后死亡。

实验室检查：妊娠早期伴随输卵管妊娠破裂或流产，患者可出现不能解释的贫血，除死胎外，反映胎儿情况的化验如 hCG、E_3 和 AFP 通常在正常范围。有报道显示腹腔妊娠 AFP 异常增高，但羊水 AFP 正常。

由于腹腔妊娠少见，绝大多数医生缺乏诊断经验，因此常被误诊，思想上重视可提高本病诊断率。发现以下情况应想到腹腔妊娠可能：①孕早期及/或整个孕期腹部疼痛；②晚孕期胎位异常；③多种方式引产失败；④晚孕期急腹症。B超检查对明确诊断有重要价值。

七、腹腔妊娠的治疗

腹腔妊娠的手术时机：①腹腔妊娠一经确诊，应及时剖腹取出胎儿。②对妊娠＞24周，胎儿有生存机会时，可在有条件的医院住院，立即手术和抢救新生儿。③对妊娠＜24周，或胎儿出生后有较高存活可能的腹腔妊娠应及时手术。④腹腔妊娠羊水过少时，易引起胎儿畸形和肺发育不良，应及时手术。⑤胎儿已死亡者，应立即手术。也有再等待3～8周后手术，以期胎盘血管萎缩，减少出血和手术并发症。

腹腔妊娠时，胎盘部分剥离或完全剥离后，开放的增生血管不能收缩，手术中常发生大出血。应至少备血2000ml；术前准备2个有效的静脉通道；选择腹部纵行切口开腹；远离胎盘在胎膜无血管区域切开胎膜，轻轻取出胎儿，以免血管断裂或胎盘剥离造成大出血。

胎盘的处理：在一项包括101例腹腔妊娠的研究中，胎盘能完全剥离者占60%。根据胎盘附着位置等情况确定胎盘存留。强行或勉强剥离胎盘可导致大量出血、脏器损伤或切除脏器，严重者甚至危及产妇生命。一般情况下，如胎盘附着在大网膜或阔韧带表面或胎儿已死亡者，在取胎儿同时取出胎盘；相反，当胎盘种植、牢固或广泛粘连于脏器者，可考虑结扎脐带，将胎盘留于腹腔，绝大多数情况下胎盘可自行吸收。但胎盘长期留在腹腔可能导致感染、粘连或肠梗阻，应注意预防。如果将胎盘留在腹腔，要通过超声和测定胎盘激素了解胎盘退化过程。曾有一例报道，胎盘退化吸收的时间长达5年。过去曾应用MTX促进胎盘退化和吸收，但发现应用后胎盘崩解加速，造成坏死组织堆积，易发生脓肿和感染，故目前并不推荐应用。在任晓彗和樊尚荣的综述中，对所有诊断的腹腔妊娠均进行了手术治疗。有48例患者在妊娠3个月后诊断，保留胎盘9例，占18.75%，胎盘部分切除5例，胎盘全部切除34例。在胎盘全部切除病例中，5例因出血不止行子宫（次）全切术、3例行附件切除、5例行输卵管切除、1例因肠损伤行肠修补术、1例因胃损伤行胃修补术、2例行残角子宫切除术、1例行圆韧带切除、1例产妇死亡。

选择性动脉栓塞：对保守性治疗不能控制盆腔大出血的病例，经股动脉插管和盆腔血管造影，栓塞胎盘出血部位。对于已发生死胎者，还可在手术前预先行胎盘部位血管栓塞。

八、预后

由于腹腔妊娠不易早期诊断，易出现大出血，死亡率高。腹腔妊娠的预后包括母亲和围产儿两个方面。

孕产妇死亡率：腹腔妊娠的孕产妇死亡率为0.5%～18%，在过去的20年中，腹腔妊娠的孕产妇死亡率已从20%下降至5%。在任晓彗和樊尚荣的综述中，有一例孕产妇死亡。患者32岁，孕40周腹痛入院，待产5天无进展，剖宫产术中诊断腹腔妊娠。新生儿2900g，子宫如孕3个月大小，胎盘附着于肠系膜上，剥离胎盘时发生大出血，因抢救无效产妇死亡。

围产儿死亡率：Stevensdeng对1809年以来的腹腔妊娠的病例进行综述，30周以上的腹腔妊娠胎儿存活率为63%，胎儿畸形和胎儿异常发生率为20%，最常见的发育异常为面部和颈部不对称和多种关节异常，畸形为肢体缺失和中枢神经系统畸形。羊水过少并不全部伴随胎肺发育不良。腹腔妊娠的围产儿死亡率为40%～95%。在任晓彗和樊尚荣的综述中，妊娠超过28周者29例，死胎7例，新生儿死亡1例，围产儿死亡率27.59%，新生儿窒息6例，新生儿窒息率为20.69%。

腹腔妊娠虽发生率不高，鉴于其临床特点及预后，应引起妇产科临床医师的重视。

樊尚荣

病例 45　宫内妊娠合并卵巢妊娠治疗后足月分娩

病历摘要

患者，女，31 岁，因“停经 45 天伴阴道出血，腹痛 1^{+} 天”入院。患者平素月经周期（5～7）/30 天，结婚 5 年未孕。患者在末次月经后，于周期第 5 天服用“氯米芬”50mg×5 天，促排卵药物治疗。停经 35 天查尿 hCG（＋）。闭经 45 天时阴道出血少许、腹痛，逐渐加重，伴恶心、呕吐、晕厥一次。在外院就诊，B 超提示宫内妊娠，宫外妊娠不除外。

入院查体： 患者一般情况良好，BP 110/70mmHg，R 86 次/分，心肺无异常。妇科检查外阴、阴道有血性分泌物，宫颈光、着色，宫口关闭，子宫稍大、软，左侧附件区（-），右侧附件区增厚，可扪及 5cm×4cm 大小包块，B 超显示宫内早孕约 6^{+} 周，可见胎心搏动，右侧附件区肿物 5cm×4cm×3cm，盆腔少许积液。行后穹窿穿刺，抽出不凝血 3ml，诊断为宫内妊娠合并右侧（输卵管?）异位妊娠。急诊收入院，并于当日行腹腔镜手术，术中见子宫约 7 周大小、质软，双侧输卵管正常、左侧卵巢正常，右侧卵巢增大 5cm×4cm×3.5cm，有血凝块包裹，清除凝血块后，见卵巢表面有 0.5cm×2cm 破口，活动性出血，于破口处可见新鲜绒毛组织，取出绒毛组织，电凝卵巢表面的异位妊娠创面止血，手术顺利。术后检查取下绒毛组织约 0.7cm×0.7cm×0.6cm，送检病理检查。术后病理诊断：右卵巢绒毛组织。患者术后继续保胎治疗，B 超监测宫内胎儿，发育良好，定期产前检查，至妊娠 39^{+5} 周剖宫产一女活婴，母女健康。

临床讨论与分析

A 医师　异位妊娠是最常见也是最严重的急腹症，当临床表现不典型时可引起患者生命危险。其发生率呈上升趋势。查阅文献美国异位妊娠/正常妊娠由 1970 年 1∶222 上升至 1989 年 1∶51；我国 1∶(167～322)上升至 1∶(56～93)。文献报道我国有逐年上升趋势：1993 年 1∶58；1996 年 1∶28；1997 年 1∶23；1998 年 1∶27。异位妊娠误诊率可高达 35.9%～67.9%，分析误诊原因，第一为临床思维不恰当引起，占 44.88%；第二为症状、体征不典型，占 20.55%；第三位为病史和查体不全，占 18.31%。与异位妊娠相关的原因有以下几种：流产史 49.1%；宫内环（IUD）33.6%；剖宫产史 17.6%；不孕症 9.75%。最常见的部位为输卵管妊娠中的壶腹部与峡部妊娠，赵海鸣报道发生在罕见部位异位妊娠中除宫角及输卵管间质部妊娠占 46.7%外，宫颈妊娠占 13.3%，双侧输卵管妊娠占 6.7%，卵巢妊娠占 20.0%，腹腔妊娠占 6.7%，宫内宫外复合妊娠占 6.7%。本病例为宫内外复合妊娠，且为合并卵巢妊娠，在治疗后宫内胎儿存活，实属罕见。

B 医师　异位妊娠的诊断，除依据典型的病史（闭经、出血、腹痛）及相应的体征外，血、尿 β-hCG 测定是最常用的辅助诊断方法。此外，B 超是重要的辅助检查手段，由于 B 超的广泛应用，甚至可以在异位妊娠部位尚未出现输卵管破裂或流产，临床未出现典型的症状前，B 超就可以观察到输卵管内胎心搏动，明确诊断，并经腹腔镜手术由输卵管取出完整的绒毛。做到异位妊娠的早期治疗。

本例为不孕症患者，曾在妊娠前口服促排卵药物，可能导致双胎，宫内外同时妊娠。该患者有停经史 45 天，下腹部疼痛 1^+ 天，右侧附件增厚。有一个 5cm×4cm 大小包块。因 B 超证实宫内孕，有心血管搏动，右侧附件包块，盆腔积液，后穹窿穿刺 3ml 不凝血，不能排除异位妊娠的可能。B 超还提示宫内早孕约 5 周，胚胎存活，盆腔少许积液。不能排除宫内妊娠同时合并异位妊娠的可能。

C 医师　早孕期间发现宫内外同时妊娠，大多在处理异位妊娠同时终止宫内妊娠，尤其当盆腔内有积血，内出血增多，患者出现休克症状，宫内妊娠存活的可能性小时。本例鉴于有原发不孕史，胎儿珍贵，应尽可能保留宫内妊娠。由于宫内妊娠可能合并宫外妊娠，术前比较难以确诊，不除外有可能是宫内妊娠流产所致。对其右侧附件包块、盆腔积液、血 β－hCG 及孕酮动态观察也难区别是否宫内孕合并宫外孕，如不及时手术，一旦发生休克，宫内妊娠流产可能性偏大。鉴于患者一般情况好，选择腹腔镜手术，对患者损伤小，造成宫内妊娠流产的可能性偏小，在及时手术治疗异位妊娠同时，有可能保住宫内妊娠。

D 医师　本例患者 31 岁，结婚 5 年未孕，月经周期正常，本次月经期第 5 天服用促排卵药物克罗米芬 50mg×5 天。于停经 35 天查尿 hCG（＋）。停经 45 天时有下腹部疼痛，阴道出血少量，腹部疼痛加重，恶心、呕吐、晕厥一次，外院 B 超提示宫内、宫外妊娠可能，盆腔无积液。B 超提示盆腔积液，行后穹窿穿刺有不凝血 3ml，患者晕厥一次，立即于当晚行腹腔镜手术。术中见子宫增大、质软，双侧输卵管外观、形态正常，左侧卵巢正常，盆腔积血 400ml。右侧卵巢 5cm×4cm×3.5cm，有一破口约 0.5cm×2cm，为血凝块。明显活动性出血，清除血块，卵巢破口见绒毛组织约 0.7cm×0.7cm×0.6cm，术后病理诊断右卵巢绒毛组织。异位妊娠较多见，但宫内及宫外同时合并妊娠病例比较少，尤其是合并卵巢妊娠的病例更为少见，与患者诱发排卵有关，一般术前诊断卵巢妊娠比较困难，卵巢妊娠的临床表现与体征和输卵管妊娠、黄体破裂、卵巢囊肿蒂扭转有极相似之处，术前准确诊断比较困难，早期易误诊为输卵管妊娠、黄体破裂，晚期误诊为腹腔妊娠。

E 医师　对于宫内一侧→宫外妊娠（卵巢妊娠）术前诊断正确，但未明确异位妊娠部位，在手术前明确异位妊娠部位比较难，而且卵巢妊娠在异位妊娠中较少见。卵巢妊娠的诊断依据有以下几点：①患侧输卵管必须完整且与卵巢分离，无粘连；②胚囊必须位于卵巢组织内；③卵巢与胚囊是以子宫卵巢韧带与子宫相连；④孕囊囊壁可找到卵巢组织。一旦手术，对宫内妊娠造成流产的可能性比较大，术前、术后需保胎治疗。

最后经手术及病理证实为宫内外同时妊娠。在早孕期间诊断宫外妊娠，及时进行腹腔镜手术，成功保留宫内妊娠，并经术后保胎治疗，于 39^{+5} 周剖宫产一女活婴。

王玉洁　魏丽惠

病例46　妊娠合并子宫纵隔，阴道斜隔后腔积脓

病历摘要

患者，女，25岁，已婚，主因“停经28^{+2}周，不规律下腹痛3天”来我院急诊收入院。本次妊娠核对孕周无误，早孕期反应正常，于停经14周时妇科检查发现双子宫？双胎。未予以特殊处理，定期产前检查。患者平时月经规律（3～5）/（28～30）天，妊2产0，两年前曾经行药物流产。

入院查体： T 36.2℃，BP 105/80mmHg，P 100次/分，一般情况尚好，心肺未见异常，腹部膨隆，肝脾未及，四肢活动自如，双下肢无水肿。产科情况：宫高31cm，腹围91cm，双胎一头一臀位，胎心：头位138次/分，臀位140次/分，宫缩30～40秒/2.5～3分，较强。阴道检查：外阴（一），阴道畅，宫颈光，宫颈管未消失，宫口未开大，胎膜未破，双胎，一头一臀位，双胎胎心好，骨盆各径线正常。血液学常规检查：WBC 17.93×10^9/L，CRP 16mg/L。

入院诊断： 宫内孕28^{+2}周，双胎，一头一臀位，未产，先兆早产，子宫畸形（双子宫）？宫内感染？

入院后行宫颈分泌物培养，用抗生素抗感染，静脉点滴硫酸镁抑制宫缩及地塞米松促胎肺成熟，第二日 WBC 18.94×10^9/L，CRP 14mg/L，伴体温持续升高，最高达38.6℃，临床检查无其他感染迹象，故考虑宫内感染不除外。因先兆早产，家属希望继续保胎治疗。入院第三天，宫颈分泌物培养结果：粪肠球菌，对

呋喃类、青霉素、万古霉素敏感。彩超提示：双胎一头一臀位；阴道前穹窿突出，呈 5.9cm×3.3cm，囊性回声，内有致密回声光点，在其后上方可探及到宫颈，长 2.0cm。诊断不除外生殖道畸形，阴道斜隔闭锁，积液。经主任查房全科讨论，认为从临床表现及各项检查，首先考虑宫内感染，同时不除外生殖道畸形，阴道斜隔闭锁、积液感染。因抗感染治疗已五天，患者仍发热 T 38～38.6℃，WBC 22.62×10^9/L，CRP 55mg/L，为了母亲安全，经家属同意后，决定终止妊娠。于入院第五天，在联合麻醉下行子宫下段剖宫产术。术中腹腔内无异常，胎儿娩出顺利，两活女婴，大小均为 1150g。探查子宫腔，为子宫完全纵隔，其左侧宫腔为妊娠侧，无明显异常；非妊娠侧（右侧），宫腔内有少许脓性积液，并自下方宫颈处持续向宫腔处溢脓，流出脓液约 100ml。向下做阴道探查，探清解剖关系及畸形表现为：子宫完全纵隔，单宫颈，其后阴道斜隔完全闭锁，隔的后方与宫颈之间有一个腔为“隔后腔”。考虑阴道斜隔隔后腔积脓及非妊娠侧宫腔积脓，立即行子宫纵隔大部切除术，阴道斜隔造口术，手术顺利。术中行双侧宫腔培养，双胎儿耳棉拭子细菌培养；胎盘送病理检查。培养结果：左侧宫腔（妊娠侧）无细菌感染，右侧宫腔及脓液培养均为粪肠球菌；双胎儿耳棉拭子细菌培养阴性。患者术后继续应用抗生素 4 天，体温恢复正常，血液常检查正常。术后第 6 日伤口拆线，愈合好。

出院诊断：宫内孕 29 周，妊 2 产 2，双胎 LOA、RSA，已产，早产，子宫宫腔纵隔，阴道斜隔，右宫腔积脓，阴道斜隔后腔积脓，宫内感染。

术后 2 个月复查，阴道畅，斜隔造口直径 2cm，可伸进一指触及宫颈，子宫中位，正常大小，活动好，双附件阴性。建议患者去泌尿科行 B 超检查，了解肾脏发育情况。

临床讨论与分析

阴道斜隔是一种并非十分罕见的生殖道畸形。近年来称阴道斜隔综合征，临床表现奇特，有时会造成诊断及治疗的延误。阴道斜隔大多为双子宫双宫颈，个别尚可有单宫颈合并子宫纵隔，其表现为纵隔起源于两个宫颈之间或子宫纵隔继续下延，斜向附着一侧阴道壁，形成一个盲管，把该侧的宫颈遮盖在内，隔的后方与宫颈之间有一个腔为“隔后腔”。有阴道斜隔者，绝大多数合并有一侧肾脏及输尿管缺如。阴道斜隔分为三种类型：一型：无孔斜隔；二型：有孔斜隔；三型：无孔斜隔合并宫颈瘘管。无论何种斜隔，都有不同程度引流不畅。

本病例为妊娠 29 周，因发现盆腔右侧肿物伴有感染症状收入院。经过多次 B 超检查，考虑到不除外阴道斜隔伴“隔后腔”积脓。孕妇高热体温达 38.6℃。WBC 及 CRP 均明显增高。非妊娠侧宫腔分泌物培养为“粪肠球菌”感染。为解决宫内感染，故行剖宫产术。术中发现为子宫完全纵隔及阴道斜隔，斜隔侧宫腔及“隔后腔”大量积脓。

本文对阴道斜隔在术前虽然有所考虑，但妊娠期间检查困难，不能确诊。后因病人感染严重，虽经抗感染治疗，病情仍未控制，WBC 及 CRP 继续升高，为了母亲的安全，只能采用开腹探查术及剖宫产术。从术后培养结果及胎盘病理结果看：患者的感染仅限于阴道斜隔“隔后腔”及右宫腔（非妊娠侧）。如能明确诊断，可行阴道斜隔造口引流，行保守手术同时抗感染，有可能控制感染，延长妊娠。此做法值得探讨。

本病历又一特点：子宫完全纵隔。因孕前无明确诊断，孕期诊断较困难。对于纵隔子宫不孕者较多，妊娠后易发生流产和早产。流产率 26%～94%，早产率 10%～33%，如能将纵隔切除，其流产率可下降为 8%～30%，足月妊娠率由 1.5%上升为

77.3%。正如文献所述，本病历在手术中已行纵隔切除术及阴道斜隔造口术，减少今后流产、早产的发生，有利于再次妊娠。

袁士平

第四部分

生殖内分泌与辅助生育技术

病例 47　输卵管积水双侧输卵管切除术后 IVF－ET 的结局

病历摘要

患者，女，32 岁，主因“婚后 3 年不孕，IVF－ET 助孕失败 2 次”诊断为“继发不孕、输卵管积水（双侧）”于 2003 年入我院治疗。

患者结婚 3 年未避孕未妊娠，经输卵管通液检查提示双侧输卵管不通，于 2002 年在外院行 IVF－ET 两次，分别取卵 15 个及 13 个，移植优质胚胎 3 个及 4 个，均未孕。2002 年 12 月患者行输卵管碘油造影（HSG）结果提示双侧输卵管积水，在我院门诊就诊，建议手术切除双侧输卵管后再行 IVF－ET，患者遂入院治疗。患者平素月经规则，(6～9)/30 天。于婚前 6 年两次早孕均行人工流产。查体：一般情况好，心肺阴性。腹平软，无压痛，未触及包块，肝脾未触及，叩鼓音，肠鸣音正常存在。妇科检查：外阴已婚未产型，阴道通畅，宫颈光滑，子宫前位，正常大小，质地中等，活动，双侧附件略增厚，无压痛。B 超（盆腔）：子宫小肌瘤；右输卵管积水 4cm×2cm 大小（见下图），左输卵管与双侧卵巢未见异常。经术前准备后行腹腔镜手术，术中见子宫及双侧卵巢正常大小，双侧输卵管积水，右输卵管伞端呈盲端，末端膨大 5cm×3cm×2cm 大小，与右侧盆壁呈膜状粘连，左侧输卵管伞端呈盲端，末端略膨大，与肠管粘连，决定行双侧输卵管切除术＋盆腔粘连分解术。

术后病理： 输卵管炎伴扩张。

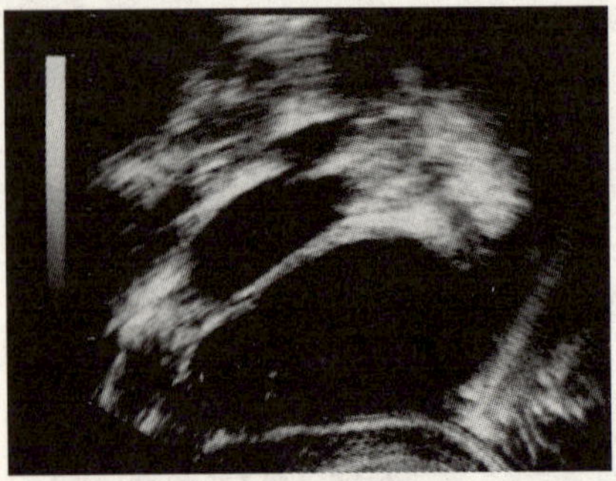

右侧输卵管积水

术后患者在本院行 IVF - ET，取卵 29 个，移三胚未孕，冻存胚胎 19 个。间隔 4 个月后行解冻移植，移植 3 个胚胎。移植后 14 天尿 hCG（＋），血 hCG 850mIU/ml，偶感腹胀。移植后 22 天下午 1pm 自觉腹张明显同时感头晕、恶心，下车时突然晕倒，意识不清，持续约几分钟，到我院急诊。查体：T 36.4℃，P 120 次/分，R 18 次/分，BP 80/50mmHg，皮肤黏膜苍白，双肺呼吸音清晰，心律规整，未闻及杂音。腹胀明显，反跳痛、肌紧张，移动性浊音（＋）。未行妇科检查。腹腔穿刺抽出不凝血。B 超：腹腔内大量积液，子宫周围异常回声，积血块可能。血常规：WBC 14.7×10^9/L，HGB 84g/L，PLT 104×10^9/L。诊断为异位妊娠、失血性休克、双侧输卵管切除术后、IVF - ET 术后，立即行开腹手术。术中见腹膜呈紫蓝色，腹腔内游离血及血块共 2000ml，子宫正常大小，于右侧宫角输卵管残端外侧方有组织物及血块附着，清除血块，见组织物为如孕 6 周大小绒毛样组织，右侧输卵管残端外侧方表面浆膜层有 1cm×1cm 破裂口，很薄的浆膜层下方似有小囊腔，囊腔底部表浅为子宫肌层组织，子宫右侧宫角部可以看见正常粗细、正常色泽的输卵管管腔残端，长约 0.5cm。考虑右侧输卵管残端妊娠破裂行右侧输卵管残端切除术，手术顺利，术后恢复良好。术后病理：输卵管妊娠伴破裂。

患者于宫外孕术后一年在本院再次行解冻移植，移植 3 个胚胎，移植后 33 天 B 超证实为宫内孕单活胎，现已足月剖宫产分娩一健康女婴。

临床讨论与分析

此为一个输卵管积水病人行 IVF－ET 助孕失败 2 次，后行双侧输卵管切除术后助孕成功的病例，但第一次为一侧输卵管残端宫外孕。因此在切除双侧输卵管时要紧靠输卵管根部。另外切除输卵管后仍然有间质部妊娠的可能。有报道患者在切除双侧输卵管后间质部妊娠的数个报道。而且术前要向病人及家属强调切除双侧输卵管后仍有宫外孕的可能，以防延误病情。有学者发现双侧输卵管切除术后宫外孕的发生率为 4%，而伴输卵管积水的病人宫外孕的发生率为 14.2%，而输卵管有病变但通畅时宫外孕的发生率为 9.9%，总的说来切除双侧输卵管并不增加宫外孕的发生率。

由于输卵管的病变导致精卵不能结合，IVF－ET 技术应运而生，输卵管病变可能影响 IVF－ET 的结局。我们进行了输卵管病变状态对 IVF－ET 结局影响的研究。选择在我院行 IVF－ET 的病人 284 例，其中双侧输卵管阻塞组 170 例，单侧输卵管切除组 49 例，积水组 38 例，双侧输卵管切除组 27 例，这些病人无卵巢、子宫病变，月经周期、激素水平正常，丈夫精液正常，常规受精，采用相同的促排卵方案。我们分析四组病人的取卵数、可移植胚胎数、受精率，新鲜与解冻周期的临床妊娠率和妊娠方式。结果显示四组病人的取卵数、可移植胚胎数、受精率无差异，但临床妊娠率双侧输卵管阻塞组 34%，单侧输卵管切除组 34%，积水组 18%，双侧输卵管切除组 33%，双侧输卵管阻塞组、单侧输卵管切除组临床妊娠率高于输卵管积水组，另外积水组胚胎停育率和宫外孕的发生率均高于其他三组。可见积水降低妊娠率，使胚胎停育率升高。积水对胚胎危害的机制不完全清楚。有一些学者认为输卵管积水可反流至宫腔，将胚胎冲刷离着床部位；另外积水为低渗、低乳酸盐、低蛋白的溶液，对胚胎的发育不利；动物实验显示低浓度的积水对精子的活力有抑制作用；积水降低子宫内膜着床因子的水平；取卵过程中误当卵泡穿刺，污染了培养液，积水中的炎性、免疫性因子对胚胎的发育也不利。另外积水还容易发生扭转、积脓等并发症。我们在临床中有数例病人因输卵管积水多次 IVF－ET 不成功，切除双侧输卵管后妊娠成功的经验，因此我们建议此病人行双侧输卵管切除术。

在 IVF－ET 过程中处理积水也有不同选择，如输卵管切除术、输卵管近端夹闭术、取卵时抽吸积水、输卵管复通术及应用抗生素治疗积水。

输卵管切除术可提高 IVF－ET 的成功率，国外有学者报道输卵管积水组 IVF－ET 的成功率为 23.9%，切除输卵管组 IVF－ET 的成功率为 36.6%。切除输卵管对卵巢的影响存在争议。有学者等观察 IVF－ET 治疗过程中切除侧卵巢中的卵泡数与取卵数与未切除侧对比相同。但也有学者持相反意见，有动物实验显示切除兔子输卵管后，卵巢的血流减少。我们也比较了 IVF－ET 治疗过程中切除输卵管侧卵巢的卵泡数与对侧未切除输卵管卵巢中的卵泡数，结果无显著差异。

对于盆腔严重粘连者可行输卵管近端夹闭，防止积水反流，其与切除输卵管对提高 IVF－ET 的成功率作用相同。我们曾对一位双侧输卵管积水的病人进行了输卵管近端加闭，结果病人术后行 IVF－ET 第一次移植后即成功妊娠并已分娩。另外可在取卵时抽吸积水，但有研究显示抽吸积水后 3 天输卵管中又重新充满积水，但也有学者认为抽吸积水可提高 IVF－ET 的成功率。输卵管复通术后自然怀孕率较低，且易异位妊娠。应用抗生素治疗积水的作用甚微。

通过此病例我们应认识到输卵管积水对 IVF－ET 成功率的不良影响，当病人的输卵管积水病变较重或多次移植不成功时在行 IVF－ET 前应治疗积水，如行输卵管切除或近端夹闭，输卵管切除后要警惕仍有异位妊娠的可能。

王海燕

病例48　难治性PCOS经IVF－ET后妊娠

病历摘要

患者，女，33岁，主因“月经稀发14年，结婚8年，原发不孕”就诊。患者14岁初潮，5/30天，14年前开始月经周期延长至半年，经量逐渐减少至闭经6年，用黄体酮可行经，结婚后同居未避孕未怀孕，B超提示双侧卵巢稍大，卵巢呈多囊样改变。血FSH 3.92IU/L，LH 8.72IU/L，T 3.1nmol/L。曾用克罗米酚（CC）、HMG促排卵，2001年12月应用果纳芬促排卵治疗后行宫腔内人工授精（IUI）3个周期未妊娠。2002年1月行腹腔镜卵巢打孔，后服用达因-35治疗4个月，查OGTT及INS正常，子宫内膜病理示晚分泌期内膜，腺体分泌良好。给予美迪康250mg，每日三次，1个月后加用CC＋HMG＋hCG促排卵连续3个月，均于月经第25～27天发生卵泡黄素化未破裂综合征（LUFS）。2003年8月，于月经周期第2～4天应用阿拉瑞林150μg，HMG 1支肌注（月经第3～5天），2支肌注（月经第6～7天），月经第18天卵泡直径2.2cm×1.9cm未破裂，行卵泡穿刺及IUI治疗3次，未孕。2003年11月HMG促排卵治疗后卵巢低反应，行B超下小卵泡穿刺术，双侧卵巢穿刺小卵泡25个，抽吸卵泡液镜检发现1个成熟卵及1个未成熟卵，患者放弃体外受精及不成熟卵培养。术后HMG促排卵治疗1个周期，有2个卵泡发育成熟后行IUI未孕。因患者要求IVF－ET术，给予妈富隆1个周期后于2003年12月常规IVF短方案，月经第二天开始阿拉瑞林150μg皮下注射，每日一次，月经第三天果纳芬 3 支肌肉注射起始至 hCG 日，Gn 总用药量果纳芬 29 支、HMG 3 支，注射 hCG 日双侧卵巢均有 10 个左右卵泡，取卵 10 个，较成熟，形成胚胎 8 个，移植 2 胚，为均匀 8 细胞胚，移植后 30 天，B 超示宫内孕双活胎。孕期顺利，2004 年 10 月孕 36^{+2} 周早产临产，因双胎、胎儿宝贵行剖宫产分娩，母儿预后良好。

临床讨论及分析

一、多囊卵巢综合征（PCOS）

PCOS 是妇科常见内分泌疾病，也是女性不孕症的主要原因之一，其发病率约为 5%～10%，约占无排卵性不孕的 75%。目前国际上 PCOS 诊断标准已取得一致，即排卵异常、高雄激素血症、盆腔超声显示 PCOS，此三项中符合任何两项，并除外其他引起高雄激素血症的疾病者，即可明确诊断。PCOS 患者的主要病理生理变化为胰岛素抵抗、高胰岛素血症及高雄激素血症，在难治性 PCOS 患者中这种变化更明显。

二、对于有生育要求的 PCOS 治疗

1. 药物促排卵治疗：是目前 PCOS 患者促排卵治疗的首选方法，其排卵率可达到 80% 左右，主要的药物有克罗米酚（CC）、HMG 及纯 FSH 等，其用法与一般促排卵治疗相同，但应注意药物的用法及用量，多采用小剂量缓增法给药，以达到单卵泡发育的目的，避免因用药过量引起的医源性 OHSS。另外由于 PCOS 患者的高雄激素血症使 LH 异常升高，故 PCOS 患者应用纯的 FSH 较 HMG 促排卵效果更好，副作用更小。

2. 口服避孕药（oral contraceptive pills，OCP）：OCP 主要针对 PCOS 发病机理中高雄激素血症和 LH/FSH 比值升高，

OCP中的孕激素可通过负反馈作用抑制下丘脑，并且影响垂体对LHRH的反应性，从而使LH及FSH降低，减少LH刺激卵巢的卵泡膜细胞产生的雄激素；其中的雌激素还可抑制细胞色素P450，并使性激素结合蛋白（SHBG）浓度增加，从而减少游离睾酮。1997年北京大学第三医院报道了应用短效OCP治疗3个周期后血清FSH、LH、E_2、T水平明显下降，双侧卵巢卵泡数明显减少，停药后应用促排卵治疗，3个月累计妊娠率达25%。之后其他文献也报道OCP治疗后可使PCOS患者血清LH、FSH、E_2、A、T、DEHA明显下降，双侧卵巢体积、卵泡数目、卵泡直径也明显减小，同时SHBG升高、高密度脂蛋白升高、低密度脂蛋白降低，服药后部分患者可恢复自然排卵，另有部分患者对促排卵治疗较前敏感。

3. 二甲双胍（metformin）：属胰岛素增敏剂，可改善患者对胰岛素的抵抗，增强组织对胰岛素的敏感性，从而降低血液中胰岛素及雄激素水平。近年有研究报道，PCOS患者经二甲双胍治疗后内分泌状况明显改善，个别病例可恢复正常月经，亦可使CC抵抗的患者对促排卵治疗反应得到改善，但对于胰岛素增敏剂使用的剂量和疗程现仍无定论。

4. 其他药物治疗进展：如糖皮质激素（可的松）是第一个用于治疗PCOS性不孕的药物，双盲RCT研究表明它可改善P-COS的排卵功能，它不仅抑制肾上腺雄烯二酮的分泌，而且还可能影响LH活性和卵巢甾体激素的合成，但对于肥胖患者应慎用。

5. 手术治疗进展：1935年Stein和Leventhal首先报道PCOS患者手术治疗是卵巢楔形切除术，需要切除1/3的卵巢组织，这样减少了卵巢间质产生的雄激素，使卵巢内的雄激素产生减少，循环中的雄激素水平降低，术前、术后游离T比较下降40%～50%。另外，术后短期内血清LH升高，之后很快下降，LH脉冲频率无明显变化，其幅度明显降低，从而GnRH降低，引起血清 T 浓度降低。术后部分患者可恢复月经，并能自然受孕，但此种手术创伤较大，有可能形成术后盆腔粘连，加之术后规律行经及排卵多数仅维持 6 个月左右，随着促排卵药物的发展，现已不再是 PCOS 的首选治疗方法，近来由于微创技术的普及和应用，手术治疗再次成为难治性 PCOS 患者的治疗方法之一。

①腹腔镜卵巢打孔术（laparoscopic ovarian drilling）　这种方法打孔时可应用激光或电凝。经过多年的使用和比较，1997 年较为成熟的方法是腹腔镜下在每侧卵巢上应用 40W 的电凝，持续 2 秒，打 10～15 个孔。术后 80%可恢复自发排卵和月经，12 个月的累积妊娠率超过 50%，自然流产率约 15%，血清 LH、游离 T 水平明显下降，部分患者的排卵功能可持续较长时间，甚至有达到 20 年者，但大部分患者只能持续 6 个月左右。

②经阴道卵巢打孔术（transvaginal ovarian drilling，TVOD）　这种方法是 2001 年由 Anna 等首先报道，用于在 IVF 周期中因卵巢低反应或 OHSS 等放弃的患者，治疗后 6 个月再次进入 IVF 周期，卵巢反应较前好转，OHSS 发生率明显降低，但其没有报道术后病人月经恢复、自发排卵及激素变化情况，也未报道术后盆腔粘连情况等。国内也有学者报道类似的方法治疗 PCOS，发现一次穿刺术后 LH、FSH、T 无显著性差异，但多次穿刺可使激素水平得到改善，术后随访 6 个月累计妊娠率可达 89.2%。北京大学第三医院生殖中心也进行了类似的治疗，PCOS患者经治疗后对促排卵治疗反应较前转好。

③经阴道注水腹腔镜治疗（transvaginal hydrolaparoscopy，THL）　经阴道注水腹腔镜主要用于无明显盆腔原因的不孕症患者输卵管及卵巢结构的检查。2001 年 Fernandez 等报道通过 THL 对耐克罗米芬的 PCOS 病人进行卵巢打孔治疗 13 例，除 3 例因具有男性不育因素患者外，6 个月累积妊娠率达 71%，但手术的远期效果及负效应不清。

5. 体外受精和胚胎移植（IVF－ET）治疗：对于难治性PCOS患者，体外受精和胚胎移植是一种有效的治疗方法。有文献曾比较 IVF－ET、GIFT 和控制性超促排卵（COH）后认为，为避免 PCOS 患者在 COH 后发生 OHSS，建议采取体外受精的助孕技术。但由于 PCOS 的高雄激素血症和胰岛素抵抗造成其生殖、内分泌系统的多种功能紊乱，PCOS 患者在进行 IVF 治疗时易发生 Gn 的高反应，导致卵泡数过多、血 E_2 过高，进而增加 OHSS 的发生率。PCOS 患者与输卵管因素患者比较在 IVF－ET 治疗中血清 E_2 水平高、HMG 用量少、取卵数多、受精率低，周期妊娠率相似。我们回顾了北京大学第三医院生殖中心的资料显示 PCOS 患者在 IVF－ET 治疗前加用 OCP 等辅助治疗有利于其 IVF 结局的改善。

6. 卵母细胞体外成熟（in vitro maturation，IVM）：是近年来新的助孕策略之一，有助于提高妊娠率，减少并发症。

1994 年 Trounson 等首次报道了 PCOS 患者行 IVM 获得妊娠。PCOS 患者的高雄激素水平造成其在促排卵过程中易发生卵泡募集过多但成熟障碍，故 IVM 技术为 PCOS 患者的不孕治疗提供了新的途径。文献报道 IVM 移植后临床妊娠率约 29%，接近 IVF－ET 成功率，所以 IVM 是治疗 PCOS 患者不孕的一个有效方法，但因其应用于临床时间较短，婴儿后天发育是否会有障碍尚不清楚。

乔　杰　李　蓉

病例 49　IVF－ET 后多胚胎不同部位妊娠

病历摘要

患者，女，34 岁，主因“IVF－ET 术后 86 天，阴道淋漓出血 2^+ 月，腹痛 1 天”于 2002 年 9 月 13 日入院。患者结婚 8 年，原发不孕，B 超示左侧输卵管积水，盆腔包裹性积液，因输卵管因素在北京大学第三医院生殖中心行 IVF－ET。常规长方案促超排卵，月经前 7 日应用阿拉瑞林 150μg，皮下注射，每日一次；月经第三天起果纳芬 3 支肌注，每日一次至 hCG 日，促性腺激素总用药量果纳芬 18 支，HMG 8 支。于 2002 年 9 月 13 日取卵 21 个，移植 3 胚，剩余 10 胚冷冻保存。移植后 16 天开始阴道少量出血，给予黄体酮保胎治疗。停经 51 天 B 超提示宫内孕单活胎，左卵巢外不规则低无回声 3.3cm×1.7cm。此后一直阴道可见暗褐色不规则出血。1 周前小便后突发左下腹疼痛，持续数分钟自行缓解，未诊治。半天前阴道出血增多自外地来诊。复查 B 超宫内孕-单活胎，左卵巢增大，回声不均，腹腔内未见游离液体，以先兆流产于 2002 年 11 月 26 日收入院。患者 18 年前因化脓性阑尾炎穿孔行阑尾切除术。月经 15 岁初潮，(4～5)/(27～30) 天，2001 年于沈阳曾行体外受精胚胎移植（IVF－ET），取卵 16 个，移植 4 胚，未妊娠。

入院查体： BP 110/80mmHg，P 88 次/分，R 20 次/分，T 37.2℃，一般情况好，心肺（-），腹平软，无压痛、反跳痛及肌紧张，未触及包块，肝脾未触及，叩诊鼓音，移动性浊音阴性，肠鸣音正常存在。入院后给予青霉素抗感染治疗，hCG 及黄体酮保胎治疗，体温波动于 36.8～37.4℃之间。入院后 4 天，体温升高达 38.4℃，更换罗氏芬抗感染。2002 年 12 月 2 日复查 B 超宫内孕相当于 13 周，左卵巢 6.8cm×5.1cm，回声不均。患者腹痛加重，有里急后重感。盆腔检查：子宫增大如孕 13 周大小，右附件未触及包块，无压痛，左附件可及 8cm×6cm 囊实性包块，不活动，压痛明显，可及 3cm×2cm 浸润块，与左侧盆壁粘连。查 WBC（1.9～2.0）$\times 10^9$/L，加用灭滴灵抗感染，体温有所下降，37～37.6℃，但 WBC 及分类无明显下降。12 月 6 日复查 B 超，左附件探及 8.1cm×6.1cm 边界清中等回声包块，其内可及边界清的低回声团 5cm×4cm。

经科内讨论，当日行 B 超引导下穿刺，抽出暗红色稠厚血性液体约 30ml。复习病史：孕 6^+ 周 B 超发现左附件区包块，不除外宫外孕，因无症状，且包块小，与卵巢不易区分，未住院治疗，但患者未再随诊。此次住院前 1 周曾有急腹症，伴阴道流血，查左附件包块较前增大，现穿刺抽吸为血性，结合既往病史考虑陈旧性宫外孕合并感染可能，于 12 月 3 日行开腹探查术。术中见大网膜与前腹壁粘连，疏松，子宫如孕 14 周大小，左附件区包块，与盆壁疏松粘连，左卵管与左卵巢粘连成团，伞端膨大，有陈旧性血块及组织物，左卵巢糟脆，行左卵管切除＋左卵巢部分切除术。手术顺利，左卵管 8cm×5cm×3cm，剖视见管腔黄色不平，组织厚，伞端有一组织物，糟脆。术后给予铃兰欣＋灭滴灵控制感染，病理为输卵管妊娠伴破裂出血及同侧卵巢周围炎。术后 4 天体温波动于 37～37.4℃，更换为氨苄青霉素＋特丽仙，患者阴道出血伴有组织物排出，考虑有绒毛膜羊膜炎，行阴道及宫颈分泌物培养＋药敏。回报为大肠埃希菌，头孢他定敏感，更换抗生素为凯复定＋特丽仙。患者阴道出血停止，仍有黄色分泌物少许，无异味。应用抗生素 7 天后（12 月 27 日）停药。此后又有少量阴道出血。2003 年 1 月 1 日突发腰痛后又腹痛，B 超示左侧输尿管结石，对症治疗好转。2003 年 1 月 9 日阴道出血增多，B超胎儿与孕周相符，考虑先兆晚期流产，给予$MgSO_4$保胎治疗。复查宫颈分泌物培养阴性。2003年1月14日再次阴道出血约同月经量，复查B超，胎儿符合孕周，考虑有发展为难免流产可能，继续保胎意义不大，查CRP升高，为防止增加感染机会，宜终止妊娠。但患者及家属仍要求继续保胎，不同意行阴道检查，遂更换抗生素为哌拉西林。2003年2月4日，患者阴道出血再次增多，同月经量，自觉胎动减少，查WBC 20×10^9/L，N 91.5%，HGB 7.6g/dl，CRP升高，给予哌拉西林抗感染，再次交待病情，患者及家属同意引产。考虑有感染存在，控制感染后择期引产。2003年2月7日患者出现规律宫缩及破膜，自然流产，胎盘娩出不全，阴道出血量多，行清宫术。术后继续抗感染治疗，病理回报为中-重度绒毛膜羊膜炎。患者体温下降不满意，B超提示宫腔至宫颈可探及边界欠清、形态不规则中等回声8.8cm×2.9cm，行宫腔镜检查，见子宫后壁异常组织物，自宫颈内口直达宫底，取出3cm×4cm及3cm×2cm的胎盘组织两块，病理回报为坏死的胎盘绒毛组织。患者体温、血象正常，于2004年2月27日出院。

临床讨论及分析

一、诊断及鉴别诊断

1. 卵巢扭转：IVF-ET是一项新的辅助生育技术，需促超排卵治疗，以便得到较多卵子，因此卵巢通常较大，在妊娠后由于子宫位置变化及活动后体位改变，可能发生卵巢扭转。文献报道，在IVF-ET中卵巢扭转的发生率为0.1%，虽然罕见，但属急腹症，不及时处理可能需切除卵巢，应引起重视。此患者入院时孕13周，有腹痛，B超示卵巢增大，故易混淆诊断。

2. 盆腔炎性包块：不孕症患者中以输卵管因素最常见，而其中输卵管及其周围炎又是最主要原因。此患者既往有化脓性阑尾炎穿孔病史，B超提示输卵管积水，又有一次 IVF - ET 手术史，存有慢性炎症性粘连，提示可能存在潜在的感染病灶。移植后一直有阴道淋漓出血，为引起生殖道及盆腔感染的诱因。孕13周因阴道流血入院，B超示附件区包块，查体包块有压痛，有炎症性浸润块，血 WBC 及分类升高。经抗感染治疗效果不明显，估计可能形成盆腔脓肿，有败血症、脓肿破裂、感染性休克等可能，有开腹探查指征。但因患者胎儿宝贵，手术有造成流产可能，且包块距阴道近、位置低，行阴道穿刺相对安全，损伤小，即可明确诊断；如为脓肿，则可引流，缓解病情。

3. 陈旧性宫外孕：患者有停经及阴道不规则出血史，结合病史孕 6^+ 周 B 超发现左附件区包块，疑诊宫内孕合并宫外孕，因无症状，且包块小，与卵巢不易区分，未住院治疗，后患者未随诊。此次住院前 1 周时曾有突发左下腹痛伴阴道流血病史，自然缓解；后腹痛一直持续存在，可忍耐，伴阴道不规则出血。查左附件包块较前增大，入院后出现发热，抗生素治疗效果不理想。B 超引导下穿刺，抽出暗红色稠厚血性液体约 30ml，考虑陈旧性宫外孕合并感染。

4. 多胚胎不同部位妊娠（heterotopic pregnancy，HP）：较为罕见，指两个或多个胚胎在生殖系统内的不同部位同时发育，其中一个属于宫内正常妊娠，其余的为异位妊娠。自然妊娠情况下 HP 发生率为 1/4000～1/7000，但在 IVF - ET 中的发生率为 1%～3%。其最主要的高危因素为输卵管因素，尤其是输卵管积水和慢性输卵管炎。在 IVF - ET 过程中，取卵 3 天后将胚胎移植到宫腔，通常胚胎应在 3～5 天着床，在此过程中胚胎可能游走到达输卵管。由于炎症时输卵管上皮受损，管腔狭窄，纤毛脱落，发育中的胚胎一旦进入输卵管，易滞留在输卵管内着床和发育，形成异位妊娠。输卵管积水因输卵管腔增粗，使胚胎容易游入输卵管，导致异位妊娠发生。此外，文献报道既往有异位妊娠史者易再次发生异位妊娠，其再发危险要增加6～8倍。再者，性传播性疾病在异位妊娠发病中越来越受到重视，已证实淋病、衣原体感染与异位妊娠密切相关。

经验教训

1. 患者输卵管妊娠合并感染，早期诊断最重要。患者手术后体温下降不满意，心率快，阴道排出物不新鲜，考虑可能存在盆腔或宫腔感染，在抗感染应用抗生素、兼顾厌氧菌的同时，应除外全身其他系统的感染。但大量抗生素的长期应用，还应提防念珠菌感染。患者血红蛋白9g/dl，应加强支持疗法。对此患者应定期检查阴道pH值、阴道及宫颈分泌物细菌、支原体、衣原体培养、淋球菌培养，定期查ESR及C-反应蛋白以监测感染控制情况，小量输新鲜血，口服补血药。注意不用碘伏擦阴道，防止正常菌群失调。患者长时间阴道流血是细菌的良好培养基；宫腔操作次数较多，且一直有阴道流血，CRP升高，宫颈分泌物培养阳性，经选择敏感抗生素治疗效果不明显，行阴道检查见血自宫颈口流出，除外宫颈因素引起出血的可能。此时应考虑到是否有盆腔深部的感染或脓肿形成，应及时开腹探查，去除感染灶。

2. 因胎儿宝贵，若终止妊娠对孕妇及家属打击大，但继续妊娠母体风险大，有子宫切除可能。另外患者有宫腔感染史，不能除外胎儿已有宫腔感染，有胎儿畸形可能；还可能发生子宫内膜炎、胎儿宫内感染、盆腔腹膜炎、全身感染、败血症、感染中毒性休克，有切除子宫可能，甚至危及生命。在这种情况下，能否动态监测CRP及B超了解胎儿发育情况，严密监护下继续妊娠，需要慎重决定。

3. 此患者后经大量抗生素治疗无效，应行引产术终止妊娠。依据是：①患者两次宫颈分泌物培养阳性，可能胎儿宫内感染，引起胎儿肺炎、腹膜炎、生长受限、胎儿畸形，随时可能发生胎死宫内。②如果存在子宫内膜炎、羊膜炎，易发展为子宫肌炎、全身感染、中毒性休克，需小剖宫终止妊娠，有切除子宫可能。③如病情严重，可能危及产妇生命，即使切除子宫仍不能挽救病人生命。但患者胎儿宝贵，多次谈话均拒绝引产。可行羊膜腔穿刺取羊水培养＋药敏检查，虽然相对安全，但亦增加感染机会，并可能导致流产，患者不接受。继续保胎可能错过最佳终止妊娠时机，如果病情进展，发展为子宫内膜炎、败血症，有子宫切除的可能。因患者特殊的原因，始终拒绝终止妊娠。后因保胎失败，顺其自然晚期流产，清宫后患者体温正常，阴道出血停止，从另一方面说明可能存在宫腔内感染，在感染灶去除——胎儿排出后，症状、体征消失。

4. 自然周期妊娠中多胚胎不同部位妊娠少见，但在 IVF - ET 周期中较自然妊娠高 100 倍以上。尤其在宫内发现胎囊后，容易忽略同时合并宫外孕的可能，加之患者本身有输卵管积水，早孕时虽发现附件区包块，但未动态观察，以致延误确诊时间。提示对于有高危因素的患者行辅助生育技术妊娠后，有腹痛、阴道流血的妇女或 IVF - ET 移植两个以上胚胎者，尿 hCG 弱阳性，不再继续加强，尤其 B 超检查发现宫内有一孕囊后，应警惕 HP 可能。如发现附件区包块，应提高警惕，想到宫内外同时妊娠的可能，定期随诊，以及早诊断、治疗。

乔　杰　王丽娜

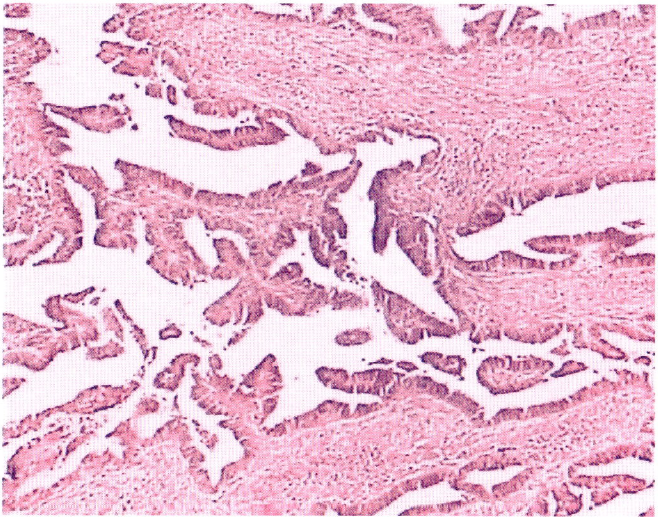

图1　子宫内膜样腺癌（HE染色，×100）

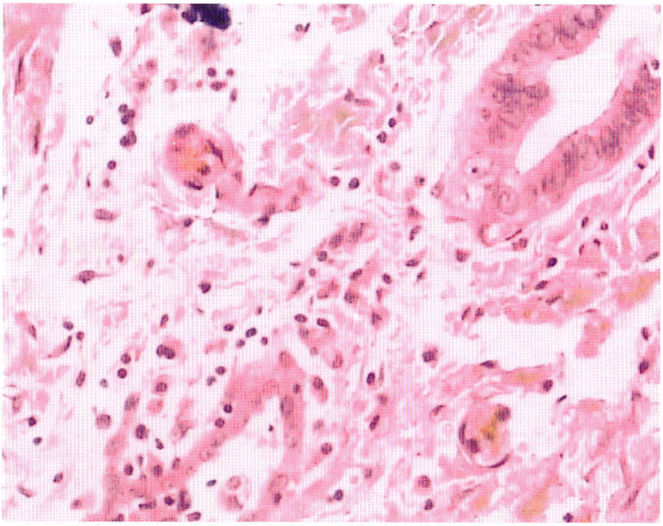

图2　左卵巢子宫内膜异位囊肿上皮，与子宫内膜样癌腺体移行及共存（HE染色，×100）

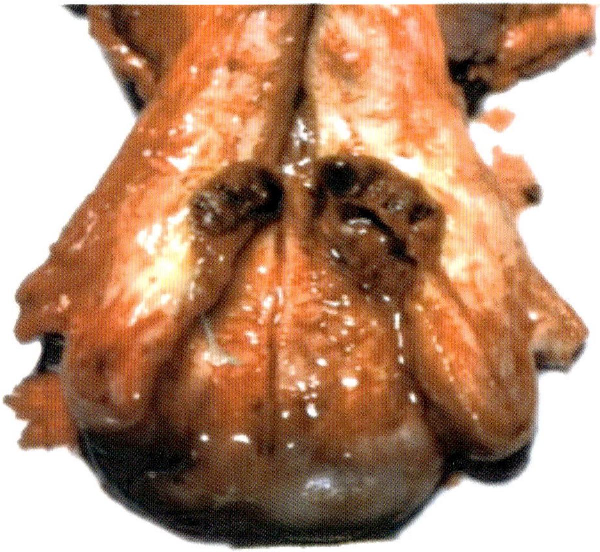

图3　宫颈绒癌大体标本

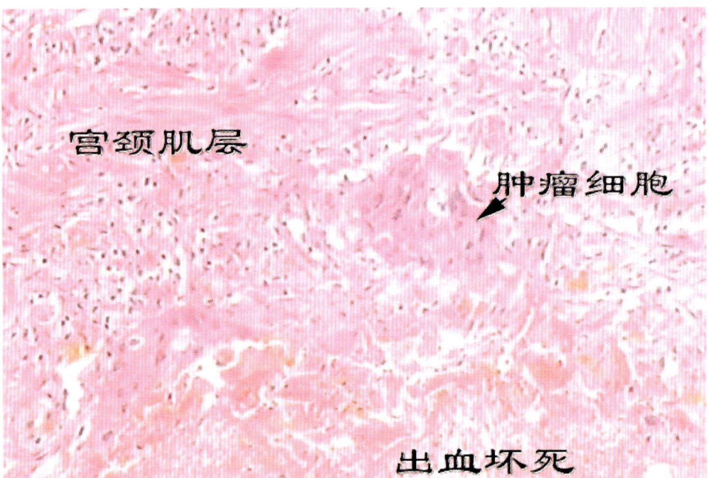

图4　宫颈绒癌组织学图像（HE染色，40×）